AF860161

Tous droits réservés

Copyright © 2004 Hans Ruesch

L’Impératrice nue

L'auteur

Hans Ruesch est un écrivain polyglotte suisse, internationalement connu de plusieurs romans et nouvelles. Ses écrits furent publiés aux Etats-Unis dans des publications nationales telles que : *Saturday Evening Post, Esquire, Collier's, Redbook, Argosy, Liberty* et autres.

Parmi ses romans, on trouve *Igloos dans la Nuit* (dont plus de 3 millions d'exemplaires ont été vendus dans le monde entier et dont un film a été tiré avec Anthony Quinn), *The Racer* (thème d'un film avec Kirk Douglas), *South of the Heart, The Game (La nuit des panthères), The Stealers* et *Back to the Top of the World*. Son premier ouvrage non-romancé *Expérimentation animale - Honte et échecs de la médecine*, paru jusqu'ici en 9 langues, a provoqué de vives réactions dans plusieurs pays.

Le livre «*Expérimentation animale : Honte et échecs de la médecine*» (Slaughter of the Innocent) dont il est parfois fait référence dans le présent ouvrage a été classé parmi les soixante treize œuvres qui font l'objet de l'anthologie de Stuart et Terry Hirschberg «*Du passé au présent - Les idées qui ont changé notre monde*» (ISBN 0-13-097948-1) dans la rubrique «Le monde naturel : Instinct de survie». Ce panégyrique est publié en 2003 par Pearson Education à Londres, Sydney, Singapour, Hong Kong, Toronto,... dans laquelle figure des noms comme George Bernard Shaw, Stendhal, Anne Frank, Jeanne d'Arc,... ainsi que des auteurs tels Charles Darwin, Blaise Pascal, George Orwell, Marcel Proust, John F. Kennedy,... et beaucoup d'autres qui ont marqué l'histoire de notre civilisation au cours du dernier millénaire. Hans Ruesch figure parmi ces grands noms.

Hans Ruesch

L'IMPÉRATRICE NUE

ou

La grande fraude médicale

MONT SION / *CIVIS*

Traduit de l'américain par Tania Orlova et Françoise Z. Durant

Titre de l'édition originale : NAKED EMPRESS (1982)

Première Édition : Juillet 1982

Deuxième Édition : Mars 1986

Troisième Édition : Janvier 1992

Éditions du MONT SION
Daillac
F 19200 Saint-Bonnet-près-Bort

pour, et sous l'entière responsabilité de :

FONDATION HANS RUESCH / CIVIS
Via Motta, 51
CH 6900 Massagno-Lugano
SUISSE

Romans en français du même auteur :

IGLOOS DANS LA NUIT, Albin Michel
LE CERCLE INFERNAL, Robert Laffont
LE SOLEIL DANS LA POCHE, Calmann-Lévy
LA SOIF NOIRE, Calmann-Lévy
LA NUIT DES PANTHÈRES, Calmann-Lévy

«Nous sommes des apprentis sorciers. Surtout dans le domaine scientifique. Nous nous glorifions de découvertes qui, en même temps, nous empoisonnent. Je crois qu'il faudra beaucoup de temps et de courage aux générations qui nous suivent pour se débarrasser des conséquences désastreuses des recherches.»
(Professeur Lépine, chef du services des virus de l'Institut Pasteur, membre de l'Académie des sciences et de l'Académie nationale de médecine)

TABLE

QUATRIÈME PARTIE : LE POUVOIR

CINQUIÈME PARTIE : LE GRAND LAVAGE DE CERVEAU

SUPPLÉMENT À L'ÉDITION DE 1986

SUPPLÉMENT À L'ÉDITION DE 1991

Avant-propos de l'éditeur

C'est un véritable dossier qui a nécessité de la part de son réalisateur des années de recherches opiniâtres sur ce qui trompe le monde dans le secteur de la santé par l'expérimentation de «médications» chimiques sur les animaux et... sur les humains. Il fallait un auteur incorruptible, courageux et bien documenté, pour ouvrir les yeux du consommateur de santé endormi.

Il met en évidence le fait que les médecins et leurs professeurs sont trompés dans leurs formations, alors que les uns et les autres, mus par des sentiments honnêtes, sont convaincus de la validité de leur «savoir» qui devrait, logiquement, avoir un impact sur le bien-être sanitaire de l'humanité.

Tel un serpent — comme celui du caducée, emblème des professions médicales — une super-puissance s'est infiltrée insidieusement dans le monde de la santé pour déformer l'enseignement du grand Hippocrate à des fins de... spéculation monétaire. L'industrie pharmaceutique est, notamment, sous sa dépendance. Pour cette dernière, le malade est une aubaine. C'est une opportunité à exploiter par ceux qui ont des $ à la place des yeux. Le mot d'ordre transmis par les médias est de rester discret sur ce qui se passe réellement dans les «laboratoires de recherches» et comment convaincre le malade qu'on va tout faire pour l'en sortir...

Le Consortium de la chimie, de la médecine et de la vivisection, occupe aujourd'hui une place beaucoup trop considérable. Ce dernier secteur est tellement important qu'il est devenu dérangeant pour ceux qui sont parvenus à pénétrer dans les coulisses de ce type de «recherche». Les plus intègres dans le respect de la Vie en sont sortis ébranlés, abasourdis, et cela provoque un schisme dans le monde médical avec quatre tendances :

1. Ceux qui n'en croient pas leurs yeux et préfèrent rester dans l'ignorance en continuant à avoir — comme dans les religions — une confiance aveugle en leurs «maîtres».

2. Ceux qui choisissent la collaboration, parce qu'il faut bien vivre... Pour ces derniers, quelle aubaine de «gagner sa vie» en laissant libre cours à ses bas instincts en torturant des êtres démunis, et ce, sous une étiquette de «chercheurs». Hans RUESCH explique pourquoi ce secteur, qui n'a rien à son actif dans les progrès de la santé — au contraire — fonctionne encore. Ses œuvres courageuses ne peuvent être ignorées ! (voir quelques-unes de ses publications page 282 - 283)

3. Ceux qui, témoins de la perdition de la médecine officielle par le manque de respect des grandes lois de la Nature enseignées par Hippocrate, ne font plus confiance en l'éthique médicale. La plupart de ces derniers — et ils sont de plus en plus nombreux — s'orientent vers une médecine digne de porter ce nom avec encore la crainte — comme au temps de l'Inquisition — de se voir attirés au banc des accusés sous l'inculpation d'«hérésie médicale».

4. Ceux qui ne savent pas encore.

Ce n'est pas seulement à ces derniers, mais surtout au grand public, que ce livre s'adresse.

Le lecteur comprendra rapidement pourquoi la recherche médicale vraie ne peut s'investir davantage dans le domaine de ***la prévention****. C'est dans ce secteur que l'on trouve des causes telles «environnementales», «nutritionnelles», «iatrogènes»,... ! Les chercheurs qui s'efforcent de trouver les causes de déséquilibres de santé (recherches peu coûteuses), comme tous ceux qui sont en recherche de «vrai», participent au déshabillage de cette «Impératrice» dont il est question dans les pages qui vont suivre.* Godefroid

... Spéculant sur l'ignorance et sur les souffrances d'innombrables personnes, sur leur peur constante de la douleur et de la maladie soutenue par les mass medias, cette pseudoscience a créé l'illusion qu'elle détiendrait des pouvoirs mystérieux et illimités dont le salut de l'humanité dépendrait. C'est ainsi que les peuples de l'hémisphère occidental se sont prosternés avec crainte et servilité à ses pieds, s'en faisant l'image d'une déesse omnipuissante d'une beauté insurpassable, vêtue d'or et de brocart, ne pouvant être contemplée par le commun des mortels sous peine d'aveuglement. Mais s'ils avaient le courage de le faire, ils découvriraient que leur impératrice est toute nue et horrible à voir.
De «*Expérimentation animale : Honte et échecs de la médecine*»

Préface

Les circonstances familiales et un penchant pour les lettres avaient fait de moi un lecteur et écrivain multilingue. A part la publication de romans parus chez les principaux éditeurs d'Europe et d'outre-mer, je m'étais intéressé activement à l'étude de la médecine, entre autres en dirigeant pour une maison d'édition italienne une longue série de livres médicaux.

Mes expériences avec la médecine avaient malheureusement commencé au cours de ma toute première enfance à Naples. Déjà comme bébé, je fus opéré pour une otalgie infectée qui exigeait des nettoyages très douloureux de l'oreille moyenne encore un ou deux ans après. Et j'en garde toujours le souvenir. Des photos d'enfance me montrent avec la joue prodigieusement enflée et la tête toute bandagée.

Pour des raisons d'études, mon père devait passer près d'un an à Zurich et, ne voulant pas se séparer de la famille, il y loua une petite maison qui pouvait tous nous accueillir : mon père et ma mère, ma sœur, moi et le dernier arrivé, mon frère bébé, Konrad dont la vivacité débordante faisait la joie de toute la famille. Et là, inattendue, la tragédie : bébé Konrad tué brusquement à l'âge de onze mois par une prescription risquée et superflue d'un pédiatre de Zurich. J'avais quatre ans. Je m'en souviens trop bien. C'était terrible. Cet événement m'a profondément marqué.

Puis, pendant mon adolescence, j'assistai au décès de mon père au bout d'une longue maladie, terrassé lui aussi par des diagnostics erronés de la part de grandes coryphées de l'art médical de notre époque. Il n'avait que 47 ans. Il avait toujours pris soin de lui et ne commettait aucun excès. Il avait un seul grand défaut : une foi inébranlable en la «Médecine Moderne». Pour lui, les médecins étaient des oracles.

Par la suite, le résultat de mes études et recherches faites en Europe et en Amérique me convainquit que la Médecine Moderne tellement vantée est devenue elle aussi une victime de la révolution industrielle qui lui a fait oublier le savoir et les idéaux d'Hippocrate dans sa chasse effrénée au pouvoir et à la richesse. Ni mon petit frère, ni mon père, n'ont jamais su ce que je n'appris que plus tard : que leur fin prématurée était due à des médicaments dont l'utilité et la sûreté avaient été «garanties» par un grand nombre de preuves faites sur des animaux, qui ne peuvent pas donner d'informations fiables et sont employées

Ma sœur, qui avait commencé à fumer trois paquets de cigarettes par jour depuis ses études universitaires, finit par en mourir elle aussi au bout de plusieurs années, d'un cancer aux poumons, bien avant la découverte officielle du danger mortel du tabagisme. Cette découverte a été retardée de près d'un siècle par les soi-disant chercheurs médicaux chargés par les fabricants de cigarettes de «prouver» à l'humanité l'innocuité absolue de leurs produits. Ils y réussirent en les testant sur des millions de chiens et de singes qui, au contraire des êtres humains, n'en meurent pas...

Mais comment s'explique que, malgré sa flagrante cruauté et la série de faillites dont quelques unes de proportion désastreuse qui ont accompagné toute l'histoire de la vivisection, celle-ci n'ait pas encore été abolie ? La raison fondamentale est que tant qu'on considère légalement valide cette expérimentation avec le but d'en extrapoler les résultats sur l'homme, l'industrie pharmaceutique se trouve fournie d'une irremplaçable courroie d'accélération pour la commercialisation de ses médicaments. Qu'ils soient dangereux ou non, voire mortels, est secondaire. Le commerce avant tout ! Comme méthode de recherche médicale, la vivisection (on comprend par ce terme toutes les preuves létales ou stressantes faites sur l'animal, même si elles ne sont pas cruentées) est irremplaçable parce qu'elle donne d'habitude des réponses ambigües ou vagues qui, de la sorte, peuvent être interprétées comme on veut, ce qui est contraire à une méthode qui se veut scientifique. Somme toute, il s'agit d'une affirmation autoritaire dont les seuls interprètes accrédités sont les représentants de l'industrie pharmaceutique. C'est un fait très grave en considérant que, dernièrement encore, un important fonctionnaire de l'Organisation Mondiale de la Santé, Jonathan Quick, a déclaré que *Les multinationales de la Pharmaceutique sont la majeure force politique et économique de notre société.*

En fait ce sont elles, en collusion avec la politique, qui empêchent que la vérité sur la prétendue recherche médicale soit généralement connue. Cependant, une fois j'eus la grande chance d'y réussir lorsqu'en janvier 1976 parut en Italie chez l'empire éditorial Rizzoli (quotidiens, livres, hebdomadaires, cinéma), mon premier livre qui n'était pas un roman mais un essai, un exposé dans lequel je dévoilais les secrets défendus de l'actuelle recherche médicale industrialisée qui, peut-être sans le vouloir mais par incapacité et l'anxiété du gain, fabrique les nouvelles maladies et empêche la guérison des anciennes : IMPERATRICE NUDA. Ce fut une sensation éditoriale sans précédent qui retentit jusqu'à la presse étrangère et au Parlement italien, où il causa des interpellations en pleine période électorale.

Mon coup de chance fut que, comme tous les hommes d'affaire importants, le jeune Angelo Rizzoli qui venait de prendre en main les rênes de la grande entreprise héritée de son grand-père, n'avait pas le temps de lire des livres, étant trop occupé à étudier des chiffres. Mes romans avaient du succès. L'un avait même été porté à l'écran avec Kirk Douglas, un autre avec Anthony Quinn et Peter O'Toole. Il n'en fallait pas plus pour établir la réputation d'un écrivain. Lorsque je proposai à la Maison Rizzoli une nouveauté, IMPERATRICE NUDA, que je venais d'écrire directement en italien, ma langue maternelle, la Maison accepta. N'ayant pas lu le livre, Rizzoli ne se doutait pas — moi non plus d'ailleurs — qu'en le publiant, il casserait les pieds de la multinationale Montedison, une force politique en Italie, qui était sa principale créancière et maintenait à flot sa vaste entreprise depuis qu'elle était en difficulté financière.

Rizzoli dû faire amende immédiate. De ce fait, mon nouveau succès ne fut qu'un feu de paille. Les volumes disparurent presque du jour au lendemain de toutes les librairies, avec l'explication aux clients que l'édition était épuisée et que la nouvelle viendrait de suite. Ce ne fut pas le cas. J'habitais Rome à ce temps-là et je visitais tous les jours la grande librairie Rizzoli du centre, un endroit mondain, et j'étais devenu ami du directeur et des vendeurs. L'un d'eux me conduisit au sous-sol et me montra les cartons d'*Imperatrice nuda* qui y avaient été relégués. Finalement, je dû prendre un avocat pour rentrer dans les droits de pouvoir republier moi-même le livre que j'avais écrit.

Ma version allemande du livre, publiée par l'éditeur Franz Hirthammer de Munich (aucun éditeur suisse y aurait touché !), servit de base à mon compatriote Franz Weber, fameux écologiste, pour lancer avec moi un référendum pour l'abolition totale de la vivisection en Suisse. Il y avait eu d'autres référendums contre la vivisection en Suisse, qui est la citadelle de cette aberration, mais en en demandant seulement la réduction pour des raisons de piétisme. Le nôtre, par contre, était le premier référendum au monde qui demandait l'abolition totale pour des raisons scientifiques et médicales, avalisées par des docteurs internationaux de renom que j'avais collectionné au cours des années, comme le chirurgien allemand le Dr. Hartinger, le professeur italien Croce, le professeur américain Mendelsohn. Aucun Suisse ! Ils auraient risqué leur licence !

Ce fut Franz Weber lui-même qui me trouva un éditeur ami pour la version française du livre, sans laquelle il ne pouvait lancer le référendum : les excellentes Éditions Pierre Favre de Lausanne, fameuses pour avoir édité entre autres grands titres aussi *Terre des Hommes* d'Edmond Kaiser. Craignant que les Suisses ne comprennent pas *l'Impératrice nue*, Favre la retitra *Ces bêtes qu'on torture inutilement*. Le 8 juin 1980, dès que l'édition française fut enfin prête, Franz Weber organisa une grande conférence de presse à Berne dans laquelle il annonça sa nouvelle initiative.

Pendant cinq ans et demi, ce référendum fut âprement combattu par la coalition des institutions helvétiques au grand complet : Parlement, banques, corps médical, médias, journaux, partis politiques, tous, sans exception. Quant à l'industrie chimique, la principale intéressée au maintien du statu quo, elle paya dans le cours des cinq années des dizaines de millions de francs suisses à une entreprise de relations publiques pour nous combattre de toutes les manières et même convaincre la population que la réussite du référendum obligerait la plus grande industrie du pays à se transférer au Tiers Monde avec la plupart de ses dépendants.

Puisque pour la première fois la controverse ne touchait pas les animaux et la compassion mais la science et la médecine, ce fut aussi la première fois que dans les débats publics on vit l'inanité des porte-paroles de l'industrie chimique lorsqu'ils venaient confrontés par des hommes de médecine non inféodés à la chimie ; des hommes libres, venus de l'étranger. Pendant la dernière quinzaine précédant le vote, en dépensant fleuves d'argent — qui à nous faisait défaut — nos ennemis créèrent une véritable atmosphère terroriste en Suisse, tapissant les journaux et les endroits stratégiques de certaines villes avec des affiches criant par exemple : «Voulez-vous que vos fils tombent malades de polio ? Alors votez OUI au référendum !»

Cela se passait au mois de novembre 1985, quand les auteurs de ce dernier bonbon n'avaient pas encore été ridiculisés par *Science*, la prestigieuse revue américaine qui, dans le numéro d'avril 1986, communiquait dans un article de Daniel Jack Chasan intitulé «Le Paradoxe de la Polio» : *Un des deux vaccins anti-polio a été pour la plupart abandonné aux Etats-Unis, l'autre est la cause principale de la maladie. Le vaccin «vivant» (celui de Sabin) est actuellement le «vaccin de choix» aux Etats-Unis. Il est aussi la cause principale de la polio. En 1982 et 1983, d'après le Morbility and Mortality Weekly Record du Centre Fédéral du contrôle de la maladie*, il en était la seule cause.

Pour la disparité des moyens à disposition de nos nombreux ennemis institutionnalisés (Parlement, banques, médias, journaux, partis politiques) et le chantage économique exercé sans pudeur par notre industrie chimique (menace d'expatrier) notre défaite était prévue comme tout aussi écrasante que lors des référendums précédents. Mais le monde entier fut surpris par le nombre de «OUI» obtenus dans notre petit pays : presque la moitié de ce qu'avait su obtenir le mastodonte pharmaceutique avec son armée de puissants.

Un petit titre dans un journal américain annonça ainsi l'issue du référendum : «*Le peuple suisse choisit de protéger ses emplois plutôt que ses animaux*».

Si le rédacteur en charge avait été mieux informé, il aurait dit : «Le peuple suisse choisit de protéger les profits de la chimie plutôt que sa propre santé».

En 1991, les Nouvelles Presses Internationales de Toulouse republièrent la version française, la retitrant *Expérimentation Animale : Honte et échecs de la Médecine*. C'est sous ce titre qu'elle existe en France aujourd'hui.

En même temps qu'en Allemagne, *IMPERATRICE NUDA* sortait aussi aux Etats-Unis au printemps 1978. Sa préparation a été tout un programme, une odyssée qui dura un an et demi. En plus de 20 ans d'engagement comme écrivain, je n'avais jamais encore reçu de tels compliments et encouragements de la part d'un éditeur. Et c'était la plus grande maison de livres de poche d'Amérique, Bantam Books. Le 23 novembre 1976, Roger F. Cooper, un des principaux rédacteurs de la Maison, m'écrivait : *Je suis ravi de prendre en charge la mise au point de votre livre. Puisque c'est un livre controversé, nous vous prions d'envisager la possibilité de venir nous voir à New York pour clarifier certains points ou substancier certains passages avec notre avocat. Ci-joint notre rapport légal avec une liste de questions. Jusqu'alors, je veux simplement réitérer l'enthousiasme de nous tous ici chez Bantam pour ce livre et notre confiance quant à la résolution facile des questions légales.*

Je séjournai trois semaines à New York comme invité de Bantam Books dans un hôtel de Manhattan, le quartier où j'avais passé presque huit ans de ma vie. Là se trouvent Rockefeller Center et réunies sur un mouchoir la plupart des agences littéraires des Etats-Unis, la douzaine des principaux éditeurs et la rédaction des organes nationaux majeurs comme *NewsWeek, Time & Life, New York Times*.

Le premier problème à résoudre fut inattendu. Apparemment, assez de vestiges du puritanisme d'antan subsistaient encore aux Etats-Unis pour faire craindre au Conseil que le public pourrait objecter à la nudité promise par le titre, surtout s'agissant d'une impératrice. On décida de le retitrer *Le Massacre des Innocents*, auquel personne ne pouvait objecter puisqu'il évoquait la Bible.

Tout le reste fut plus facile à résoudre. Deux après-midis passées dans le bureau de l'avocat Florence Heather, qui était aussi membre du Conseil de Bantam Books, et quelques visites aux rédactions dont l'avocat voulait consulter les archives éditoriales, suffirent. Nous signâmes le contrat fixant la date de publication au 2 avril 1978 en un premier tirage de 200.000 exemplaires, ce qui est normal dans un pays où tout est en grand, et je rentrai en Europe, anxieux de commencer mon nouvel exposé qui est celui que vous êtes en train de lire à présent.

Je serai bref. Bantam Books n'avait pas écouté mon conseil de maintenir la sortie du livre secrète jusqu'au dernier jour, au contraire. Croyant bien faire, ils avaient distribué 3600 exemplaires à recenser avec trois semaines d'avance sur la date de publication à autant de *science writers* (rédacteurs scientifiques), pour lesquelles le sujet de l'expérimentation animale est bien connu comme le plus strict tabou éditorial. Résultat : encore pire qu'à Rome. Non seulement pas de volumes dans les librairies, mais pas même une seule recension dans la presse générale, qui pourtant n'avaient jamais ignoré tous mes autres livres sortis en Amérique.

Une industrie peut-elle avoir un tel pouvoir sur les moyens d'information ? Deux vétérans des lettres et de la politique n'en doutent pas. L'un est l'ex-agent secret anglais John Le Carré qui, avec *L'espion qui venait du froid* a créé un genre littéraire. Dans son dernier roman, que le *Times* de Londres anticipa à ses lecteurs en livraisons, c'est une multinationale pharmaceutique, emblématique de toutes les autres, qui cette fois joue le rôle du méchant.

Le Carré dit : «*Ils mentent sur tout, sur n'importe quoi. C'est incroyable comme les moyens d'information ne s'opposent pas aux corporations. Même s'il y a un motif. Les directeurs risquent leur poste et les éditeurs risquent de se faire des ennemis*». Evidemment, c'est un risque que Le Carré, tout en ayant atteint l'âge de 72 ans, la célébrité et la richesse, ne veut pas courir. Il écrit : «*Je ne puis révéler les noms des compagnies, autrement nous finirions tous au tribunal*».

L'autre vétéran des lettres et de la politique est le non moins célèbre Jean Ziegler (*La Suisse au dessus de tous les soupçons*), Professeur de sociologie à l'Université de Genève et enfant terrible du Parlement suisse. Le titre de son nouveau livre dit presque tout : *Les Seigneurs du Crime*. Selon lui, depuis une vingtaine d'années, les sociétés démocratiques qui vivent sur notre continent sont menacées par de nouvelles et redoutables mafias qui tirent parti de l'effondrement du communisme, de la déréliction de certains États, de la globalisation financière et de la mondialisation du libéralisme. Ces nouveaux parrains avancent masqués, vivent dans l'ombre, nul ne connaît leurs visages ou leurs noms véritables.

Sortant de cultures profondément diverses, Le Carré et Ziegler semblent partager avec un nombre croissant d'individus pensants la même préoccupation, que le crime organisé soit en train de s'emparer des institutions et que dans certains pays il y soit déjà parvenu. La globalisation dont on parle tant, inclurait-elle la globalisation du crime ? Ce qui confirmerait l'ancien dicton selon lequel «pour que le Mal triomphe, il suffit que les Bons ne fassent rien». Evidemment, le monde est trop plein de Bons.

Me rendant compte qu'il ne serait facile dans aucun pays de trouver un éditeur pour un livre comme *IMPERATRICE NUDA*, je le proposai avant tout à ceux qui avaient publié avec succès mes romans. Ils étaient parmi les plus importants du pays. En Allemagne, c'était Rowohlt, Ullstein, Tauchnitz, Fischer. En Angleterre, Collins, Hutchinson, New English Library. En France, Albin Michel, Laffont, Calman-Lévy. Tous, je dis bien tous, le rejetèrent sans aucune considération (...). De même que les éditeurs moins importants auxquels je le proposai par la suite. C'est pourquoi mes lecteurs français ont dû attendre une vingtaine d'années pour pouvoir lire ce nouvel ouvrage.

Première partie

LE DOGME FALLACIEUX

«LE LEGISLATEUR»

Il est à la fois scandaleux et tragique que le Trust de la Chimie puisse inonder le marché de ses produits sous prétexte que leur efficacité et leur innocuité ont été méticuleusement testées sur des animaux et que les Autorités du Service de la Santé, c'est-à-dire le gouvernement, cautionnent cette duperie qui n'est rien d'autre qu'une fraude caractérisée. Les deux parties sont, en effet, parfaitement conscientes que les tests pratiqués sur les animaux ne sont pas fiables et qu'ils n'ont pour seul objectif que de servir d'alibi ou d'assurance le jour où il ne sera plus possible de dissimuler les terribles effets secondaires d'un médicament. Elles pourront alors affirmer que «tous les tests obligatoires ont bien été effectués» et que la loi a été respectée. Mais, ce qu'elles ne disent pas, c'est qu'elles ont elles-mêmes imposé ces lois car, dans le secteur médical, le législateur n'a pas d'autre alternative que de s'incliner devant les exigences formulées par les «experts médicaux».

Et qui sont ces derniers ? Des agents du consortium Médico-Chimique qui ont des liens si étroits avec les Autorités des Services de Santé qu'habituellement ils se chevauchent. Ce sont donc bien eux — et personne d'autres — qui donnent des ordres contraignants à cette mystérieuse et omnipuissante entité anonymement connue comme «le législateur».

C'est cette scandaleuse situation qui, un jour, a poussé le Dr. James D.Gallagher, Directeur de la Recherche Médicale des Laboratoires Lederle, à déclarer dans *Journal of the American Medical Association* du 14 mars 1964 :

Un autre problème fondamental auquel nous avons à faire face à cause des réglementations et de tout ce qui est à leur origine, c'est l'intérêt peu scientifique que nous portons aux études faites sur l'animal. Nous procédons à des expériences sur les animaux pour des raisons légales et non pour des motifs scientifiques. L'extrapolation à l'homme de ces recherches est sans valeur, ce qui signifie que notre travail pourrait être inutile.

En fait, les soi-disant «experts médicaux» qui ont imposé les tests sur les animaux comme pierre de touche à la recherche médicale, sont parmi les principaux responsables de la plus grande fraude de toute l'histoire, machinée principalement au détriment de l'humanité par l'appât du gain.

Cet exposé a pour but de fournir des preuves détaillées de cette affirmation approuvée sans restrictions par un nombre toujours croissant de personnes appartenant au monde de la médecine.

LA SUPERSTITION

Quiconque a jamais pris soin d'un animal, qu'il soit de compagnie ou autre, a appris par expérience personnelle ou de la bouche d'un vétérinaire, qu'il ne faut jamais lui administrer un médicament destiné à l'homme car il risquerait d'en mourir. Qu'est-ce que cela signifie ? Que de toute évidence l'organisme animal réagit d'une façon différente de celle de l'organisme humain et qu'un médicament bénéfique à l'un peut être nuisible à l'autre.

Mais même des personnes connaissant parfaitement ce principe élémentaire, ont été incitées par les agences de presse et la vénalité des médias, à accepter les tests pratiqués sur les animaux comme une protection sans faille, déclarant sans réfléchir plus avant et sans tenir compte des faits établis : «Du moment que les nouveaux médicaments doivent être testés, je préfère que ceci se fasse sur des animaux plutôt que sur moi».

Deux immenses ombres obscurcissent toutefois ce tableau idyllique :
Premièrement, que de nouveaux médicaments, en nombre toujours croissant, nous seraient nécessaires.
Deuxièmement, que les tests pratiqués sur les animaux fourniraient des données valables.

Or ce ne sont là que des arguments fallacieux, imposés à la majorité des gens par un lavage de cerveau systématique, comme des dogmes religieux indiscutables. Pour la plupart d'entre nous, cela commence longtemps avant l'âge de raison : d'abord, comme dans toute famille soigneusement conditionnée de la même façon, à l'école primaire puis, par le biais de l'enseignement secondaire et supérieur et, pour finir, par les mass médias. Malgré l'accumulation de preuves indiscutables démontrant le contraire, la plupart des gens persistent à s'accrocher à cette croyance avec la même indéracinable conviction qu'avaient les populations du passé, croyant à l'action efficace de l'eau bénite sur les maladies et à la nécessité humanitaire de brûler les sorcières ; et ceci pour le plus grand bien de l'âme des malheureux pécheurs. Et, cependant, les erreurs commises aujourd'hui sont bien plus flagrantes que celles du Moyen-Age.

> «Tout ce qui a été découvert sur les animaux est parfaitement valable pour l'homme. Les expériences réalisées sur les animaux à l'aide de substances nocives ou en les soumettant à des conditions préjudiciables à la santé, sont parfaitement concluantes quant à la toxicologie et à l'hygiène humaine. D'un point de vue thérapeutique, la recherche faite sur des substances toxiques ou médicales est également intégralement applicable à l'homme».

C'est Claude Bernard, l'apôtre de l'actuelle recherche médicale basée sur l'expérimentation animale, qui énonça ces assertions — ainsi que d'autres tout aussi stupides — dans son tristement célèbre ouvrage *Introduction à l'étude de la médecine expérimentale* qui en 1865 jeta les fondements de l'actuelle médecine «officielle» et qui est devenu la Bible des soi-disant chercheurs médicaux, en dépit de l'accumulation de toutes les preuves flagrantes de ses erreurs.

En réalité, la médecine ne mérite pas de nos jours le nom de «Science», si nous donnons à celle-ci sa définition première qui est «Connaissance», au lieu de «Recherche», qui est devenue la sienne aux Etats-Unis aujourd'hui. La Science Médicale actuelle n'est qu'un dogme erroné qui a été imposé presque universellement par des moyens légaux ou illégaux par cette coterie bien organisée et rodée qui constitue, dans toutes les nations industrialisées, le Pouvoir Médical en collaboration intime avec le Consortium de la Chimie. L'objectif de ces gens-là n'est pas, comme cela sera prouvé dans les chapitres suivants, la santé des gens — excellent prétexte pour extorquer de fortes sommes — mais l'accroissement de leur propre opulence et de leur propre pouvoir.

La véritable science présuppose une information libre et l'échange d'opinions différentes. Ceci n'est actuellement pas le cas dans le monde médical. Les nombreux médecins honnêtes et courageux qui ont essayé de s'opposer aux doctrines «admises» diffusées par les facultés, tentant par exemple de mettre les gens en garde contre le racket du cancer ou contre les effets de certaines vaccinations en masse imposées en haut lieu pour le plus grand bénéfice d'industries lucratives et pourvoyeuses d'emplois, ont tous été rapidement soit poussés à mettre un frein à leurs actions, soit réduits au silence, soit régulièrement exclus des congrès médicaux à grand spectacle (c'est ce qui explique pourquoi tous les participants doivent, des mois à l'avance, soumettre le texte des conférences qu'ils ont l'intention de donner) et ont été relégués ainsi au bas de l'échelle professionnelle, d'où il leur est impossible d'exprimer avec succès un avis permettant de former l'opinion, ou bien tout simplement ils ont été expulsés du corps médical. Plus tard nous examinerons d'autres formes de censure.

Et c'est à cause de cette censure systématique, allant de pair avec une tapageuse propagande médicale, que des déclarations honnêtes comme celle du Dr. Gallagher et celle ci-dessous du Dr. Modell, tombèrent rapidement dans les oubliettes d'où leurs auteurs, assagis, ne les tirèrent jamais.

205.000 PRÉPARATIONS

Il y a 20 ans déjà, le Dr. Walter Modell de la Faculté de Médecine de l'Université Cornell, présenté dans le *Time* du 26 mai 1961 comme «l'un des premiers experts américains en médicaments», écrivait dans le «Clinical Pharmacology and Therapeutics» :

> Quand vont-ils comprendre qu'il y a surabondance de médicaments ? Pas moins de 150.000 préparations sont actuellement utilisées. Environ 15.000 nouvelles mixtures et préparations sont annuellement jetées sur le marché, alors qu'environ 12.000 en disparaissent... Nous n'avons tout simplement pas assez de maladies pouvant répondre à l'offre. Actuellement, la contribution la plus utile est le nouveau produit permettant de neutraliser les effets indésirables provoqués par les autres nouveaux médicaments.

Depuis 1961, le nombre total de préparations pharmaceutiques présentes sur le marché mondial s'élève à quelque 205.000 et les nouvelles maladies ont augmenté dans la même proportion.

L'humanité n'est donc pas face à la nécessité de «créer» de nouveaux remèdes, mais plutôt à celle de réduire drastiquement le nombre de médicaments déjà existants, ce qui entraînerait automatiquement une réduction des maladies actuelles. Nous savons, pour la plupart, ce qui doit être fait pour conserver le foie, les reins, les poumons et le coeur en bonne santé. Ce que la majorité ignore — et le lavage de cerveaux cultive cette ignorance — c'est qu'ingurgiter de petites pilules-miracle, non seulement ne guérit aucun trouble physiologique mais en revanche aggrave la maladie en apportant de nouveaux poisons à un organisme déjà malmené.

Selon la «Food and Drug Administration» (Administration Américaine de l'Alimentation et des Médicaments), 1,5 million d'Américains durent être hospitalisés en 1978, suite à l'absorption de médicaments (supposés les «guérir» d'un quelconque trouble). De plus, environ 30 % de tous les hospitalisés présentent des troubles nouveaux, causés par la thérapeutique qui leur est appliquée de force. Le nombre de personnes tuées aux U.S.A par l'absorption de médicaments est estimé à quelque 140.000 par an.

Le fait est que l'industrie des soins médicaux occupe actuellement en importance la deuxième place dans la liste des entreprises de l'Amérique du Nord, précédée seulement par la production et la distribution de produits alimentaires. La situation est la même, à peu de choses près, dans tous les pays industrialisés dont les citoyens bénéficient généreusement de la «protection sociale» accordée par un système de Sécurité Sociale, système qui encourage la prescription de médicaments et divers traitements coûteux, et extorque des milliards au crédule citoyen moyen sous forme d'impôts. Et tout cet argent coule à flots dans les Caisses du Consortium Médico-Pharmaceutique.

LAISSEZ LES MÉDECINS FAIRE LA GRÈVE !

On peut difficilement attribuer à une coïncidence le fait qu'en 1973, en Israël, le taux de mortalité ait atteint le niveau le plus bas jamais connu, et ce, durant une grève des médecins qui avait duré 29 jours. Selon des statistiques fournies par les Pompes Funèbres de Jérusalem, le nombre d'enterrements avait, à cette occasion, chuté de près de 50 %.

En 1976, le même phénomène se reproduisit en Colombie, lorsque le mois de novembre marqua la fin d'une grève de 52 jours menée par les docteurs de Bogota, la capitale du pays. Le «National Catholic Reporter» mit l'accent sur le fait que durant ces huit semaines le taux de mortalité à Bogota avait baissé de 35 %. L'Association Nationale des Pompes Funèbres de Colombie a confirmé l'événement.

Un phénomène identique s'est produit en Californie il y a quelques années, et en Grande Bretagne en 1978.

Comme le suggère le Dr. Robert Mendelsohn, célèbre écrivain et praticien, si les médecins étaient réellement concernés par la prolongation de la vie des gens, ils feraient bien d'envisager une grève illimitée et d'aller à la pêche. Et, cependant, rien ne semble actuellement pouvoir ébranler la conviction dogmatique de la majorité des gens au cerveau soigneusement lavé, que jamais encore la médecine n'ait atteint un niveau de perfection aussi élevé qu'à ce jour, même pas si une foule d'autorités médicales leur démontre le contraire.

L'HOMME ET LES ANIMAUX

Un être humain est tué par deux grammes de scopolamine, mais un chien ou un chat peut supporter des doses cent fois plus fortes. Un seul champignon de l'espèce *Amanite Phalloïde* peut anéantir toute une famille d'êtres humains, mais pour le lapin, animal favori des laboratoires, ce champignon constitue un excellent aliment. Un porc-épic peut *ingurgiter* en une fois, et sans subir le moindre inconvénient, une quantité d'opium égale à celle qu'un drogué *fume* en deux semaines, et se rincer le gosier avec une dose d'acide prussique suffisante pour tuer tout un régiment de soudards. Les moutons peuvent avaler d'énormes quantités d'arsenic, le poison préféré des assassins des temps passés. La morphine, qui apaise et anesthésie l'homme, provoque une folle excitation chez les chats et les souris. D'autre part, nos amandes douces peuvent tuer les renards ; notre persil est un poison pour les perroquets et notre très honorée pénicilline est mortelle pour cet autre animal favori des laboratoires qu'est le cobaye.

Cette liste pourrait être allongée à volonté, mais ces quelques exemples devraient suffire à démontrer qu'aucun test pour de nouveaux médicaments (dont on ne voit pas très bien l'utilité) ne saurait être moins fiable que ceux pratiqués sur les animaux. Les soi-disant Autorités des Services de Santé, de même que les chercheurs, sont parfaitement conscients de cela, mais ils continuent à présenter le même vieux plat réchauffé aux mass médias et au public : «Voulez-vous que nous essayions les nouveaux produits sur vos enfants ?».

C'est un fait que *toutes* les substances de synthèse sont nuisibles et que *chaque* nouveau médicament est essayé en permanence sur vous et vos enfants car les tests sur les animaux — et cela mérite d'être répété — n'ont qu'une fonction d'alibi et ne sauraient fournir de réponse, ou, pire encore, ont donné des résultats erronés quant à leurs effets sur l'être humain. *Ce principe ne connaît aucune exception.*

Il est prouvé que les désastres thérapeutiques, en augmentation constante aujourd'hui, n'existaient pas avant que l'obligation d'effectuer des tests de sécurité sur les animaux ne soit instaurée. Ils sont le résultat direct de l'expérimentation animale sur une vaste échelle.

LES TRAFIQUANTS DE DROGUES

La plupart des médecins de notre époque ignoreraient comment exercer leur métier s'ils n'avaient la possibilité de se rabattre sur une multitude de médicaments synthétiques, constamment renouvelés, et portant des noms aux consonances mystérieuses ou magiques. A présent, ils ne reçoivent à l'Université qu'un enseignement limité en pharmacologie car leurs professeurs eux-mêmes sont dans l'impossibilité de se tenir au courant, à cause du flot continu de nouveaux produits qui envahissent le marché, pour remplacer ceux qui doivent disparaître quand il n'est plus possible de cacher plus longtemps leur inutilité ou leur nocivité.

Les jeunes médecins ne commencent à apprendre leur métier qu'au moment où ils quittent l'Université et entrent en contact direct avec les patients. En même temps, débutent leurs véritables études de pharmacologie qu'ils poursuivront durant toute leur carrière. La base de cet enseignement est constituée par une marée de brochures rédigées par les fabricants de médicaments et remises par leurs démarcheurs qui, à intervalles réguliers, visitent les praticiens, en leur offrant des cadeaux divers — stylos en or, invitations à des parties de chasse — en plus de mallettes bourrées d'échantillons de «nouveaux produits», dont ils conseilleront l'essai sur les patients, suivi de la rédaction d'un rapport (contre rémunération) sur les observations effectuées. Ceci démontre clairement que les essais en laboratoire n'ont rien donné.

En d'autres termes, ce ne sont pas les professeurs d'Université — dont les connaissances retardent de plusieurs années — qui instruisent un médecin en herbe, mais bien des vendeurs acharnés appartenant à des Trusts industriels dont l'objectif n'est pas la santé du public (une population en bonne santé signifie la ruine pour l'industrie pharmaceutique), mais des profits toujours plus élevés (pour leur groupe).

Tout médecin lisant les notices qui accompagnent les produits croit qu'elles ont été rédigées par un expert en maladies humaines. Bien peu réalisent qu'elles proviennent de la plume de personnes n'ayant jamais passé cinq minutes au chevet d'un patient et ne possédant que l'expérience des animaux de laboratoire. Mais, qu'ils en soient conscients ou non, la plupart des médecins semblent heureux d'avoir toujours de nouveaux médicaments sur lesquels ils peuvent s'appuyer.

C'est ce qu'illustre une déclaration, empreinte d'une candeur presque gênante, du Dr. Carl E. Pochedly qui, dépeint dans le *Science Digest* de janvier 1980 comme un expert en cancérologie, spécialisé dans les cancers infantiles, avoue :

> Le vaste éventail de produits chimiothérapeutiques à présent disponibles augmente la possibilité pour le cancérologue de venir à bout de l'enfant cancéreux dont la maladie est en train de devenir réfractaire à la thérapeutique. Avoir toujours un nouveau médicament à essayer donne au médecin plus de sang-froid dans une telle situation. Le fait de disposer d'une grande variété de produits diminue le nombre de situations dans lesquelles prédomine la pensée frustrante qu'on ne peut plus rien faire.

Remarquez la précision : «Venir à bout de l'enfant cancéreux» — alors qu'il est impossible de venir à bout du cancer lui-même — ce que le docteur décrit très honnêtement par les termes «réfractaire à la thérapeutique», c'est-à-dire incurable. Mais, grâce au flot constant de nouveaux produits qui ne se sont pas encore révélés inopérants, voire dangereux comme ceux qu'ils ont remplacés, le médecin peut donner à l'enfant et aux parents l'illusion que «l'on est en train de faire du *nouveau.*»

Certains docteurs ont besoin de la salutaire secousse infligée par un procès pour négligence professionnelle afin de réaliser qu'ils ont été ravalés au rang de simples agents travaillant pour une énorme industrie qui ne connaît que le profit et qui les trompe systématiquement, eux et le public. Voici quelques années, le *Time* du 9 juin 1979 révéla que des procès de ce genre intentés par des patients — et rares auparavant — étaient devenus si courants que la moyenne des primes annuelles d'assurances pour les spécialistes californiens à hauts risques ont, en un an, fait un bond de 5.377 à 22.704 dollars. Cette augmentation, semblable à d'autres du même genre en d'autres lieux, est pleinement justifiée si nous tenons compte des troubles de plus en plus fréquents consécutifs à l'administration de médicaments préalablement testés avec succès sur des animaux avant d'être prescrits aux humains. Les exemples qui suivent ne constituent pas une énumération exhaustive mais seulement une infime partie d'une liste démesurée qui ne fait que s'allonger.

LES CONSÉQUENCES

Grâce à un analgésique «sûr», le Paracétamol, 1.500 personnes durent se faire hospitaliser en Grande-Bretagne en 1971 ; comme d'habitude, un bon nombre eut à subir des complications consécutives aux soins qui leur furent imposés à l'hôpital.

A peu près vers la même époque, aux Etats-Unis, l'Orabilex provoqua des lésions des reins avec issue fatale, le MEL/29 fut la cause de cataractes, le Méthaqualone fut source de graves troubles psychiques entraînant au moins 366 décès, surtout par suicide ou par meurtre.

La Thalidomide allemande, qui fut la cause d'au moins 10.000 malformations infantiles, n'était que le premier élément d'une liste qui allait s'allonger rapidement de produits «tératogènes» (provoquant des malformations) ayant dramatiquement multiplié le nombre de malformations à la naissance, depuis que l'on a imposé des tests obligatoires sur des animaux destinés à donner une soi-disant protection contre ce genre d'accidents. En 1972, le Dr. Paul D. Stolley, de l'hôpital Johns Hopkins, découvrit que l'aérosol Isoprotérénol, préparé en Grande-Bretagne, était à l'origine de la mystérieuse épidémie qui avait tué près de 3.500 asthmatiques dans le monde entier, durant les années soixante. Le Stilboestrol a provoqué le cancer chez des jeunes femmes. Durant l'automne 1975, le Service de Santé italien a fait saisir l'antiallergique Trilergan, cause de cette même hépatite virale dont les chercheurs avaient promis, il y a des années, l'élimination définitive, mais qui depuis n'a fait que se propager.

Depuis 1976, les laboratoires Salvoxyl-Wander, appartenant au groupe suisse Sandoz, retirèrent leur Flamanil dont on avait vanté les propriétés antirhumatismales, mais qui s'avéra provoquer des évanouissements.

Quelques mois plus tard, le gigantesque Trust Britannique ICI (Imperial Chemical Industry) annonça le début du paiement d'indemnités aux victimes (ou à leurs familles) de son cardiotonique Eraldine et avança l'alibi coutumier : que le produit n'avait été mis sur le marché qu'après 7 années «de tests très poussés en laboratoire», donc sur des animaux. Essais qui avaient donné le feu vert au médicament toxique. A ce moment cependant, un nombre incalculable de malades qui l'avaient absorbé ont subi de graves lésions aux yeux et à l'appareil digestif, et beaucoup sont morts.

Durant l'été 1977, la multinationale suisse Ciba-Geigy a été obligée de retirer sa Phenoformine du marché américain. Durant quelque 18 années, ce produit avait été refilé aux diabétiques et il n'était plus possible de dissimuler ses effets secondaires, qui ont causé annuellement la mort d'un millier de personnes. Néanmoins, la presse ayant ébruité l'affaire, le Service de Santé de la RFA donna un coup d'épaule à ses propres fabricants de médicaments, les autorisant à vendre encore durant une année entière — jusqu'au 1er Juillet 1978 — leurs stocks de produits antidiabétiques mortels, dont le Dipar, le Silubin-Retard et le Sindatil. Il est clair que ce n'était pas la santé publique qui importait le plus, mais les bénéfices réalisés par le consortium.

L' *International Herald Tribune* du 23/24 Décembre 1978, rapportait sous le titre : «L'Allemagne interdit un médicament contre le Cholestérol»

> Un produit abaissant le taux de Cholestérol, pris en général par des hommes d'âge moyen dans l'espoir de prévenir les accidents cardiaques, va être interdit en RFA ; l'interdiction est basée sur un examen d'effets secondaires graves et parfois mortels. Les praticiens américains prescrivent chaque année ce médicament, le Clofibrate — vendu aux Etats-Unis sous le nom d'Atromid S — à environ 450.000 hommes et 290.000 femmes. L'interdiction allemande entre en vigueur à partir du 15 janvier et s'étendra à 24 firmes vendant des produits contenant du Clofibrate.

L' «Imperial Chemical Industries», ICI, protesta, affirmant que l'interdiction ne reposait sur aucune base médicale et envisagea une action en justice contre le gouvernement de l'Allemagne de l'Ouest. **Une des principales découvertes faites par les examens en question révéla que ceux qui avaient pris pendant longtemps du Clofibrate n'avaient pas moins d'attaques qu'un nombre égal de patient n'en ayant jamais pris. Les consommateurs de Clofibrate auraient, cependant, un taux bien plus élevé de décès dus au cancer et d'autres maladies affectant surtout le foie, la vésicule biliaire et les intestins.**

Le 11 septembre 1979, un groupe de médecins et d'anciens drogués au Valium déclarèrent devant une sous-commission sénatoriale de la Santé aux USA que le Valium — un tranquillisant, absorbé de façon habituelle, par plus de 15 % de la population adulte — serait potentiellement asservissant, même pris à doses modérées. Les anciens drogués affirmèrent avoir ressenti d'angoissants symptômes de manque quand ils voulaient mettre un terme à la prise du médicament et ils se plaignirent de n'avoir jamais été informés par leur médecin, au moment de la première prescription, du pouvoir asservissant de cette substance.

LE MASSACRE LEGALISE (suite)

Entre-temps :

Préludine et Maxiton, «pilules remontantes», également destinés à diminuer l'appétit, sont retirés du marché après avoir provoqué de graves troubles du coeur et du système nerveux.

Les Barbituriques (Nembutal, etc...), prescrits contre l'insomnie, se révèlent à la longue l'accentuer au lieu de la guérir.

Deux tranquillisants, le Pronap et la Plaxine, qui ont tué beaucoup de bébés en Afrique du Sud, ont été retirés du marché en 1970.

La Phénacétine, retirée du marché américain il y a peu, est un analgésique vendu sous forme de compositions diverses et sous 200 étiquettes différentes. Elle est susceptible de provoquer un blocage des fonctions rénales, de détruire les reins, d'y provoquer des tumeurs et de tuer les globules rouges du sang.

L'Amydopyrine, autre analgésique, a provoqué des atteintes mortelles du sang, entre autres l'agranulocytose. Elle a été retirée du marché dans beaucoup de pays, mais pas dans tous. On la retrouve dans le

Salgydal, combinée avec la Phénacétine, dans l'Optalidon et dans plus de 160 autres produits.

La Marzine, utilisée contre les nausées et le mal de voyage, a été retirée dans nombre de pays (la Suisse et l'Italie, par exemple) en 1971 à cause des lésions graves qu'elle a provoquées, surtout chez les enfants.

La Réserpine, prescrite pour abaisser la tension, s'est avérée capable de tripler le risque de cancer du sein chez la femme. On la soupçonne également d'accroître le risque de cancer du cerveau, du pancréas, de l'utérus, des ovaires et de la peau. Elle est de plus connue pour provoquer cauchemars et dépressions.

Le Méthotrexate, administré contre la leucémie et le psoriasis, est la cause d'ulcères de la bouche, d'hémorragies du système digestif avec perforation de la paroi intestinale, ainsi que d'anémies graves, et a déclenché ou accéléré la formation de tumeurs cancéreuses.

L'Uréthane, utilisé dans le passé pour *guérir* la leucémie (considérée comme un cancer du sang) a entre-temps démontré son pouvoir de *provoquer* le cancer du foie, des poumons et de la moelle.

Le Mitotane, autre médicament contre la leucémie, provoque la nécrose des glandes surrénales.

Le Cyclophosphamide, produit présenté comme une arme contre le cancer, provoque des larges nécroses qui commencent dans le foie et dans les poumons et d'habitude cause la mort du patient bien avant le cancer lui-même, comme d'ailleurs la majorité des drogues administrées en vue de «stabiliser» celui-ci par la chimiothérapie.

L'Antibiotique Isionazide, administré contre la tuberculose, provoque la nécrose du foie.

La Kanamycine, autre Antibiotique contre la tuberculose, affecte les nerfs auditifs et provoque une insuffisance rénale.

Le Chloramphénicol (Chloromycétine), un Antibiotique devant combattre la fièvre typhoïde, peut provoquer la destruction de la moelle osseuse, une anémie grave et un collapsus cardiaque entraînant la mort.

Le Bismuth, prescrit aussi bien contre la diarrhée que contre la constipation (!), est la cause de troubles graves : depuis 1974, mille cas d'intoxications en France, au moins 28 décès et un nombre incalculable de troubles cérébraux.

La Phénolphtaléine, entrant dans beaucoup de compositions laxatives, a provoqué des vomissements, la formation d'Albumine dans l'urine (indication de lésions rénales), le délire et la mort.

Voici le titre d'un article, paru le 14 janvier 1981 dans l' *International Herald Tribune* : «Le médicament-miracle et son retour de manivelle».

L'article commence en rappelant que des médecins américains avaient massivement prescrit du Clofibrate 13 ans auparavant, parce que :

> Le médicament semblait offrir tous les avantages à l'homme moderne, c'est-à-dire la possibilité de continuer à dévorer des steacks et du beurre, sans craindre un accident cardiaque, rien qu'en avalant une petite pilule quatre fois par jour...
>
> Loin de sauver des vies, il est à présent clair que le Clofibrate accroissait en réalité le taux de mortalité parmi ses consommateurs. Une étude, menée durant dix ans par l'OMS (Organisation Mondiale de la Santé), a récemment révélé que les hommes prenant régulièrement ce produit avaient 25 % de risques supplémentaires de mourir (des suites d'un large éventail de maladies dont : le cancer, l'apoplexie, les troubles respiratoires et — ironie de la chose — l'accident cardiaque) que ceux qui n'avaient reçu qu'un placebo.

Mais, braves gens, ne vous laissez pas abattre ! Des milliers de scientifiques, tout confus ou affamés de subventions, sont toujours à la recherche de nouveaux produits permettant de neutraliser les désastreux effets secondaires du Clofibrate et des autres drogues miracles. De quelle manière ? En sacrifiant des millions d'animaux, bien sûr !

LES NOUVELLES MALADIES

L'affaire de l'Oxychinol

La fraude systématique perpétuée au détriment de la population mondiale par le tout puissant Consortium de la Chimie, avec la complicité des divers Instituts de Santé, prend chaque jour davantage d'ampleur. Et, cependant, chaque jour qui passe apporte de nouvelles preuves démontrant que les «nouveaux produits» (en réalité, toujours les mêmes vieux médicaments, les mêmes ingrédients, mais vendus en combinaisons différentes et sous d'autres appellations) sont non seulement incapables de venir à bout des maladies que la Nature pourrait guérir — si on lui en donnait l'occasion — mais encore en créent continuellement de nouvelles, inconnues il y a quelques années.

En Août 1978, la nouvelle parvint du Japon qu'un tribunal de Tokyo avait déclaré trois fabricants de l'Oxychinol (également appelé Clioquinol), responsable d'une nouvelle et grave maladie du système nerveux, une Neuropathie Myélo-Optique Subaiguë ou, en abrégé, SMON. Les fabricants Takeda, Ciba-Ceigy Japon et Tanabe Seijaku, de même que les Autorités du Service de Santé japonais, furent condamnés à verser des dédommagements pour un montant de 3,25 milliards de Yen (environ 183 millions de FF, ou 28 millions d'Euros) à 133 parties civiles. C'était la conclusion du premier des 20 procès et plus, actuellement en cours.

Les plaignants avaient prouvé que le SMON était causé par des médicaments vendus comme remèdes-miracles, capables de guérir ce que les fabricants avaient appelé «la diarrhée estivale», une définition très peu scientifique d'un dérangement intestinal bénin affectant un grand nombre de voyageurs dans les tropiques. Les Américains l'appellent «celle du GI» ou la «vengeance de Montézuma», les Anglais «la tripe espagnole» et elle passe généralement, sans aucun traitement, après 48 heures. Elle passe, sauf si on utilise le médicament «miracle» Oxychinol, inventé plusieurs années auparavant par Ciba-Geigy qui l'a mis en vente dans le monde entier sous diverses appellations (Mexaforme, Entéro-Vioforme, Intestopan, Stérosan, etc...), recommandant le produit aux voyageurs qui doivent le prendre au premier signe d'indigestion et même à titre préventif, *avant* que les premiers troubles intestinaux ne se manifestent (troubles que le produit lui-même provoque !).

On a dû enregistrer au moins un millier de morts au Japon et 30.000 cas de cécité, accompagnée ou non de paralysie des membres inférieurs, avant de réaliser que de semblables cas inexpliqués de décès, de cécité et de paralysie qui étaient survenus au Danemark, en Hollande, France, Grande-Bretagne, Belgique, Italie, Suède, etc... avaient également été provoqués par les médicaments contenant de l'Oxychinol.

Cette découverte a détruit l'alibi boiteux invoqué par Ciba-Geigy, à savoir que seuls les Japonais auraient eu à subir les effets secondaires néfastes de ce médicament et qu'ils étaient donc eux-mêmes responsables de cette catastrophe nationale pour s'être laissés prendre, avec une confiance exagérée, aux affirmations des producteurs.

En 1979, un médecin suédois, le Dr. Olle Hansson, professeur de neurologie pédiatrique à l'Université de Göteborg, publia dans un livre les attendus de la Cour de Tokyo. Cette Cour l'avait invité afin de témoigner lors du premier procès de l'Oxychinol (*). Son livre ne laisse subsister aucun doute sur le fait que quelques grands fabricants de médicaments n'hésitent pas à marcher sur des cadavres — des cadavres humains — afin d'en retirer des bénéfices et qu'ils recourent à toutes sortes de mensonges pour dissimuler le fait que l'intérêt pécuniaire est leur motivation dominante.

Rien qu'au Japon, l'Oxychinol a été commercialisé sous 168 étiquettes différentes.

Parmi les nombreuses révélations choquantes exposées dans l'étude du Dr. Olle Hansson, on découvre la divulgation des rapports rédigés par Ciba-Geigy sur ses recherches qui remontent jusqu'au 19 juin 1939. Ces rapports montrent que les chercheurs suisses réussirent à empoisonner un très grand nombre d'animaux qui furent pris de violentes convulsions et de troubles respiratoires dès que l'Oxychinol leur fut administré et que la plupart connurent une mort douloureuse.

Malgré ces résultats tenus secrets, Ciba-Geigy commercialisa mondialement son dangereux produit, se contentant d'inclure une mise en garde dans les notices d'accompagnement disant que *le produit ne devrait pas être administré à des animaux de compagnie.*

Qu'est-ce que cela prouve ? Clairement et simplement que les chercheurs eux-mêmes n'ont aucune confiance dans la validité des tests pratiqués sur les animaux et extrapolés à l'homme.

Le 28 avril 1980, un comité japonais donna, à l'hôtel Penta de Genève, une conférence de presse sur le SMON devant 37 journalistes internationaux. Parmi les participants figuraient des juristes et des sommités médicales venus du Japon, de Malaisie, d'Australie, des Pays-Bas, du Royaume-Uni, de Suisse, du Sri-Lanka, des Etats-Unis, de France, de Suède, de Norvège et d'Italie.

Il ressortit de cette conférence que Ciba-Geigy avait sciemment occulté les néfastes effets secondaires constatés sur les animaux, sachant apparemment fort bien que ces tests n'ont pas la moindre valeur et avait, malgré tout, procédé à la commercialisation à l'échelle mondiale de ces produits destinés à l'utilisation humaine.

Le compte-rendu de cette conférence fut alors rendu public au Japon, *Geneva Press Conference on SMON, Proceedings,* Copyright 1980 par «Organizing Committe of Geneva Press Conference on SMON», 5 th Fl. Yamaichi Bldg., Tokyo 160 :

(*) Olle Hansson : *Arzneimittel-Multis und der SMON-Skandal* (Le scandale des Multinationales des produits pharmaceutiques et le SMON), publié par Z-Verlag, Bâle, et le Service des Informations sur les Médicaments, Berlin.

Neuf années se sont écoulées depuis le moment où les victimes du SMON entamèrent la première action en justice contre l'Etat, Ciba-Geigy (Japon), Takeda Chemical Industries et Tanake Seijaku & Co. Depuis le début de ce procès, le 28 mai 1971, le nombre des plaignants a maintenant atteint les 5.500. Le tribunal de Tokyo a rendu son verdict dans l'affaire du SMON, le 3 août 1978, en notant que : «le bureau central de Ciba-Geigy, à Bâle, a pris connaissance des rapports mentionnant que des chiens qui avaient reçu de l'Entéro-Vioforme ou du Mexaforme ont souvent été atteints de crises de type épileptique et en sont morts. La firme a distribué une mise en garde à l'usage des vétérinaires, afin que ces produits ne soient pas administrés à des animaux. Bien que ces produits fussent fabriqués en vue d'une utilisation par l'homme, l'entreprise non seulement n'a pris aucune mesure de mise en garde au sujet des dangers d'une utilisation par l'être humain, mais également, comme indiqué plus haut, elle a continué à vanter au Japon l'innocuité de l'Entéro-Vioforme et du Mexaforme...»

Et elle continue à vendre du Clioquinol dans beaucoup de pays, sans mise en garde adéquate... On avait diagnostiqué chez une suédoise, Mme Heidi Anderson, qui avait assisté à cette conférence de presse, une sclérose multiple, mais il est prouvé aujourd'hui qu'elle est en réalité une victime du SMON provoqué par le Clioquinol. Nous pouvons donc supposer qu'en Europe il y a toujours de nombreuses personnes souffrant de cette maladie.

Que Ciba-Geigy et d'autres sociétés multinationales de produits pharmaceutiques puissent continuer à vendre dans le Tiers Monde des médicaments interdits dans les pays développés, est un crime.

L'affaire du DES

L'affaire du Stilboestrol est narrée de façon succincte dans *Honte et échecs de la médecine*. L'appellation scientifique de ce médicament est Diethylstilboestrol, mieux connue aux Etats-Unis sous le sigle «DES» et Destilbene en France. Le prototype de tous les œstrogènes synthétiques (hormones sexuelles femelles) fut créé en 1939 et testé, durant des années, sur des animaux sans présenter d'effets négatifs. Mais on a soudain découvert que le produit avait provoqué le cancer chez des filles dont les mères s'étaient vues prescrire ce «médicament-miracle» par leur médecin durant la grossesse. Le DES traverse en effet la barrière placentaire et est susceptible de déclencher un cancer chez le fœtus.

Mais pourquoi, pour commencer, avait-on administré ce médicament à des femmes enceintes ? N'importe quel produit, pris durant la grossesse, ne présente-t-il pas un danger ? Certainement pas aux yeux des «chercheurs», formés à la théorie erronée que ce qu'ils découvrent chez l'animal est également valable pour l'homme. La vérité est que les médecins avaient prescrit le DES à leurs patientes tout simplement parce qu'elles étaient enceintes et qu'on leur avait présenté ce produit comme assurant une grossesse sans problème. Après être apparu de façon certaine comme la première substance responsable de la genèse d'un nouveau type de cancer chez l'être humain, fait reconnu par le corps médical lui-même, le DES fut testé à nouveau sans résultat sur des animaux : ces derniers ne devenaient pas cancéreux.

Le Dr. Robert W. Miller, de l'Institut National du Cancer de Bethesda, et qui, en 1973, avait rédigé la mise en garde officielle, hâtivement publiée par l'OMS de Genève, y révélait ce qui suit :

> "*Etudes expérimentales faites sur les animaux* : aucune corrélation n'existait entre les divers types de tumeurs obtenues chez des modèles expérimentaux (c.a.d. des animaux de laboratoire - H.R.) et les divers types de cancer infantile."

Le Dr. Miller était, soit dépourvu de la sagesse nécessaire lui permettant de tirer la conclusion que l'expérimentation animale était à rejeter après cette affaire car génératrice d'erreurs tragiques, soit dénué de courage pour reconnaître le fait accompli. Ceci semble proche de la vérité, car lui et les milliers de collègues de Bethesda qui vivent de l'expérimentation animale ne connaissaient aucun autre moyen d'effectuer des recherches ou, peut-être, de gagner leur pain quotidien. En fait, tout ce que le Dr. Miller avait à proposer dans son article se limitait à préconiser l'intensification de ce genre d'expériences, alors même que les cas cités par lui s'étaient produits après une période de latence allant de 14 à 22 ans.

Mon dernier manuscrit remis à Bantam Books en septembre 1976 signale qu'au moins 34 cas de cancer provoqués par le DES avaient été découverts jusqu'alors. Il s'agissait d'un *nouveau* type de cancer, totalement inconnu auparavant. Lisons les propres mots du Dr. Miller, couchés dans son mémoire historique, publié en 1973 par l'OMS de Genève sous le titre : «Carcinogenèse transplacentaire»

> Il y a moins de six mois l'on a divulgué la dramatique nouvelle selon laquelle le cancer pouvait être provoqué chez l'enfant par un produit absorbé par la mère durant la grossesse. Un phénomène de ce genre n'avait encore jamais été observé auparavant. Une forme particulière de cancer du vagin, maladie de personnes âgées, a été signalée chez huit jeunes femmes de la région de Boston...

J'avais, dès 1973, signalé l'affaire du DES dans un article publié dans le numéro d'octobre de la revue italienne *Animali e Natura*. Cette affaire venait d'éclater et j'avais dit que, vu la longue période de latence, les quelques cas découverts ne seraient que les premiers d'une longue série. Hélas, cette prédiction n'avait pas été difficile à faire. Un autre article que j'ai fait publier en Italie au nom du CIVIS, mon petit centre privé d'information, était destiné à mettre le monde médical italien en garde contre les prescriptions d'œstrogènes aux femmes enceintes. Il fut envoyé à tous les journaux et à tous les périodiques italiens, mais il n'en fut tenu aucun compte. Seul l'hebdomadaire *Panorama* accusa réception. Mais, entre-temps, les colonnes des journaux continuaient à être remplies par la prose d'écrivains scientifiques dont les connaissances médicales restaient prisonnières des conceptions du siècle passé. Durant environ deux ans de trop, les médecins italiens poursuivirent donc la prescription d'œstrogènes cancérigènes à des patients crédules, avant que le monde médical «officiel» de ce pays n'ouvrent pas les yeux sur la réalité. Mais beaucoup de médecins, eux, n'ont pas encore ouvert les yeux. Parler de négligence criminelle dans cette affaire me semble à peine exagéré compte tenu des faits qui sont venus à notre connaissance depuis lors.

Aux Etats-Unis, l'affaire éclata au grand jour le 4 avril 1978. Le détonateur en était un petit entrefilet très discret du *New York Times* reprenant une dépêche de l'United Press International en provenance de Newark, sous le titre :

«Une victime du cancer conclut un arrangement avec le fabricant du DES»

> Un groupe de fabricants du New Jersey, ayant produit une hormone destinée à prévenir les avortements, a accepté aujourd'hui de verser des dommages et intérêts à une femme chez laquelle un cancer s'était développé suite à l'absorption par sa mère d'un produit communément connu sous l'appellation de DES.
>
> Le groupe des Laboratoires Carnrick de Cedar Knolls a conclu un arrangement à l'amiable, prévoyant des versements, dont le montant n'a pas été révélé, à Catherine Conway Kershaw de Wilmington, Delaware.
>
> L'accord a été conclu peu avant que le Tribunal n'ait entamé ses délibérations sur l'affaire. Une des clauses de cet accord stipule que les deux parties en cause acceptent de ne pas révéler les montants du dédommagement, ni tout autre détail de l'affaire.
>
> C'était un des premiers accords en dommages et intérêts conclu dans le pays, suite à des procès intentés à des fabricants de Diethylstilbestrol (ou DES).

Mme Kershaw et sa mère portèrent plainte, invoquant le fait que Mme Kershaw fut atteinte du cancer suite à l'absorption du médicament par sa mère 25 ans auparavant, après que celle-ci eut une succession inexpliquée de fausses couches.

On sait, à présent, que le DES est à l'origine du cancer du vagin chez un petit nombre de femmes dont la mère avait pris ce médicament.

Remarquez le soin pris par l'agence de presse pour minimiser l'incident dans la dernière partie de son communiqué. Mais, tout comme un cancer sous traitement médical officiel, l'affaire ne fit que croître inexorablement. Les cas rendus publics depuis lors se sont multipliés et les victimes du DES, ou leurs familles, se sont associées pour attaquer les fabricants en justice. L'édition d'août du *Mother Jones* a publié une lettre ouverte à l'éditeur, émanant de Margot Gramer, de New York, qui se présente comme «une fille du DES et une militante de l'Organisation 'Action DES', ayant son siège à New York». Cette lettre dit :

«... le nombre de cas est le double de celui cité dans l'article — il approche des 400 — et le nombre de décès dépasse largement les dix. Qui plus est, jusqu'à 90 % des filles du DES présentent au niveau du vagin un état «anormal mais bénin», connu sous le nom d'adénome vaginal, ou d'autres anomalies de l'appareil génital. Environ six millions de femmes ont reçu du DES durant leur grossesse. On peut donc estimer que le nombre de filles du DES s'élève, approximativement, à la moitié de ce chiffre. Les filles du DES les plus âgées devant avoir la trentaine, il est impossible de prédire quelle sera l'évolution de leur situation actuellement bénigne...»

Les cancers provoqués par le DES poursuivaient entre-temps leur progression, et, grâce aux groupements d'«Action DES», la presse à la dévotion de l'«Establishment» n'était plus capable de les ignorer ou d'en réduire l'importance.

Le 17 juillet 1979, le *New York Times* publiait un article sous le titre : «Une femme gagne un procès dans une affaire de DES.»

L'article commençait ainsi :

Par un verdict, constituant une première dans les annales judiciaires, un jury, siégeant à la Cour Suprême de l'Etat dans le quartier du Bronx, a décidé qu'une société fabriquant des produits pharmaceutiques devait payer $ 500.000 de dommages et intérêts à une femme atteinte d'un cancer provoqué par le DES qui avaient été administré à sa mère afin de prévenir des avortements...

La plaignante s'appelait Joyce Bichler, 25 ans, assistante sociale, et le fabricant du produit, condamné au dédommagement, était Eli Lilly & Co.

Le 26 août 1979, un autre article du *New York Times* annonçait :

«Une femme, ayant affirmé que le DES avait provoqué chez elle un cancer, se voit accorder $ 800.000 de dédommagement».

La femme : Anne Needham, 26 ans. Le fabricant mis en cause : les Laboratoires White de Kenilworth, N. J., repris entre-temps par la compagnie Schering-Plough.

L'article se terminait ainsi :

> Maître Charfoos, avocat de la plaignante, déclara au cours du procès qu'environ 400 femmes avaient contracté un cancer du vagin suite à l'absorption du médicament par leur mère et qu'au moins 1000 autres enfants de sexe féminin se trouvaient dans une condition pré-cancéreuse.

Alors que le cancer poursuit sa progression dans tous les pays dont les populations bornées et moutonnières se laissent dominer par le Pouvoir Médical et par l'Industrie Chimique, une question reste toujours sans réponse : Pourquoi les fabricants de médicaments sont-ils toujours jugés par des tribunaux d'instance et non par des cours d'assise ? Sous l'inculpation d'assassinats collectifs ! L'explication en est fournie plus loin dans ce livre.

Le *Time* publie un autre article émanant des «filles du DES» dans son édition du 24 mars 1980, dont voici un extrait :

> Voici d'autres nouvelles démoralisantes pour les filles du DES. Lorsqu'elles atteignent l'âge de procréer, elles semblent plus vulnérables que d'autres aux avortements, de même qu'aux accouchements de mort-nés, aux naissances prématurées et aux grossesses extra-utérines.

Le *New England Journal of Medecine* et d'autres publications médicales donnèrent encore plus d'informations et toutes étaient mauvaises. Les lésions provoquées par le DES peuvent toucher jusqu'à la troisième génération et également affecter les organes génitaux des enfants du sexe masculin.

P.S. Le DES est *toujours* en vente comme pilule contraceptive «du lendemain». Ironique retour des choses : le but poursuivi par le produit était, à l'origine, exactement l'opposé !

LA MULTIPLICATION DES MALFORMATIONS

Dans son chapitre «Dix mille petits monstres», le livre *Expérimentation animale : Honte et échecs de la médecine* (que nous appellerons dorénavant *Honte et échecs de la médecine*) donne la preuve, incontestable et incontestée, que l'expérimentation animale est non seulement la cause de la tragédie mondiale de la Thalidomide, mais qu'elle est directement responsable de l'ampleur de cette tragédie.

Alors que les premiers signes prémonitoires apparaissaient partout, le *Time* annonçait dans son édition du 23 février 1962 que la Thalidomide venait d'être commercialisée «après trois années de tests sur les animaux.»

Le 1er août 1958, le producteur allemand Chemie Grünenthal avait envoyé une circulaire à 40.000 médecins allemands, vantant son Contergan (Thalidomide) comme étant le meilleur tranquillisant pour les femmes enceintes et pour les mères allaitant leur enfant, le produit ne présentant aucun danger, ni pour l'accouchée ni pour l'enfant.

Le fabricant anglais, Distillers Company, produisant sous licence, avait en octobre 1961 lancé la Thalidomide sur le marché britannique, sous le nom de Distaval, après avoir longuement essayé le produit sur des animaux et avait donné l'assurance que :

«*Le Distaval peut être administré en toute sécurité aux femmes enceintes et aux mères allaitant leur enfant, aucun effet nuisible n'étant à redouter, ni pour la mère ni pour l'enfant.*»

En décembre 1970, le plus long procès pénal de toute l'histoire judiciaire de l'Allemagne se clôturait par l'acquittement de Chemie Grünenthal : un nombre impressionnant de sommités médicales avaient témoigné que les tests pratiqués sur les animaux ne seraient jamais déterminants quand il s'agit d'en appliquer les résultats à l'homme, dégageant ainsi Grünenthal de toute responsabilité dans la tragédie, les tests imposés ayant été faits consciencieusement.

Lorsque les vivisectionnistes ont, une fois de plus, raté leur coup, en sont-ils gênés, emballent-ils leur trousse d'apprentis sorciers et disparaissent-ils furtivement dans l'obscurité ? Bien sûr que non. Ils hurlent pour se voir attribuer encore plus de subventions, afin de réparer le mal qu'ils ont fait.

L'affaire de la Thalidomide aurait dû, une fois pour toutes, mettre un terme aux expérimentations animales. A l'encontre de toute logique, n'ayant rien d'autre en tête que le profit, on a multiplié, avec un mépris total de la sécurité des consommateurs, les tests sur les animaux, qui ont entraîné des conséquences catastrophiques aisément prévisibles.

Primodos, Aménorone-Forte, Duogynon et Débendox ne firent que reproduire la tragédie de la Thalidomide dans toute l'Europe.

En 1978, après la publication en Allemagne de l'histoire et des photos des nouveau-nés mal formés dont les mères avaient été traitées par le Duogynon durant leur grossesse, le fabricant de ce produit, Schering de Berlin, réussit une belle entourloupette au détriment des utilisateurs : il changea l'étiquette du produit et le rebaptisa Cumorit. Le Service de Santé n'éleva aucune objection.

Aux Etats-Unis, parmi les produits tenus pour responsables de l'accroissement annuel de malformations à la naissance, on en trouve un appelé Bendectin, étiquette commerciale américaine pour le Débendox anglais.

UN EXPERT RÉVÈLE : «UN MÉDICAMENT RÉPANDU FABRIQUE DES BÉBÉS MAL FORMÉS». C'est le titre à la une du 9 octobre 1979 du *National Enquirer*, souvent considéré comme une feuille à scandales car il n'hésite pas à révéler certaines vérités dérangeantes que les Américains ne découvrent jamais dans le *N-Y Times*, le *Washington Post* ou d'autres publications «respectables» faisant autorité et engagées dans la défense de certains intérêts particuliers.

Le début de l'article disait :

> Un monstrueux scandale pouvant de loin surpasser l'horreur de la Thalidomide : des milliers de bébés naissant hideusement déformés après absorption par leur mère d'un produit contre les nausées dès le début de la grossesse. C'est incroyable, le médicament est toujours prescrit à près d'un demi-million d'Américaines chaque année ! Des experts indignés accusent ; malgré les preuves évidentes qu'ils ont réunies, démontrant que ce médicament est dangereux et cause des infirmités déformantes, le fabricant a nié tout risque et à tenté d'occulter la terrifiante réalité. Encore plus choquant même : la US Food and Drug Administration (FDA), ayant reçu des mises en garde de nombreux médecins au sujet des dangers présentés, n'a strictement rien fait pour en interdire l'usage. Le médicament — appelé Bendectin — est le produit le plus couramment prescrit aux femmes enceintes en Amérique pour combattre les nausées matinales.

«Ceci constitue un des pires désastres de l'histoire de la médecine», a déclaré le Dr. Neil Solomon, ex-professeur à la prestigieuse Faculté de médecine Johns Hopkins...

Le 20 janvier 1980, en Grande-Bretagne, on put lire à la une du respectable *Observer*, le titre suivant :

NOUVEAU SPECTRE DU GENRE THALIDOMIDE

Il s'agissait du Débendox, «soupçonné» d'être la cause de l'augmentation des malformations à la naissance. Ce qui frappait surtout dans l'article, en relation avec le présent livre, c'est que ces «soupçons» existaient déjà depuis de nombreuses années. Lorsque le fabricant Merrell fut assigné en justice, il avait déjà recueilli des «conclusions scientifiques», établies par des «experts médicaux», contestant les selon lesquelles le produit serait tératogène (produisant des malformations).

L'*Observer* publia des documents «rédigés dans la certitude qu'ils étaient confidentiels et ne seraient pas divulgués». Ils révélèrent que des «liens professionnels» avaient été noués, entre autres, entre Merrell et le Professeur Richard Smithells, membre de l'Académie Royale de Médecine, professeur de pédiatrie à l'Université de Leeds et que, après avoir terminé une «étude» blanchissant Merrell de toute responsabilité, le professeur suggéra dans une lettre marquée du sceau «confidentiel», que la firme Merrell examinât la possibilité d'attribuer une bourse d'étude à son département.

Cette lettre contient des passages du genre : «J'apprécierais tout geste généreux que Merrell pourrait être enclin à faire, mais je crois que si nous réussissons à donner au Débendox un certificat d'innocuité en ce qui concerne les risques tératogènes, ceci constituerait une aide des plus importantes.»

Il ne faut pas être une lumière pour comprendre que Merrell, avec toute sa sagesse pharmaceutique, avait parfaitement saisi l'allusion.

Entre-temps, sur la scène américaine de la tragédie Débendox-Bendectin, le *National Enquirer* donna les informations suivantes :

> Renversant : alors que les experts ont démontré les dangers du Bendectin, Merrell a collé une étiquette sur les flacons envoyés aux pharmacies, disant que le produit était inoffensif... Ce n'est qu'en bas de l'étiquette que ce même Merrell formule un avertissement bénin : «A prendre seulement en cas de réelle nécessité.»

DEUXIÈME PARTIE

LE CARTEL MONDIAL CHI-ME-VI.

LE CONSORTIUM DE LA CHIMIE

Aucune explication n'est nécessaire pour démontrer que la plupart des multinationales géantes sont prêtes à utiliser tous les moyens légaux ou illégaux pour agrandir leur part sur les marchés internationaux car cela est la règle pour toute entreprise qui veut être compétitive dans le monde des affaires. Il est tout aussi évident qu'elles oublient leurs rivalités pour devenir des alliées dès qu'un intérêt commun se présente ou qu'elles détectent un danger qui les menace.

Les intérêts du Consortium de la Chimie se retrouvent dans la plupart des grandes industries : sidérurgie, hydrocarbures, aéronautique et armement. Ici, cependant, nous allons examiner tout spécialement leur alliance sacrilège avec le Pouvoir Médical et le Consortium des Vivisecteurs. Le Pouvoir Médical donne au Consortium de la Chimie la possibilité de refiler à une population mondiale conditionnée par un soigneux lavage de cerveau, une collection inépuisable de «nouvelles» médications remplaçant celles dont l'inutilité et le danger sont devenus évidents. Le Consortium des Vivisectionnistes fournit aux deux autres la matière brute et les techniques dont ils ont besoin. Le Cartel CHI-ME-VI constitue une alliance particulièrement stable car une totale et constante communauté d'intérêts unit ses membres. Les produits fabriqués par les géants de la Chimie sont présents dans presque tous les domaines vitaux du monde entier, tout particulièrement depuis que les dérivés de la pétrochimie sont devenus un facteur prédominant de l'économie mondiale. Ces dérivés, en quantités massives, constamment renouvelés, sont utilisés dans les produits pharmaceutiques, les cosmétiques, les teintures, les peintures, les colorants, les additifs, les détergents, les colles, l'oléochimie, les poudres à laver, les matières plastiques, les lubrifiants, les fibres synthétiques, les engrais, l'agrochimie, le résines, le caoutchouc synthétique, les réacteurs nucléaires, et cette énumération est loin d'être exhaustive. Plus de 8.000 produits, prévus pour tous les besoins de la vie courante, sont mis en vente. Le Groupe allemand Henkel en donne déjà un exemple dans ses catalogues publicitaires aux pages bien remplies.

Les géants de l'industrie chimique sont à la fois les principaux clients et les plus grands fournisseurs de toutes les autres grandes industries, telles que celles des hydrocarbures et de l'armement. Achetant, par exemple, d'énormes quantités d'hydrocarbures et d'acier, ils fournissent aux soldats des gadgets tels que gaz de combat, napalm, armes bactériologiques et nucléaires. Le tout essayé sur un très grand nombre d'animaux lors de la préparation initiale et du stade final de mise au point, essais et applications pratiques avant l'utilisation, à l'occasion de «répétitions générales», dans des guerres de type colonial comme celles de Corée, du Vietnam et partout en Afrique, en Asie et en Amérique du Sud.

La puissance financière des géants de la Chimie, alimentée par leurs bénéfices mal acquis, est pratiquement illimitée et utilisée sans le moindre scrupule, secrètement autant que possible, sinon ouvertement. Non seulement quelques politiciens américains peuvent être corrompus, mais également beaucoup d'autres à l'étranger.

Rappelons-nous le scandale Lockheed, lorsqu'on découvrit qu'un constructeur américain d'avions n'avait rencontré aucune difficulté à «persuader» un chef d'état, un Prince Consort, un Premier Ministre, un Ministre de la Défense et d'autres personnalités officielles au niveau des cabinets ministériels de différents pays, de faire adopter ses appareils par diverses armées de l'air aux frais des contribuables évidemment. Et, puisque nous y sommes, pensons au Lockheed Starfighter qui, en quelques années, en temps de paix, a tué 211 pilotes allemands. Pensons à l'opinion publique de ce pays qui n'avait cessé de demander — sans obtenir de réponse — pourquoi, au nom du Ciel, l'armée de l'air allemande continuait à acheter ces «tacots» volants ! La puissance financière du Consortium de la Chimie est incomparablement supérieure à celle d'un petit constructeur d'avions et elle est utilisée de façon encore plus brutale et diversifiée.

Dans chaque pays, le Pouvoir Médical en place est un des plus sûrs collaborateurs du Consortium de la Chimie, d'autant plus efficace qu'il n'est pas identifié comme tel par la majorité du public, ignorant et dupe. Le Pouvoir Médical joue aujourd'hui le rôle qui revenait à l'Église au Moyen-Âge.

En 1977, le Dr Martin Fincke, professeur de droit à l'Université de Passau en RFA, publia un livre : *Tests de médicaments - Procédés criminels* (Juristischer Verlag - C. F. Müller, Heidelberg) dans lequel il accuse les expérimentateurs de se livrer à des pratiques criminelles. Il relate comment les hôpitaux testent de nouveaux produits sur des patients confiants — dont il est prévu qu'un certain nombre succombe lors de ces tests — afin de déterminer l'efficacité réelle et le degré de sécurité des nouveaux médicaments. Son verdict : coupables de meurtre avec préméditation !

Confrontés à un danger commun, les Sept Grands Producteurs Allemands de produits pharmaceutiques, d'habitude à «couteaux tirés», Bayer, C.H. Boehringer Sohn, Boehringer Mannheim, Hoechst, Merck, Schering et Knoll, s'unirent sur le champ et fondèrent une «Association pour les Études Pharmaceutiques et Médicales», qui réussit à jeter le discrédit sur le professeur Fincke en attaquant sa vie privée, n'ayant pas réussi à réfuter ses arguments légaux et scientifiques.

Ce serait évidemment le devoir de tout gouvernement de traîner ces coupables fabricants de médicaments devant la justice, mais, comme l'État est leur complice, une mise en accusation n'a jamais eu lieu, nulle part. Dans la petite, mais financièrement très puissante Suisse, le pouvoir de l'industrie chimique est directement exercé par le biais du gouvernement et le scénario est ici le même que dans la plupart des autres pays industrialisés.

Les dirigeants du Consortium Suisse de la Chimie ont, un jour, tenu au gouvernement un discours qui pourrait se résumer ainsi : «Nous sommes les plus gros contribuables et les principaux employeurs du pays. Nous assurons l'existence de l'État. C'est principalement grâce à nous que vous vivez, chers amis ! Alors, il n'est que justice que nous ayons voix au chapitre. Si vous nous créez des ennuis, nous mettons tout simplement la clé sous le paillasson et nous émigrons vers quelque pays sous-développé qui nous accueillera à bras ouverts. De toute façon, votre bien-être et celui du monde nous tiennent à cœur, car nous œuvrons pour le bien de l'humanité».

A part cette dernière phrase qui évidemment n'est qu'une invention, il y a bien peu à redire sur ce discours. Le gouvernement Suisse doit s'incliner et obéir. Le résultat ? Des vaccinations obligatoires à grande échelle, des coûts médicaux grimpant en flèche, une des armées les plus puissantes et les plus formidablement équipées du monde compte tenu du chiffre de la population, des installations nucléaires inutiles dans un pays parmi les plus riches en ressources hydroélectriques, ainsi que nombre d'autres aberrations de même nature. Situation très semblable à celle des Etats-Unis, en somme !

Un Référendum

En 1939, un petit groupe d'opposants à la vivisection, établi dans la capitale suisse de la Chimie, Bâle, ville où 61 % des foyers dépendent directement ou indirectement de l'industrie pharmaceutique, avait organisé un référendum voulant rendre la vivisection «un peu moins cruelle», pour autant que ceci ait une signification quelconque. Non seulement l'industrie chimique, mais également le Conseil Communal de la ville se mirent immédiatement à l'œuvre afin de prévenir une telle calamité.

Le Conseil invita la faculté de médecine de l'Université, l'industrie pharmaceutique et le Service de Santé de Bâle, tous en contact étroit, à soumettre par écrit leur «avis» sur la vivisection. Puis, le Conseil regroupa ces avis vantant tous la vivisection et préconisant tous sa continuation sans contrôle, en un rapport qui fut remis aux politiciens et aux médias afin qu'il soit distribué parmi la population. Le Conseil y ajouta une note, déclarant que ces trois avis étaient si clairs, lumineux et irréfutables, qu'il ne pouvait que les approuver entièrement.

De fait, ces avis n'étaient qu'une décoction de tous les mensonges avancés par les Vivisectionnistes, comportant cependant une «nouvelle invention» : «L'expérimentation animale, telle qu'elle est pratiquée par l'industrie, est conforme aux principes de la protection animale».

Les promoteurs du référendum avaient présenté au Conseil leur point de vue sur la question en se basant principalement sur un livre écrit par un dentiste de Zurich, Ludwig Fliegel, intitulé *Mille médecins contre la vivisection*. Mais bien que pas moins de soixante-dix médecins suisses aient été cités parmi le millier qui avait déclaré la vivisection stupide, fallacieuse et sordide, le Conseil Communal ne tint aucun compte des avis de la partie adverse. Les votants ne disposèrent donc que du rapport rédigé par l'industrie pharmaceutique et avalisé par le gouvernement.

Ne prenant aucun risque, l'industrie envoyait entre-temps des circulaires quotidiennes à tous ses employés, les avertissant qu'ils perdraient leur emploi si le référendum venait à passer et faisait pression sur ses alliés commerciaux pour qu'ils fassent de même. Elle prétendait qu'un résultat positif au référendum provoquerait un exode massif des principales industries vers l'étranger, signifiant ainsi la ruine, non seulement pour Bâle mais également pour toute la nation.

Durant la semaine précédant le vote, l'industrie inonda la ville d'affiches et d'avis dans les journaux, conseillant à la population de rejeter le référendum dans l'intérêt de sa santé, de sa ville et des familles.

La dernière semaine vit la S.P.A de Bâle, qui, au début, avait promis sa «neutralité» dans la controverse, faire une volte-face soudaine et inciter tous ses membres, par des tracts et des avis, à voter NON.

La radio gouvernementale, la seule opérant en Suisse, accorda un temps d'antenne au porte-parole de l'industrie pharmaceutique, le Dr Rothlin, lui permettant de faire une communication publique, mais refusa aux opposants le droit de s'exprimer sur les ondes. La presse suivit la vague.

Lors d'un meeting, tenu peu avant la date du vote, le Secrétaire du Département de la Santé de la ville, le Dr K. Huber, fit circuler le bruit que le référendum était organisé en sous-main par des concurrents étrangers qui voulaient ruiner l'industrie suisse du médicament. La nouvelle se propagea comme une traînée de poudre.

Le jour précédant le vote, les quelques antivivisectionnistes se réunirent et tentèrent de faire paraître des articles payants dans les journaux pour y exposer leur point de vue. Les journaux en question refusèrent. Vu les circonstances, il n'est pas difficile d'imaginer le résultat de ce référendum.

Les Tentacules

Grâce à leur immense richesse et par leurs méthodes brutales dénuées de tout scrupule, les trusts de l'Industrie Chimique dirigent non seulement la politique intérieure de leur propre pays, mais font également sentir le poids de leur puissance aux gouvernements étrangers.

Tel fut le cas du Sri Lanka (Ceylan) en 1978, lorsque le gouvernement socialiste de ce pays fut obligé de renoncer à son programme de limitation énergique des importations de médicaments américains, sous peine de voir Washington annuler un programme d'aide alimentaire des plus indispensables.

L'aide alimentaire américaine est financée par le contribuable de ce pays. L'utilisation de cette aide comme moyen de pression, afin d'y imposer l'achat de médicaments américains à un pays qui n'en a pas les moyens, qui n'en a aucun besoin ou qui n'en veut pas — notons en passant que les bénéfices ne vont pas dans les poches du contribuable américain, mais sont directement versés dans les caisses du Consortium Pharmaceutique — montre jusqu'à quel point ce consortium domine le gouvernement des Etats-Unis.

Lorsque les USA accordent des subventions au Tiers-Monde (c'est encore et toujours le contribuable qui paye), les conditions qui les accompagnent imposent que cet argent serve surtout à acheter des produits américains et, tout particulièrement, ceux dont les nations assistées *n'ont que faire*. Quant aux produits *vitaux*, eux, ils n'ont besoin d'aucune publicité.

Il arrive, ainsi, que des engrais industriels soient imposés à des pays sud américains ou africains ayant le bonheur d'être dotés de sols riches, fertiles, vierges même, qui seront pollués par des produits chimiques indésirables.

Mais ils sont la source de profits dont les Américains ne verront pas la couleur, eux qui ont versé la première mise initiale : ces bénéfices retournent à l'Industrie Chimique, qui vend ces produits à des prix prohibitifs, car les nations étrangères auxquelles de riches bienfaiteurs livrent des produits à crédit se comporteraient de façon inélégante, en marchandant sur le coût des fournitures.

Dans nombre de cas, les intérêts du Consortium de la Chimie se combinent avec ceux du Consortium de la Médecine.

LE CONSORTIUM DE LA MÉDECINE

C'est Frédéric II Hohenstaufen, roi de Sicile et empereur germanique, qui, au 13 ème siècle, jeta les fondements du Pouvoir Médical en promulguant les premiers édits destinés à protéger les patients contre les charlatans avides de remplir leur escarcelle : ne donnant un statut légal qu'aux «docteurs» — le terme date de cette époque — agréés par l'état. La nature humaine étant ce qu'elle est, il ne fallut pas attendre longtemps pour voir les rapaces s'organiser et créer un consortium à sens unique, possédant des règles dogmatiques auxquelles même l'Etat ne pouvait porter atteinte, à moins qu'il n'accepte d'en être le complice. Ils firent tout le nécessaire pour que les honnêtes docteurs qui respectaient les préceptes d'Hippocrate et menaçaient par là de ruiner le profitable commerce médical en prescrivant une thérapie à base d'ingrédients naturels ne profitant qu'au patient, soient mis hors la loi, exclus de la profession ou jetés en prison comme... charlatans. A l'instar des seiches, ces soi-disant «docteurs» commencèrent à se protéger en s'entourant d'impénétrables nuages de sépia.

C'est ainsi qu'aujourd'hui les divers «remèdes-miracle», aux formules chimiques compliquées à résonance «scientifique», ont remplacé les mystérieux et abracadabrants procédés du Moyen-Âge comme l'eau bénite que l'on devait boire dans des cloches d'église sur lesquelles sept messes avaient été dites afin d'en obtenir un maximum d'efficacité. Plus l'aspect des nouveaux produits est mystérieux et plus le prix en est élevé, plus puissant doit en être l'effet psychosomatique, tout comme au Moyen-Âge. C'est ainsi que, quand un patient vient à guérir, il a été mis en condition pour attribuer sa guérison à un miracle provoqué par l'une ou l'autre médication, plutôt qu'aux forces de la Nature qui, en réalité, l'ont aidé à surmonter même les effets secondaires nuisibles causés par le médicament. Evidemment, la plupart des gens («la majorité a toujours tort» — Roscommon) n'admettront pas ce fait, car cela équivaudrait à un aveu de bête crédulité.

Epaulé par la machine publicitaire du Consortium de la Chimie, le Pouvoir Médical a créé, grâce à une conspiration savamment machinée et par tromperie, le mythe sacré selon lequel seule une élite de prêtres détiendrait les secrets de la santé. Mais :

***Qui* est investi du pouvoir permettant d'attribuer un diplôme à un docteur en médecine ? Evidemment d'autres docteurs *renommés* et «agréés». Et, *comment* un docteur acquiert-il la renommée ? Certainement pas en reconnaissant que seule la nature est la *Suprema Guaritrix* — le tout premier guérisseur — mais bien par son habilité à *se* présenter comme le guérisseur suprême, le sauveur du malade auquel il a conservé la vie. Et comme la médecine est loin d'être une science exacte, ce sont les plus doués pour la tromperie et ceux qui sont disposés à «collaborer» qui ont toutes les chances d'accéder au sommet.**

Kurt Blüchel est l'auteur de *Weisse Magier* (Bertelsmann, Munich, 1974), en français «Les sorciers en Blouse blanche», un livre qui dénonce le racket pharmaceutique en RFA et qui prouve que ce dernier est le principal responsable de l'augmentation du nombre des maladies chroniques, des malformations et des cancers. Comme cela a été exposé dans *Honte et échecs de la médecine*, l'éditeur de *Weisse Magier* fut rapidement «persuadé» de retirer le livre de la vente. Étant également l'éditeur des magazines les plus distribués en Allemagne, comme le *Stern*, il n'était pas en mesure de discuter avec ses principaux annonceurs. (Peu après, le livre fut réédité par Fischer Verlag, qui, ne dépendant pas des magazines, n'était donc pas soumis à la pression exercée par la publicité).

Kurt Blüchel a, entre-temps, publié un autre ouvrage, *Das Medizin Syndikat* (Rowholt, 1978), sur le Pouvoir Médical et son organisation en Allemagne.

L'Organisation

Blüchel avait, de longues années durant, été le représentant auprès de la presse d'une association de médecins et d'une firme pharmaceutique et également rédacteur d'une revue médicale. Il connaissait donc bien la question lorsqu'il s'attaqua au sujet. Particulièrement révélateur dans notre contexte est le chapitre «Le Syndicat des Médecins et son Organisation», qui commence ainsi :

Les dictionnaires allemands courants donnent deux définitions du mot «syndicat» :

> 1. Association commerciale, forme très rigide de cartel, ayant sa propre structure légale et sa propre administration.
>
> 2. Organisation criminelle, camouflée en entreprise commerciale aux États-Unis.
>
> Nous verrons que les structures de base des deux types de syndicats sont identiques et que la définition donnée peut correctement s'appliquer aux statuts de notre organisation médicale. Le syndicat se caractérise, d'un point de vue commercial, par :
>
> — La monopolisation de tous les produits et de tous les services d'un type particulier. Quiconque a besoin de produits ou de services de ce genre ne peut les obtenir que du Syndicat. Cet état de fait constitue la source de l'énorme pouvoir de ce dernier, auquel sa nature monopolisatrice permet de rançonner le marché et la société.

— Pour pouvoir se maintenir, le Syndicat impose une rigide discipline interne. Chaque membre doit obéir aux règles, chaque déviation sera sanctionnée avec une brutalité terrifiante car les fondements du Syndicat seraient mis en danger, c'est-à-dire sa position de monopole.

— La part du lion, dans l'ensemble des revenus du Syndicat, revient à un très petit groupe de directeurs qui imposent toutes les directives pour la gestion des affaires internes et des relations extérieures de ce Syndicat. Celuici, d'autre part, assure un très bon revenu au commun de ses membres, dépassant de loin le revenu moyen des autres citoyens. Il reste, cependant, que les «gros sous» vont au petit comité des directeurs.

Blüchel enchaîne en disant que, ses statuts étant généralement en infraction constante avec les lois courantes, le Syndicat présente toutes les caractéristiques d'une société secrète et s'estime en dehors des lois nationales, ou mieux encore, au-dessus d'elles. Le Syndicat a des lois propres qui sont brutalement appliquées. Des luttes continuelles, intestines et externes, marquent son activité : lutte contre les dissidents en son propre sein et lutte contre tout ce qui est susceptible au sein de la société (individus et institutions) de léser les intérêts du Syndicat.

Même si Blüchel limite son analyse à l'Allemagne, elle s'applique partout ailleurs au Pouvoir Médical. Ajoutons que cette alliance entre le Pouvoir et ses diverses contreparties dans d'autres pays n'est qu'un accord verbal entre des gens comme il faut, ayant en commun un idéal dominant : Pouvoir et Argent. C'est ainsi qu'un pays peut fort bien imposer une vaccination dangereuse aux écoliers et militaires, comme la France le fit avec son BCG en 1950, malgré l'opposition virulente d'un grand nombre d'honnêtes médecins français. Une vaccination obligatoire de ce genre rapporte à l'Institut Pasteur assez d'argent pour écouler chaque année des millions de doses, offertes «gratuitement» en un geste «humanitaire» aux enfants et aux soldats, la note étant payée par le contribuable réduit à l'impuissance. Ceci n'engage en aucune façon les Pouvoirs Médicaux d'autres pays, qui restent libres de décréter que le vaccin BCG est très dangereux, pour autant que personne ne s'oppose aux vaccins que lui-même impose. Comme il n'y a pas de conflit d'intérêts dans ces cas-là, il n'y a pas de conflit du tout.

Les vaccins antipolio Salk et Sabin furent présentés aux USA, à grands renforts de publicité, comme «l'arme décisive» contre une maladie qui était déjà en voie de disparition, mais qui fut réactivée par les inoculations. En France, le vaccin antipolio est le vaccin Lépine — Pierre Lépine étant directeur de l'Institut Pasteur, tout comme Calmette l'était lorsque son vaccin BCG antituberculeux devint obligatoire en France.

Ce qui s'est passé en Italie en 1975 fournit un exemple très révélateur. Une commission médicale avait établi une liste de plusieurs milliers de médicaments qu'elle voulait faire disparaître de la pharmacopée utilisée par l'assurance nationale maladie, ces médicaments s'étant révélés inutiles ou dangereux. La presse italienne avait déjà publié la liste. Mais une instance supérieure, le soi-disant Institut Supérieur de la Santé, annula la requête de la Commission médicale et décida que ces produits continueraient à figurer dans la pharmacopée, favorisant ainsi l'industrie au détriment de la santé publique. Ceci démontre à quel point l'impuissance des médecins honnêtes est grande lorsqu'il s'agit de s'opposer à l'arrogante dictature de la petite clique que constitue le Pouvoir Médical. Le cas italien n'est pas exceptionnel, mais typique.

Tout aussi révélateur, du moins pour quelqu'un sachant lire entre les lignes, est un article qui ne fut publié que par quelques journaux américains le 23 juin 1978. Un de ceux-ci, le *Daily North Western* d'Oshkosh, Wisconsin, écrivait sous le titre : «Campagne secrète menée en vue de geler la législation en faveur de médicaments moins chers».

> Les partisans des lois sur la réforme de l'industrie pharmaceutique ont déclaré aujourd'hui que l'industrie des médicaments soumis à ordonnance a mené une campagne secrète à l'échelle nationale afin de geler de nombreuses lois promulguées par les états en faveur d'une diminution du prix des médicaments. Les organisateurs du meeting — l'Association Nationale des Enseignants Retraités, l'Assemblée de l'Etat de New York et le Conseil des Gouvernements des Etats — ont affirmé qu'«une campagne sournoise» menée par l'association des fabricants de spécialités pharmaceutiques, a sapé et gelé les lois dans beaucoup d'états. Trente huit états ont, jusqu'à présent, amendé ou abrogé des lois interdisant aux pharmaciens de vendre des substances de base moins chères au lieu de spécialités de marque déposée prescrites par les médecins mais beaucoup plus onéreuses.

Il est certain que 99 % des lecteurs, lisant en diagonale, n'ont rien compris à un article aussi nébuleux et si exagérément précautionneux. En clair, celui-ci signifie que des personnes non-identifiées, ou que la presse américaine n'ose nommer, ont réussi à «influencer» un nombre suffisant de politiciens pour qu'ils fassent abroger des lois, ou pour qu'ils s'opposent à une législation destinée à favoriser le citoyen plutôt que l'industrie.

C'est un genre d'information qu'il est très difficile de faire paraître dans des journaux au service de l'Establishment tels que le *New York Times*, le *Washington Post*, l'*International Herald Tribune*, et autres.

Une conclusion appropriée à ce chapitre sur le Consortium de la médecine pourrait être ce passage du médecin Vernon Coleman dans son livre *The Medecine Men*, 1975.

> Dans l'état actuel des choses, l'industrie pharmaceutique semble diriger la profession médicale. Les médecins sont harcelés, intimidés et achetés par cette industrie. Ils ont, sans aucun doute, perdu tout contrôle sur leur profession et doivent, par conséquent, endosser la responsabilité de tous les désastres et de toutes les erreurs découlant de prescriptions erronées. Il n'est pas juste de jeter le blâme sur la seule industrie pharmaceutique (dont l'unique objectif est le profit) pour la raison qu'elle n'a pas une conception de l'éthique bien établie. Honnêtement la responsabilité doit incomber entièrement à la profession médicale qui, maintenant qu'elle est ravalée au rang de subalterne recevant des instructions et acceptant des ordres donnés par une entreprise commerciale, ne peut quasiment plus prétendre au titre de profession.

LE CONSORTIUM DE LA VIVISECTION

Qu'il existe une organisation centrale donnant des directives au consortium vivisectionniste, lui expliquant comment infiltrer et neutraliser les associations d'opposants, est une certitude, prouvée par la similitude des arguments avancés et par la phraséologie identique apparaissant au même moment, dans diverses langues et sur des continents différents dans les discours et les thèses défendant la vivisection, prononcés et rédigés généralement par de prétendus experts médicaux, membres de la Faculté et journalistes scientifiques.

Dans l'autre camp et tout particulièrement en Europe, on découvre d'étonnantes ressemblances dans les discours et articles scientifiquement ineptes émanant d'anciennes et importantes ligues soi-disant antivivisectionnistes qui déclarent (sur toile de fond éthique) que l'abolition «tôt ou tard» de toutes les expériences sur les animaux est une chose allant de soi. On admet implicitement que l'expérimentation animale est actuellement inévitable, ignorant constamment en cela les avis des milliers de médecins qui dénoncent, non seulement l'inutilité, mais surtout les ravages provoqués par une méthode de recherche erronée. Ces braves gens, eux aussi, ont reçu des instructions, c'est évident.

Mais la localisation précise de cette organisation centrale reste un mystère. Ce qui est surprenant, c'est qu'elle n'est pas à Washington comme on pourrait le supposer, mais plutôt à Londres, siège de l'ICI (Imperial Chemical Industries) ou à Zurich, la capitale suisse des banques où Hoffmann-La Roche de Bâle a établi son centre d'appareillages pour la recherche, appareillages sophistiqués fabriqués par une firme du nom de Kontron. C'est à Zurich aussi que la firme américaine Dow Chemical, seul fabricant au monde de napalm, a sa principale filiale européenne, ainsi que sa banque privée : la Dow Banking Corporation, Limmatquai 4, Zurich.

Dans chaque nation contrôlée par le Syndicat de la Chimie, comme les 3 pays cités ci-dessus, le Consortium de la vivisection bénéficie de la protection d'un puissant groupe de pression camouflé derrière des façades scientifiques aux noms fleurant bon la respectabilité.

La principale tâche du Consortium comprend «l'information guidée» du public, «l'influence» exercée sur la presse et les politiciens et, comble de la perfection, l'infiltration des sociétés de protection animale et, tout particulièrement, des ligues antivivisectionnistes.

Ouvertement, le Consortium ne donne que des informations guidées au public et aux journaux. En cachette, il achète des politiciens et des membres de la presse. Tout aussi secrètement, il donne des «lignes de conduite» confidentielles à ses membres. J'ai eu l'occasion de voir quelques uns de leurs documents et notes rédigés à cet effet, certains imprimés, la plupart ronéotypés. Ils fournissent non seulement les arguments devant être utilisés par les membres dans des articles ou lors de discussions, du genre «l'opposant à la vivisection, le vrai, ne devrait pas seulement être végétarien, mais il ne pourrait jamais porter de souliers de cuir ou de vêtements de laine». Ils donnent également des conseils sur le comportement et sur la manière de s'habiller en public, surtout lorsqu'il s'agit de débats publics :

«Comme vos opposants seront souvent des jeunes, quelque peu excités et souvent débraillés, il est important de souligner le contraste en étant toujours bien tiré à quatre épingles et bien habillé (le port de la cravate s'impose toujours), sans cependant l'être trop richement (les chaussures Gucci ne sont pas de mise !). Efforcez-vous d'être toujours poli en public avec vos adversaires, quel que soit leur degré d'hostilité à votre égard. Permettez-leur de s'exprimer complètement avant d'intervenir, et surtout, *ne perdez jamais, au grand jamais, votre calme !* C'est la meilleure façon de leur faire perdre le leur !»

Parmi les plus importantes recommandations, figurent celles qui sont prodiguées aux ligues antivivisectionnistes qu'ils ont réussi à pénétrer. Ces directives ne sont jamais couchées sur papier. De sources, que j'ai toute raison de croire sûres, j'ai recueilli des renseignements, donnés oralement, sur des choses dont les effets sautent aux yeux de tous.

En fait, c'est l'infiltration sur une grande échelle qui permet l'existence de toutes les autres activités du Consortium.

L' infiltration

> «Vous pouvez et vous devez attaquer les vivisectionnistes avec tous les arguments que vous estimez nécessaires pour convaincre vos membres de votre sincérité et de votre bonne foi. Vous pouvez les combattre en vous basant sur des motifs moraux, éthiques et intellectuels. *Mais jamais, jamais sur des motifs médicaux.* C'est le seul tabou absolu.»

Extrait des directives données par le Consortium de la Vivisection aux ligues dans lesquelles il a réussi à s'introduire : Quiconque s'intéresse aux affaires du monde sait que la grande industrie et les autres énormes puissances financières s'insinuent systématiquement dans tous les rouages de la politique et du gouvernement. On sait moins qu'elles tentent également de s'infiltrer dans toutes les sociétés de pro tection animale. Il serait naïf de croire qu'après avoir essayé, ils ne parviennent pas à leurs fins. Il y arrivent même assez aisément. Cela ne nécessite que du temps et de l'argent. Un peu plus de temps que d'argent, tout de même...

L'infiltration des mouvements d'opposition est beaucoup plus sournoise en Europe qu'aux Etats-Unis car les lois restrictives européennes limiteraient sévèrement les agissements des vivisectionnistes si elles étaient appliquées, alors que des lois de ce genre sont inconnues aux U.S.A. où l'infiltration d'organismes de surveillance est donc inutile.

En Europe, les commissions chargées de contrôler les laboratoires de la vivisection et de s'assurer du respect des lois, ne sont qu'un faux semblant, car entièrement formées de vivisectionnistes. Les professeurs de faculté et les directeurs de laboratoires n'admettent aucune autre commission. Parfois, elles élèvent des protestations symboliques dénonçant le régime alimentaire des animaux ou l'exiguïté des cages. Mais c'est tout ce à quoi se limite leurs actions. Aucun véritable ennemi de la vivisection, convaincu ou compétent, n'est admis au sein des organismes chargés des inspections et des contrôles.

L'infiltration explique également pourquoi la majorité des jeunes ligues européennes sont mieux organisées et plus efficaces que les vieilles bien établies de longue date, même si ces jeunes ligues ne disposent pas des moyens financiers que les anciennes ont pu accumuler grâce à des legs et des dons.

Les jeunes sociétés n'ont pas été infiltrées, du moins *pas encore.* L'infiltration est parfois motivée par des considérations idéologiques et elle est rendue possible par l'incompétence de ceux qui dirigent les sociétés. Mais elle est, la plupart du temps, délibérée. C'est une entreprise de désorganisation soigneusement préparée et mise au point.

Ceci explique également pourquoi beaucoup de vieilles ligues européennes recourent à diverses tactiques de diversion, comme la gestion de refuges pour animaux et de fondations pour «la recherche de méthodes alternatives». Mais elles évitent soigneusement d'exposer efficacement la réalité crue de la vivisection au public — son évidente inutilité dans le domaine médical — bien qu'elles disposent des moyens pour le faire. Et, bien souvent, elles font même une propagande en sourdine pour l'utilité et la nécessité soi-disant inévitables, dans l'état actuel des choses, de l'expérimentation animale, en affirmant que son abolition finale ne saurait avoir lieu qu'après la mise au point «de méthodes alternatives satisfaisantes», négligeant délibérément les avis des milliers d'autorités médicales qui ont déjà dénoncé et prouvé la nullité des méthodes actuelles basées sur l'utilisation d'animaux, méthodes qui ont simplement une fonction d'alibi et sont responsables de toutes les catastrophes iatrogènes que nous connaissons aujourd'hui.

Ceci explique aussi le paradoxe pour lequel *Honte et échecs de la médecine*, le premier ouvrage qui ait jamais porté un témoignage si exhaustif et si scientifiquement documenté sur les résultats, négatifs pour la médecine, de la vivisection, a été soit ignoré soit vilipendé par les principales ligues antivivisectionnistes européennes, par contraste avec de nombreuses sociétés américaines, bien que le livre ait fait partout des milliers de nouveaux adeptes et qu'il ait recueilli l'accord unanime et enthousiaste d'un grand nombre de médecins.

* * *

Lorsque ce livre parut en Italie, en janvier 1976, il obtint et déclencha simultanément l'approbation d'un grand nombre de médecins et les attaques féroces de la seule ligue Antivivisectionniste existant à cette époque dans le pays, la U.A.I, ayant son siège à Milan et qui avait à sa tête un groupe d'avocats entretenant des liens avec la grande industrie et la haute finance italiennes. Il en résulta que ses membres désertèrent en masse et fondèrent un nouvel ensemble de sociétés antivivisectionnistes dans toute l'Italie. La campagne qu'ils menèrent pour rassembler des signatures contre la vivisection fut promptement désavouée par la vieille et croulante U.A.I.

En Allemagne de l'Ouest, une «Association de Médecins contre la Vivisection» fut fondée en 1978 par des docteurs partisans de l'abolition quelques mois après la parution de la version allemande du livre.

Une société ayant la même raison sociale, mais moins radicale que la précédente, fut fondée la même année en Suisse. Elle compte actuellement près de 400 membres.

En 1980 le principal journaliste écologiste suisse, Franz Weber, réunit un groupe d'éminents intellectuels et médecins et lança une «initiative populaire» exigeant l'abolition de la vivisection et de toutes les expériences douloureuses faites sur les animaux vertébrés. Le nombre de signatures légalement requis ayant été rapidement obtenu, le peuple suisse sera probablement le premier au monde à être appelé aux urnes pour voter sur l'Abolition dans quelques années.

Ce qui suit montre à quel point les principales sociétés de protection sont les valets de l'industrie : à peine Franz Weber eut-il annoncé, de concert avec l'auteur de ces lignes, lors d'une conférence de presse tenue le 9 juin 1980 dans la capitale helvétique, le lancement de l'initiative populaire, que la direction centrale de la SPA suisse — dont le siège est commodément situé à Bâle, la capitale suisse de la chimie — la désavoua publiquement, incita ses 67 sociétés membres à la boycotter et déclencha une campagne immédiate de propagande dans tout le pays. Tous les moyens furent utilisés : des interviews à la presse, une marée de tracts et de brochures et même des annonces dans les journaux, le tout pour défendre la cause de la vivisection sur des bases à la fois médicales et commerciales et pour tenter de discréditer les opposants en recourant à des attaques personnelles. Dès le début l'industrie n'eut pas à intervenir, les sociétés de protection animale assumant la sale besogne.

*   *   *

Durant ces dernières années, les ennemis de la vivisection se faisant entendre de plus en plus, les industriels ont renforcé leurs propres activités, court-circuitant, par exemple, l'infiltration et «créant», eux-mêmes, des soi-disant «sociétés de protection». Quelques exemples suffiront à montrer comment tout ceci fonctionne :

Il y a quelques années, l'Autriche n'avait pas de lois «réglementant», c'est-à-dire devant limiter, la vivisection. Lorsque les opposants autrichiens commencèrent à s'agiter, le Consortium comprit la nécessité de lois qui, sous le prétexte de protéger les animaux, protégeraient en réalité les vivisectionnistes en légalisant leurs activités, comme c'est le cas dans la plupart des autres pays européens.

C'est ainsi qu'un beau jour un éminent vétérinaire de Vienne, le Dr. Josef König, se mit soudainement pour la première fois de sa vie à attaquer les «abus» de la vivisection dans les colonnes du quotidien *Kurier,* réservées à la protection animale. Il émit l'idée de fonder une Ligue Antivivisectionniste qui exigerait une législation sévèrement «restrictive», devant mettre un terme à toutes les souffrances endurées par les animaux dans les laboratoires. Au sein de la commission chargée d'établir les projets de lois en question figurait un certain Dr. Oskar Bloeckl, chirurgien à Salzbourg et principal vivisectionniste autrichien. Le grand «protecteur des animaux», le Docteur vétérinaire Josef König, y siégeait tout naturellement, étant prévu qu'il dirigerait le futur organisme qui serait chargé «des inspections des laboratoires et de la surveillance».

Les premières lois «réglementant» la vivisection en Autriche furent adoptées rapidement et, à partir de ce moment, les vivisectionnistes autrichiens bénéficièrent d'une protection totale. Quant aux animaux, ils se trouvèrent entièrement livrés à leur merci sans aucun recours possible.

Je n'ai découvert tout ceci qu'en 1978, en été, peu après la parution de la version allemande de *Honte et échecs de la médecine,* alors que j'étais invité par la télévision d'état autrichienne à participer à un débat sur la vivisection.

Le Docteur vétérinaire Josef König fut présenté comme faisant partie du camp des antivivisectionnistes en même temps que le Dr. Herbert Stiller d'Allemagne et moi-même. Le parti opposé comprenait le Dr.

Bloeckl, chirurgien et vivisectionniste, et le Dr. Helmut Maske, représentant Sandoz, le géant suisse de la chimie en Autriche. Le Dr. Bloeckl n'hésita pas à proclamer que s'il opérait sur des animaux c'était «contraint et forcé par la Loi», affirmation confirmée par le Dr. König, tous deux oubliant opportunément de dire que cette législation était leur œuvre. Le soi-disant ennemi de la vivisection, le Dr. König, ne manqua pas durant le débat de soutenir continuellement les opinions des vivisectionnistes, allant jusqu'à ridiculiser l'énumération bien documentée, présentée par le Docteur Stiller et moi-même, des maladies causées à l'homme par des médicaments ayant passé les tests de sécurité sur des animaux.

Dans les articles suivants qui parurent dans le *Kurier*, le Dr. König répéta ses commentaires louant l'industrie pharmaceutique et me conseilla de me souvenir que, si la balance commerciale suisse était excédentaire, c'était surtout grâce aux multinationales de Bâle.

* * *

Vers la fin des années 70 un biologiste français, le Prof. Georges Heuse, créa la LIDA (Ligue Internationale pour les Droits des Animaux) et proclama tapageusement dans la presse internationale une Charte des Animaux qui lui permit d'asseoir dans le monde entier sa réputation de noble défenseur de la cause animale. Sa charte proclamait l'*interdiction absolue, pour des raisons d'Éthique, de toute souffrance infligée aux animaux, qu'elle qu'en soit le motif.*

Pour assumer la présidence de la Ligue il désigna un certain Dr. Rémy Chauvin qui, depuis, a été présenté au public français comme un ennemi de la vivisection, bien qu'il soit en réalité un vivisecteur actif.

Entre-temps, malgré les nobles principes énoncés par sa Charte des Animaux, le Prof. Heuse continuait indirectement mais avec persistance à soutenir la nécessité de l'expérimentation animale à l'occasion de conférences, dans des articles de journaux et lors d'interviews accordées à la presse.

Par exemple, il affirmait publiquement que 80 % de toutes les expérimentations pouvaient immédiatement être supprimées (une opinion adoptée par beaucoup de sociétés antivivisectionnistes et à laquelle chaque vivisectionniste est prêt à se rallier, à condition qu'il puisse poursuivre ses propres expériences) mais que les autres 20 % étaient et seraient encore nécessaires durant les prochaines décennies. Ce qui impliquait que des millions d'animaux devaient être sacrifiés chaque année.

Le 24 Octobre 1981, lors d'une conférence donnée au Ritz à Rome, les nombreux défenseurs des animaux purent l'entendre rompre une lance en faveur de la recherche officielle et égratigner l'antivivisection. Marquant constamment sa désapprobation de l'expérimentation animale *en se basant uniquement sur des considérations éthiques*, et restant ainsi dans la ligne tracée par le Consortium, il prononça les paroles suivantes :

«Notre unanimité avec l'antivivisection, dont rien ne nous sépare, est absolue *pour autant qu'il ne s'agisse que d'une question d'éthique.* Nous sommes cependant fermement opposés à l'antivivisection primaire qui dénature grossièrement la science et la médecine, en prétendant que l'expérimentation animale n'aurait rien apporté au progrès de la médecine, en affirmant que l'allopathie et les vaccinations constitueraient un danger pour la santé, etc. C'est la propagation de tels mensonges qui nuit à la cause de l'antivivisection, qui serait à l'abri de toute attaque *si elle se limitait strictement à la défense de l'éthique régissant les droits des animaux*».

Dans la traduction en italien que la LIDA avait préparée à l'intention de la presse et du public, le directeur romain de la ligue avait prudemment supprimé l'attaque du Dr. Heuse contre l'antivivisection.

Le fait est que, tant que les grandes associations contre la vivisection observeront inconsciemment ou non les directives du Consortium, destinées à restreindre leur action à des arguments d'éthique et à ignorer la masse d'arguments scientifiques dont nous disposons — qui sont bien plus irréfutables que ceux de nature éthique car basés sur des témoignages scientifiques — les porte-parole du Consortium auront la tâche facile. Ils pourront toujours déclarer que leur éthique part «d'une conception supérieure». Ils disent : «Nous accordons plus d'importance à la vie de votre enfant, Madame, qu'au bien-être d'un chien. Ne partagez-vous pas notre avis ?».

* * *

Lors d'une assemblée du Conseil d'administration de la Fédération Mondiale pour la Protection Animale, tenue à Londres en octobre 1979, un trouble-fête s'avisa de déposer une motion demandant l'exclusion du Conseil de membres au comportement contraire à l'éthique de l'organisation, notamment des chasseurs, des adeptes de la vivisection et d'autres du même acabit. La motion fut rejetée par dix voix contre une et huit abstentions ! Il est vrai que si elle avait été adoptée, le Président de la Fédération, Hans Jürgen Weichert, instituteur à Munich, lui-même chasseur et pro-vivisectionniste, aurait été exclu. Il a cependant réussi, depuis lors, à accéder à des postes encore plus élevés.

L'année suivante les deux plus grandes sociétés de protection animale du monde, la Fédération Mondiale déjà citée et la Société Internationale pour la Protection des Animaux, ayant son siège à Londres, réalisèrent qu'il leur était impossible de cacher plus longtemps leur inutilité au public et décidèrent de fusionner, fondant une seule société avec un nom différent, mais qui était toujours dirigée par les mêmes personnes : la Société Mondiale pour la Protection des Animaux (WSPA).

L'instituteur Weichert (également Vice-Président de la principale SPA d'Allemagne, l'ADT, et Président d'une autre SPA allemande, la Deutsche Tierfreunde) devint président de cette nouvelle société, malgré son appartenance à une société bavaroise de chasse et malgré son hypocrite prise de position au sujet de la vivisection, qu'il n'attaquait qu'en théorie, mais qu'il défendait en pratique chaque fois qu'il l'estimait nécessaire.

La preuve, la voici : un chirurgien de Bonn, le Prof. Alfred Gütgemann, avait, en 1974, fait un essai de «dialyse vitale» sur une jeune infirmière souffrant d'une infection du foie. Il connecta son réseau sanguin à celui de trois babouins, espérant ainsi guérir la patiente. Le résultat fut que les singes et l'infirmière trépassèrent.

Alors que des collègues chirurgiens dénonçaient l'expérience, la qualifiant de folie médicale (ce qu'elle était), et que les antivivisectionnistes élevaient des protestations, qui s'est précipité au secours du vivisectionniste dans le pétrin ? Rien moins que la plus puissante SPA d'Allemagne, l'ADT, dont Hans Jürgen Weichert était le vice-président et le porte-parole, justifiant l'expérience en affirmant que «l'homme a la priorité», fournissant ainsi à la presse allemande l'occasion d'écrire, en grandes lettres, que «même les protecteurs des animaux sont d'accord avec l'expérimentation animale».

Suite à la tempête de protestations élevées par les opposants allemands à la vivisection, l'ADT de Weichert s'estima obligée de justifier sa déclaration dans une note officielle, «Notre position sur la question de la vivisection», en disant ce qui suit : «Du moment que partout dans le monde la science affirme unanimement que l'expérimentation animale est nécessaire dans beaucoup de domaines *et que les protecteurs des animaux sont incapables de réfuter ces assertions*, il serait vain d'exiger l'abolition de cette expérimentation».

Il est clair que seuls les «protecteurs des animaux» qui *ne veulent pas* réfuter les affirmations faites par la «science» sont incapables de le faire. Surtout les «protecteurs des animaux» du genre de Hans Jürgen Weichert.

Auparavant déjà, son ADT avait été en tête d'une liste comprenant les sept principales SPA allemandes qui avaient rédigé un projet de «nouvelle législation pour la protection animale», applicable dès 1970. Weichert étant le porte-parole habituel des SPA allemandes, on lui a attribué la paternité du projet. Il l'a, de toute façon, appuyé. Suivent quelques extraits des commentaires du projet autorisant, évidemment, toute espèce d'expérimentation :

«Des dérogations aux principes interdisant les expérimentations animales *cruelles* doivent également être accordées dans l'avenir. *Pour des raisons, aussi bien pratiques que légales, il semble impossible de limiter ces expérimentations à l'un ou l'autre domaine particulier de la recherche,* comme par exemple la préservation et l'amélioration de la santé». (souligné par nous).

Comparons à présent ce qui précède avec une «directive» de propagande publiée dans le dernier numéro trimestriel d'*Animals International*, l'organe officiel de l'association (WSPA) de Weichert, distribuée dans le monde entier, en Anglais et en Allemand, aux crédules défenseurs des animaux et sollicitant cotisations et dons pour l'organisation :

«La WSPA condamne toute souffrance, douleur et blessure infligées aux animaux pour quelque motif que ce soit, donc également aux animaux utilisés dans les laboratoires à des fins expérimentales». (Traduit de l'édition en allemand)

Ceci donne une idée de l'hypocrisie régnant dans les milieux officiels de la protection, hypocrisie qui n'aurait pas pu se développer s'il n'y avait pas eu une conspiration du silence et une tromperie soigneusement mises au point depuis plusieurs décennies par les principales SPA et les grandes ligues européennes contre la vivisection, choses que l'organisation CIVIS a été la première à démasquer, tout comme *Honte et échecs de la médecine* a été le premier ouvrage apportant la preuve scientifique et détaillée des ravages étendus, infligés à l'humanité par des méthodes erronées de tests sur les animaux.

* * *

Une des principales ligues antivivisectionnistes de Grande-Bretagne du siècle dernier est la NAVS de Londres. Dans sa revue *Animal Defender* on trouve régulièrement une liste d'ouvrages antivivisectionnistes conseillés, soigneusement choisis parmi ceux qui dénoncent la vivisection uniquement sur des bases éthiques. Jamais on n'y parle des funestes dommages causés à la santé par une méthode de recherche erronée. Même les photos prises dans les laboratoires sont insipides. Si parfois une image affreuse est présentée, il est plus que probable qu'elle portera la légende : «Expériences réalisées en Pologne» ou «La vivisection en URSS». La Société pour la Défense de la Recherche n'a pas grand-chose à craindre. C'est un fait que *Honte et échecs de la médecine* est, jusqu'à présent, le seul ouvrage important contre la vivisection à être systématiquement écarté de la liste des écrits recommandés par la NAVS, même si l'un des membres de son conseil, le Dr. James Donald Whittall, figurait parmi les nombreux médecins à avoir donné un puissant appui aux vues exprimées par le livre. Quelques mois avant la parution de celui-ci en Grande-Bretagne et après en avoir lu l'édition américaine, ce médecin en retraite avait écrit à l'auteur, le 17 Août 1978, ce qui suit :

Je viens de terminer la lecture de votre livre. Selon moi, il est formidable. Vous avez vraiment exposé la vivisection telle qu'elle est et montré la voie pour la combattre... Je crois que votre livre est explosif. Si vous êtes d'accord, je vous serais reconnaissant de m'en faire tenir six exemplaires, car je ne le trouve pas ici... J'estime que votre ouvrage constitue une véritable bombe qui remuera les gens en les informant. Il va faire bouger l'opinion publique... Mme Seiling (Présidente de la «New York United Action for Animals»- H.R.) m'a dit d'essayer de persuader le Conseil de la NAVS, dont j'ai fait partie jadis, de faire appel à des scientifiques opposés à la vivisection pour qu'ils rédigent des résumés d'expé-

riences et qu'ils les fassent régulièrement publier par la NAVS, afin que les gens soient informés sur ce qui se passe dans les laboratoires. J'ai essayé, mais je n'ai pas réussi à les convaincre...

Le 13 Octobre 1978, le Dr. Whittall écrivait :

Je vous remercie de m'avoir transmis une copie de votre lettre à Colin Smith (à l'époque Secrétaire-Général de la NAVS - H.R.). Je suis très heureux que vous lui ayiez dit que ce n'est pas en subventionnant les méthodes alternatives qu'on abolira la vivisection.

Lorsque, moins de six mois plus tard, *Honte et échecs de la médecine* fit son apparition en Grande-Bretagne sous le titre *Slaughter of the innocent*, j'avais l'espoir que le Dr. Whittall serait autorisé à en parler dans la revue de la NAVS, ou qu'au moins le rédacteur en chef de cette revue, Jon Evans, y serait autorisé. Mais aucune mention ne fut faite du livre.

En revanche, le numéro de septembre / octobre 1981 de ce journal publia un article qui reproduisait simplement l'un des nombreux du genre que l'industrie allemande de la chimie avait fait passer dans les principales revues de la RFA. Cet article chantait un hymne à la gloire de la recherche basée sur la vivisection, de laquelle nous serions tous tributaires pour la conservation de notre vie... et à laquelle beaucoup de personnes doivent certainement leurs moyens d'existence.

Lorsque l'article provoqua une vague de protestations de la part des membres outrés, la Présidence de la NAVS, la très honorable Lady Muriel Dowding, porte-drapeau de l'antivivisection en Grande Bretagne, déclara suavement que le rédacteur en chef, Jon Evans, était le seul responsable de ce qui était publié dans le journal. Tout aussi suavement, Jon Evans expliqua qu'un «commentaire» condamnant l'article allemand avait dû se perdre quelque part.

* * *

La branche internationale de la NAVS anglaise est la IAAPEA, groupant quelque 50 sociétés antivivisectionnistes disséminées dans le monde entier. Lors de l'Assemblée Générale de cette branche, tenue à Milan (Italie) en 1981, de nombreux délégués venus de divers pays prirent la parole. La vivisection et ses cruautés, et même certains aspects de son inutilité, furent durement critiqués. Mais le scénario fut une fois de plus scrupuleusement respecté : lorsque les délégués débitèrent leurs discours aux accents familiers, pas un seul mot ne fut prononcé pour dénoncer les funestes dommages infligés à la santé humaine par une méthode de recherche criminellement irresponsable et trompeuse.

Quelques sociétés antivivisectionnistes s'étaient jointes de bonne foi à l'IAAPEA, comme la jeune et très active LAV de Rome qui a entièrement basé son combat sur les principes énoncés dans *Honte et échecs de la médecine*. Son délégué se vit refuser le temps nécessaire pour adresser la parole à l'Assemblée.

* * *

La plus ancienne société antivivisectionniste anglaise est la BUAV qui a également son siège à Londres. Fondée vers la fin du siècle dernier en tant que ligue abolitionniste, elle finit par s'occuper principalement d'affaires destinées à faire diversion comme les refuges, les fonds pour la recherche de méthodes alternatives et les symposiums tapageurs auxquels des scientifiques sont invités pour des «échanges de vues» durant lesquels on prononce plus de discours imbéciles que lors d'une session de l'ONU.

Au fil du temps, la BUAV fut infiltrée à un point tel, qu'il y a quelques années, son Comité Directeur appuyait un scandaleux projet de loi soumis au Parlement afin de remplacer «Cruelty to Animals Act» de 1876 (loi contre la cruauté envers les animaux), qui s'était avéré des plus inadéquats. Il est clair que le nouveau projet avait été rédigé par des vivisectionnistes et qu'il était, sous beaucoup d'aspects, encore pire que la loi existante.

Pas étonnant donc, alors qu'à peu près au moment où *Honte et échecs de la médecine* sortait en Grande Bretagne, que le livre fît l'objet de perfides attaques dans le journal de la BUAV, *Animal Welfare*. Son éditeur, John Pitt, ridiculisa, entre autres, la définition donnée par l'ouvrage à l'appareil Horsley-Clarke, qualifié d'instrument de torture. Il laissa entendre que ce appareil avait beaucoup aidé la médecine moderne et que ses inventeurs étaient des «chirurgiens antivivisectionnistes très méritants».

Et, bien qu'au moment de sa fondation, il y a un siècle, la BUAV fût abolitionniste, J. Pitt se moqua également de la prise de position du livre en faveur de l'abolition, citant avec délices un extrait de l'hebdomadaire pro-vivisectionniste *New Scientist* : «Si quelqu'un désire l'abolition de la vivisection et non sa limitation, il ne devrait pas lire de livres comme *Honte et échecs de la médecine*».

Lorsque les attaques continuelles de J. Pitt furent publiées, les membres de la BUAV se rebellèrent en masse et, lors de l'Assemblée Générale suivante, déboulonnèrent Betty Earp, la Présidente de longue date, pour élire Jean Pink, fondateur de Animal Aid, qui est la ligue antivivisectionniste britannique la plus jeune et celle qui se développe le plus vite, et qui épouse totalement les points de vue exprimés dans mon livre.

Cependant, le Comité Directeur comptait toujours un grand nombre de membres appartenant à «la vieille garde», qui bloqua toute initiative de Jean Pink, jusqu'au moment où il ne lui resta plus qu'à démissionner.

Depuis lors, de nouveaux membres, dont la sincérité n'est pas à mettre en doute, ont été élus au Comité Directeur de la BUAV et ils travaillent actuellement beaucoup pour restaurer l'image abîmée de cette société. Jusqu'à quel point réussiront-ils après l'élimination de John Pitt ? Telle est la question que l'on peut se poser.

* * *

Informations complémentaires : dans *Animal Welfare*, publié par la BUAV en décembre 1979, John Pitt donna un coup de main à Jürgen Weichert, toujours Président de la WFPA à cette époque, en le présentant comme l'abolitionniste intransigeant qu'il n'est pas. Pitt publia un article dans lequel Weichert écrivait ce qui suit sur la ligue qu'il présidait à l'époque : «La WFPA rejette, *pour des raisons d'éthique*, toute expérience faite sur des animaux susceptible de leur causer douleur, souffrances et blessures.»

L'instituteur allemand avait tellement bien réussi à asseoir sa propre réputation de protecteur des animaux, courageux et intransigeant, que, lorsqu'en 1974 l'industriel Félix Wankel (l'inventeur du moteur mondialement célèbre portant son nom) créa un fonds destiné à soulager la souffrance animale, il ne vit personne d'autre que Weichert pour le gérer. Le premier prix attribué par la Fondation Wankel fut remis par

Weichert au cours d'une cérémonie qui se déroula à l'Université de Munich en juin 1974, à un certain Dr. Paul Weigert qui avait pratiqué des expériences sur cinq chiens et sur des centaines de rats pour démontrer de façon cruelle ce que le monde entier sait depuis des dizaines d'années, que les gaz d'échappement des moteurs à explosion sont toxiques !

Il en fut de même lorsque le Prince Sadruddin Aga Khan se décida à entreprendre la lutte contre la vivisection. Pas plus que Félix Wankel, il ne prit pas la peine de se documenter sérieusement et, bien que de bonne foi, accorda automatiquement son aide à quelques vieilles ligues inactives et inefficaces, sclérosées par l'infiltration.

J'ai personnellement été l'objet de l'une des rares tentatives d'infiltration (d'ailleurs ratée) au sein de mon organisation CIVIS-SCHWEIZ, la ligue abolitionniste en plein essor que des transfuges déçus venant des ligues antivivisectionnistes suisses m'incitèrent à fonder dans ce pays en 1979.

Dix mois après sa création, la première Assemblée Générale se tint à Zurich. Un certain M. Ernst Steiger, rédacteur de quelques publications à large diffusion sur la santé, fut autorisé à prendre la parole, bien que n'étant pas membre. Mais il passait pour être un ami de la société, car il avait publié des passages de *Honte et échecs de la médecine* dans ses magazines en y insérant gratuitement des appels incitant les lecteurs à se joindre à ma ligue. A notre grande surprise il s'attaqua aux tactiques de celle-ci les qualifiant de «trop agressives» et nous donna l'assurance qu'il pourrait nous procurer une aide financière (dont les sources ne furent pas dévoilées) à condition que notre politique devienne plus «raisonnable et modérée», qu'elle renonce à sa position abolitionniste, qu'elle mette un terme à sa dénonciation de l'industrie chimique et qu'elle se contente de progresser pas à pas.

Dans une apologie passionnée de l'industrie chimique suisse et à l'opposé des opinions qu'il avait exposé à plusieurs reprises dans ses propres revues, il alla jusqu'à affirmer devoir sa vie à cette industrie. Une petite clique qui l'avait escorté applaudissait bruyamment à chacune de ses paroles et, quand la réaction de quelques membres acharnés de CIVIS menaça de transformer la réunion en émeute, Monsieur Steiger, froissé, quitta brusquement les lieux.

Mais pas définitivement ! Le lendemain il posa sa candidature comme membre, mais sa demande et sa cotisation lui furent retournées. Il laissa alors sous-entendre qu'une action en justice contre notre ligue pourrait bien être entamée, considérant le rejet de sa candidature comme contraire à la constitution. Ce qui n'était pas le cas.

Mais nous n'étions pas encore débarrassés de Monsieur Steiger. Il apparut qu'en quittant l'assemblée avec fracas, il y avait laissé des «observateurs», ce qu'il révéla lui-même dans une de ses lettres. Ils avaient noté le plus possible de noms et d'adresses de membres de CIVIS, membres qui reçurent par la suite de Monsieur Steiger des missives leur décrivant CIVIS-SCHWEIZ comme une très belle organisation, assurée sans aucun doute d'un grand avenir et méritant le support moral et financier de tout Suisse possédant une âme noble, toutes choses qu'il serait heureux de procurer dès que le seul, mais le plus sérieux obstacle, aurait été écarté. Comme vous l'avez deviné, l'obstacle c'était moi, son président et fondateur.

Tout ceci explique pourquoi le Comité Directeur est limité à la petite poignée de fidèles dont la droiture et les convictions me sont connues de longue date, bien avant d'avoir pris ma décision de fonder un CIVIS-SCHWEIZ.

En Grande-Bretagne

La plupart des anciennes ligues antivivisectionnistes britanniques ayant pignon sur rue depuis longtemps figurent parmi les formidables alliées de la vivisection — que ce soit à cause de l'incompétence crasse de leurs dirigeants ou délibérément, voilà une chose parfois difficile à établir, mais cela a peu d'importance. Le résultat est le même.

La Grande-Bretagne, qui a toujours figuré à l'avant-garde de toutes les causes humanitaires, a également toujours été à la pointe de l'hypocrisie. «Contrôle» de la vivisection présuppose «inspection». Mais qui va contrôler les inspecteurs ? A l'époque de la rédaction de cet écrit, ils étaient 14 en toute la Grande-Bretagne pour couvrir quelque 5,5 millions d'expériences. Ils n'ont guère le temps de faire quoi que ce soit, à part répondre à des lettres et délivrer des permis. Ils dépendent du «Home Office» (Ministère de l'Intérieur), bien connu depuis longtemps pour sa dévotion à la communauté des chercheurs, là précisément où se trouvent les gros sous.

Le lobby anglais de la vivisection, qui se donne le nom de «Research Defense Society» (Société de Défense de la Recherche - RDS), a son siège à Londres dans le «très cher» quartier commercial, au N°11 de Chandos Street, près de Leicester Square.

Ses statuts énoncent clairement ses objectifs :

«La Research Defense Society, fondée en janvier 1908 par Stephen Paget, membre de l'Académie Royale de Chirurgie, donne pour tâche de publier ce qui se pratique dans la recherche expérimentale impliquant l'utilisation d'animaux, de même que les conditions et les réglementations qui régissent ces expériences dans le Royaume-Uni ; de mettre l'accent sur l'importance que ces expériences revêtent dans le cadre du bien-être de l'homme et de l'animal et sur le grand nombre d'êtres humains et d'animaux dont ces expériences ont sauvé la vie ou amélioré la santé, ainsi que sur les souffrances que ces expériences ont permis d'éviter ; de protéger les chercheurs appartenant au monde des sciences médicales, vétérinaires et biologistes contre les attaques des ennemis de la vivisection et d'aider ces chercheurs lors de la rédaction des demandes de licences et de certificats qu'ils doivent adresser au Ministère de l'Intérieur... La Société est également à même d'organiser des conférences données en sa faveur par des membres bien connus... Le périodique de la Société, *Conquest*, ainsi que d'autres publications, sont envoyés gratuitement à tous les membres...».

Plusieurs membres de la Société sont des éleveurs d'animaux de laboratoire. Son Président, le Comte de Halsbury, a fait au Parlement, durant plus de 20 ans, de la propagande en faveur de la vivisection.

Ce noble anglais ne comprend pas pourquoi quelqu'un élèverait des protestations contre le Test de Draize, au cours duquel, chaque année, des dizaines de milliers d'animaux ont les yeux, maintenus ouverts à l'aide de pinces métalliques, corrodés et détruits par des produits d'une importance aussi vitale que les cosmétiques et tout cela pour un résultat toujours aussi peu fiable.

Étant l'un des rares membres du Parlement à ne pas se voir interdire l'accès aux laboratoires, il a eu l'avantage de recueillir ses informations auprès des animaux eux-mêmes, comme Saint François d'Assise.

Lors d'un débat qui eut lieu, le 21 juin 1979, à la Chambre des Lords, sur les souffrances subies par les animaux de laboratoire, il fit preuve d'un macabre sens de l'humour lorsqu'il déclara :

«En ce qui concerne les chiens qui fument du tabac, je me suis rendu à Alderley Edge où ces expériences sont pratiquées et j'ai parlé aux chiens, ce qui est le meilleur moyen de savoir jusqu'à quel point ils sont adversaires d'une habitude qui procure tant de plaisir aux humains.»

Il poursuivit en disant que la plupart des chiens utilisés dans ce genre d'expériences, «faisaient des bonds de joie le lundi, quand leurs gardiens arrivaient pour les faire fumer.»

De fait, le lobby anglais a mieux réussi que son homologue américain à établir des relations amicales — ou neutres tout au moins — avec quelques ligues antivivisectionnistes de premier plan en les persuadant d'y aller tout doucement.

La lettre suivante, écrite par Stephen Vine, Inspecteur en chef auprès du Home Office, pourrait être révélatrice pour ceux qui n'ont pas la moindre idée du copinage qui existe entre quelques inspecteurs du Home Office et l'Establishment de la vivisection — (Mais pourquoi est-ce un étranger qui doit faire ces révélations, plutôt que l'une ou l'autre ligue antivivisectionniste britannique ?). Dactylographiée sur du papier en tête officielle (Home Office, Romney House, Marsham Street, London S.W.1), datée du 22 Octobre 1969, elle était adressée à l'un des vivisectionnistes les plus actifs de Grande-Bretagne : le Professeur A.D. Macdonald, Research Defense Society, 11 Chandos Street, Cavendish Square, London W.1. En voici le texte intégral :

Cher Professeur Macdonald,

J'ai beaucoup apprécié le dîner d'hier soir au Zoo et désirerais que vous soyez mon interprète auprès de la Research Defense Society pour la remercier de m'avoir invité. J'aimerais également que nous puissions nous rencontrer un de ces jours dans un endroit tranquille, afin de discuter d'un ou deux problèmes. Je vous serais reconnaissant de bien vouloir déjeuner avec moi, la date étant à convenir entre nous.

Avec mes salutations, sincèrement vôtre.

Signé : *Stephen Vine*

Cette lettre comportait un post-scriptum manuscrit :

P.S. : Dans la présente, j'inclus la partie intéressante d'une lettre que j'ai envoyée au Prof. Young à Cambridge (un vivisecteur - Note de H.R.) pour lui communiquer les renseignements en notre possession sur les animaux ayant subi une intervention chirurgicale. J'espère qu'elle sera utile !

Les relations amicales entre cet Inspecteur en Chef, censé défendre les animaux de laboratoire, et l'Establishment de la vivisection, reçurent leur consécration officielle quand Stephen Vine, ayant atteint l'âge de la retraite quelques années plus tard, devint sur-le-champ un membre actif du... lobby de la vivisection, la Research Defense Society.

En France

En 1979, le lobby français de la vivisection s'appelant *Association pour la Recherche Médicale*, eut l'idée lumineuse d'élire comme président et porte-parole un célèbre homme de spectacle, Yves Montand. L'association estimait probablement que si le fameux chanteur et acteur ne connaissait rien à la médecine, cela n'avait pas la moindre importance, les vivisectionnistes n'en connaissant d'ailleurs pas plus. Quant aux masses, elles avaient subi un lavage de cerveau suffisant ou étaient trop abruties pour s'en préoccuper. Tout ce qui intéressait le Consortium était que le talent de comédien de Montand lui avait valu des millions d'admirateurs fervents, une réussite qu'aucun scientifique français ne pourrait jamais espérer égaler. Et comme cette élection coïncidait avec son retour sur la scène, à l'écran et au music-hall, la presse française n'était que trop empressée de l'interviewer et de lui demander d'exposer ses raisons.

Dans une interview, donnée au plus important hebdomadaire illustré du pays, *Paris Match*, Montant décrivit la vivisection comme : «Cette cruauté dont nous avons besoin pour survivre.»

Plusieurs opposants écrivirent à Montand et au magazine, mettant Montand et tout vivisectionniste de son choix au défi de participer à un débat public sur le sujet. L'hebdomadaire ne publia pas le défi et Montand ne ramassa pas le gant.

Aux Etats-Unis

Le Consortium Américain de la vivisection et le lobby non-officiel que constitue les fort lucratifs «Laboratoires Charles River Breeding», qui sont devenus une société multinationale (USA, France, Angleterre, Italie, Japon, Allemagne), ont une façade honorable qui a pour nom la «National Society for Medical Research» (NSMR), fondée en 1946.

Son papier à lettre porte (sans honte) la devise :

«Pour promouvoir auprès du public une compréhension des principes et des objectifs humanitaires poursuivis par la recherche biomédicale.»

La NSMR est en réalité un vrai ministère de propagande pour la vivisection, travaillant à plein temps, déguisé en organisation humanitaire et scientifique. Il n'est pas surprenant que son siège soit établi à

Washington, 1029 Vermont Avenue, à un saut de puce du Capitole. Ceci facilite les déplacements des membres du Consortium qui ne doivent pas prendre de taxi quand, porteurs de mallettes bourrées de billets de banque, ils rendent visite aux Sénateurs et aux Membres du Congrès. Il n'est donc pas étonnant que la confrérie de la vivisection ait reçu du gouvernement américain, rien qu'en 1977, trois milliards de dollars, payés par le contribuable, rien que pour financer l'expérimentation animale.

Font partie du NSMR les Instituts Nationaux de la Santé (National Institutes of Health), la Fondation Nationale pour la Science (National Science Foundation), l'Administration des Anciens Combattants (Veterans Administration), l'Armée, la Marine et l'Aviation, de même que de nombreuses autres organisations utilisant des animaux en très grand nombre.

Aux Etats-Unis la vivisection n'est pas une mince affaire et on la prend très au sérieux. Personne n'aurait l'idée de confier la direction de son lobby à un acteur, quelle que soit sa renommée, comme on l'a fait en France. Le Président de la NSMR est toujours un biologiste ou un chirurgien lors de réunions mondaines et dans les rapports entretenus par la société avec la presse et le public.

En fait, en Amérique, comme partout ailleurs, cet homme n'est qu'une figure de proue séduisante, ne dirigeant pas plus le Consortium que les sirènes dorées fixées à la proue des anciens vaisseaux ne dirigeaient ceux-ci. Médecin pratiquant, très occupé à se faire de l'argent, il n'a ni le temps, ni les connaissances requises pour diriger un Consortium tentaculaire qui couvre tout le pays et recueille, la plupart du temps en cachette, beaucoup d'argent taché de sang.

Le Dr. Clarence Dennis, chirurgien cardiologue qui dirige également les laboratoires de vivisection de l'hôpital des anciens combattants de Northport (Northport Veterans Hospital), est actuellement le secrétaire de la NSMR après en avoir été le président. Dans la pratique, la direction du Consortium est assumée par des syndicalistes spécialisés, durs à cuire, qui restent inconnus du grand public. Ce sont eux qui définissent l'orientation officielle du Consortium, qui choisissent minutieusement les écrivains «scientifiques», qui rédigent les discours et les communiqués à la presse et recrutent les agents de propagande ainsi que les membres officiels du lobby. Ces derniers sont souvent des membres expérimentés de groupements d'avocats dont certains siègent au Sénat ou au Parlement et connaissent donc bien ceux des rouages du Capitole qui ne demandent qu'à être huilés. La NSMR est en réalité un cabinet d'experts en politique, sans pour cela négliger son image de marque dans le public.

Ainsi, pas une seule des nombreuses lettres adressées par des citoyens furieux ne restera sans réponse, ce qui nécessite souvent un travail élaboré de la part de rédacteurs spécialisés. L'extrait qui suit est tiré d'une longue lettre émanant de la NSMR, datée du 30 juin 1978, en réponse à une infirmière diplômée de Carlisle (Pa) et signée par un Sous-Directeur de la Société, Thurman S.Grafton, docteur vétérinaire :

«En filigrane, votre lettre laisse supposer que vous ne seriez pas bien informée sur ce qui se pratique réellement dans les laboratoires de recherche biomédicale et les méthodes utilisées. On pourrait penser que vous avez forgé votre opinion à partir de la propagande fallacieuse diffusée par les opposants à la vivisection qui puisent, dans des histoires vieilles de 30 ou de 70 ans, d'horribles exemples afin d'exacerber la sensibilité du public.

Je ne parviens que difficilement à comprendre que quelqu'un qui a été éduqué dans une profession paramédicale, puisse voir dans la recherche médicale un «commerce de millions de dollars», sans reconnaître que son seul objectif n'est que l'amélioration de la condition humaine... Comme j'ai été ému, moi, jeune père de quatre petits enfants, quand les Drs. Salk et Sabin ont produit leurs vaccins après des recherches sur des singes et, plus tard, sur des cultures de tissus provenant de reins de singes, faisant ainsi de la polio infantile un problème presque oublié dans notre pays.»

Comme tout ceci semble convaincant ! D'autant plus que le brave vétérinaire omet de mentionner que la polio avait pratiquement disparu au moment de la première utilisation du vaccin Salk et que celui-ci avait dû être remplacé, étant reconnu dangereux, par le vaccin Sabin, qui à son tour fut déclaré potentiellement cancérigène, *pour la seule raison qu'il était fabriqué à partir de reins de singes*, qui contiennent le virus SV-40. Virus qui existe à l'état naturel chez le singe et qui est donc inoffensif pour l'animal, mais qui peut devenir parfois mortel pour l'homme. C'est d'ailleurs pour cette raison qu'un autre chercheur, le Dr. Léonard Hayflick, ancien professeur de microbiologie à l'Université de Stanford (Californie) produisit un nouveau vaccin en utilisant des tissus humains prélevés sur un fœtus né avant terme, vaccin qui s'est révélé inoffensif ; mais ce vaccin a dû attendre des années avant d'être agréé par le Pouvoir Médical Américain, car il mettait le dogme de la vivisection en cause.

Des détails sur l'affaire sont donnés dans *Honte et échecs de la médecine*, comprenant quelques-unes des notes publiées à ce sujet par le Dr. Hayflick, de même que des articles ayant paru dans le *Time*, *Newsweek* et beaucoup d'autres publications médicales. La United Action for Animals, dont le siège est à New York, ajoute les renseignements suivants sur la NSMR : «Au début de son existence, cette société ne servait qu'à vendre les rats de Charles River et les produits des autres éleveurs, ainsi que des fournitures pour laboratoires.

Puis, afin de mieux concentrer ses efforts sur une action politique et sur la mise en valeur de «modèles animaux», elle a fondé une société séparée, l'American Association for Laboratory Animal Science (Association américaine pour l'élevage d'animaux de laboratoire), dont la direction regorge de vétérinaires et qui fait de la publicité pour l'acquisition, l'élevage, l'entretien et l'utilisation d'animaux de laboratoire ainsi que pour promouvoir l'expérimentation animale chez les lycéens et les professeurs. Un de ses nombreux membres est la Taconic Farms, qui vend des petits animaux de laboratoire préparés, ayant déjà subi jusqu'à 17 opérations, allant même jusqu'à la cécité par énucléation.

Le business de la vivisection

Voici quelques années, un des plus éminents médecins américains, Dr. A.V. Allen, écrivit un article intitulé : «La vivisection est un business !». Comme c'était à prévoir, son article ne put être publié que par *The National*, le magazine de la Chicago's National Anti-Vivisection Society. Et, cependant, le Dr. A.V. Allen était une autorité médicale reconnue, diplômé de la faculté de Médecine et Chirurgie de Chicago, professeur d'ophtalmologie à l'Illinois Post Graduate Medical School, membre de l'«American Medical Association», de la «Chicago Medical Society», du bureau de la conférence nationale des médecins des entreprises industrielles également, et durant de longues années Chirurgien-Chef de la Compagnie Commonwealth Edison. Qu'un homme d'une telle valeur n'ait pas pu, alors, mieux faire connaître ses opinions anti-vivisectionnistes, qu'il ne le pourrait à présent, permet de mesurer le pouvoir détenu en fait de censure par l'organisation de la vivisection.

Voici quelques extraits de son article révélateur :

Peu de personnes se rendent compte que la vivisection est un business. Les gens s'y engagent pour la même raison qu'ils entreraient dans n'importe quel autre business : pour y gagner de l'argent et pour servir leurs propres intérêts. Ce ne sont pas uniquement les appointements élevés perçus par les directeurs des laboratoires ni les primes versées pour l'essai de divers produits qui rendent ce commerce attrayant ; la publicité y est pour beaucoup, la propagande en faveur de la personne par des articles dans les quotidiens et les magazines et par des interviews à la radio. Sans cette publicité découlant directement d'expériences faites sur les animaux, beaucoup de vivisectionnistes resteraient noyés dans un océan de médiocrité professionnelle et financière.

Sous le prétexte de se livrer à la recherche, les vivisectionnistes ont eu l'occasion d'installer de coûteux laboratoires dans nos écoles, dans lesquels nos pauvres animaux sans défense subissent les affres de l'Enfer afin que quelques hommes puissent se faire passer pour «de grands scientifiques».

Ceux qui sont à la tête de ce commerce savent certainement que ceci n'est qu'un leurre : mais, sans aucun doute, il en est d'autres, nombreux dans la hiérarchie inférieure, qui sont persuadés être les rouages d'un ensemble scientifique et qu'ils sont de ce fait des collaborateurs de la science...

Le meilleur moyen, peut-être, de dégonfler la baudruche de la vivisection est de renseigner le public sur les astuces régulièrement utilisées par les vivisectionnistes et d'exposer les moyens malhonnêtes par lesquels ils trompent les gens, continuellement, année après année.

Une des ruses les plus utilisées est le communiqué à la presse. Ces communications décrivent, généralement en termes chaleureux, comme le vivisectionniste de service est «sur le point de percer» le mystère entourant une maladie, ou relatent la «magnifique découverte» qu'il vient de faire «grâce à l'expérimentation animale».

Un examen approfondi prouvera habituellement que la «grande découverte» était déjà connue depuis des années.

Prenons, par exemple, une histoire qui, narrée sous diverses formes, a eu son petit succès au cours de la dernière décennie et même plus longtemps auparavant. Elle dit à peu près ceci : «Le Dr. Charles A. Tant croit que l'angine de poitrine pourrait être guérie par une intervention chirurgicale. La méthode a été découverte au laboratoire du Néant et a été essayée sur des chiens. Le Dr. Charles A. Tant est professeur de baratin à l'Université du bla-bla-bla». Ceci expose la technique de cet astucieux système de publicité.

Le résultat : publicité pour le vivisectionniste, encouragement pour la vivisection et coup de pied dans la gueule du chien ! Examinons les réactions de quelqu'un qui lit cette publicité sournoise. S'il souffre de tuberculose, de cancer, d'ulcères, d'angine, d'hypertension ou d'un rhume (toutes ces maladies ont récemment fait l'objet de communiqués) il s'exclamera : «Merci Seigneur pour le Dr. Charles A. Tant. Grâces vous soient rendues Mon Dieu pour l'Université du bla-bla-bla. Je suis certainement partisan de l'utilisation de chiens dans la recherche médicale». Sur ces pauvres êtres souffrants, les communiqués font l'effet de zéphyrs divins. Mais, hélas, la guérison ne vient jamais !

Une autre forme de tromperie est la publication fréquente d'articles de magazines louant la vivisection et affirmant que quasiment toute découverte importante dans la médecine est due à l'expérimentation animale. J'accorderais aux chercheurs le droit de se défendre de cette manière s'ils respectaient quelque peu la vérité. Mais presque tous ces articles fourmillent d'affirmations dénuées de tout fondement telles que : «Si la vivisection n'existait pas, des millions de bébés mourraient chaque année». Ceci relève de la plus pure idiotie et chacune de ces affirmations peut être facilement réduite à néant par quiconque veut prendre le temps d'examiner les faits. Une logique du même genre pourrait nous conduire à déclarer : «West a essayé des couvertures militaires en y emballant vingt chiens et en fourrant le tout dans un réfrigérateur pour voir s'ils gèleraient. Donc, si l'expérimentation animale n'avait pas existé, tous nos soldats seraient morts de froid».

Une des plus récentes prétentions émises par les vivisectionnistes est la suivante : «S'il n'y avait pas eu de vivisection, nous n'aurions connu ni pénicilline ni sulfamides». Quand on leur remet en mémoire que les sulfamides furent découverts par un chimiste et la pénicilline par un biologiste qui faisaient des observations au microscope, ils répondent : «D'accord, mais l'utilisation et la posologie furent mises au point grâce à des essais sur les chiens». Afin de mesurer le degré de véracité de cette assertion, j'ai personnellement étudié le résumé de chaque article écrit sur la pénicilline, depuis le moment de sa découverte jusqu'à ce jour, et qu'ai-je découvert ? Neuf articles sur dix parlaient d'essais sur les humains. En ordre chronologique, presque tous les essais sur les chiens étaient auparavant démontrés au moyen de tests sur les humains. Qui est-ce qui établit usages et dosages de la pénicilline ? La réponse : ce sont les internes de nos grands hôpitaux et les médecins praticiens qui, combinant expérience et jugement, ont fait tout le travail. Aucun groupuscule — et surtout pas celui des vivisectionnistes — ne peut s'en attribuer la gloire.

Une audience avec le Pape de la Vivisection

J'ai eu la chance, le 3 mai 1978, de pouvoir débattre la question dans un studio de la radio américaine avec le «Pape» de La Vivisection en personne : le Dr. Clarence Dennis, chirurgien cardiologue et Chef de la Recherche (la vivisection) à l'hôpital des anciens combattants de Northport. En ce temps là, il présidait la National Society for Medical Research (la Société Nationale pour la recherche médicale).

La rencontre eut lieu lors du Show Sherrye Henry de l'après-midi, organisé par la station de radio new yorkaise WOR.

Je voulais poser des questions au Dr. Clarence Dennis au sujet des «expériences sur la vie sexuelle des chats» qui étaient pratiquées depuis de nombreuses années au Muséum d'Histoire Naturelle de New York. Elles étaient toujours en cours quand j'en ai parlé dans *Honte et échecs de la médecine,* mais elles ont cessé après avoir été portées à la connaissance du public grâce à des annonces payantes, couvrant une page entière du *New York Times*, ce qui déclencha des manifestations de masse en 1977. Une année de manifestations devant le Musée et les menaces formulées par quelques uns de ses brailleurs de fonds de suspendre leurs dons ou d'annuler leur legs, furent nécessaires avant que le Président et Administrateur du Musée, Robert Goelet, ne mette un terme à ces expériences qui se poursuivirent cependant dans une trentaine d'autres laboratoires américains, dont l'hôpital des anciens combattants de Northport.

Les expériences réalisées au Muséum furent connues du public quand Henry Spira, professeur de lycée qui avait été renseigné par des personnes travaillant au Muséum, parvint à obtenir les notices que le groupe de chercheurs de ce Musée devaient remplir chaque année pour demander à bénéficier des subventions octroyées par l'Institut National pour la Santé de l'enfance et le développement de l'être humain, encore une de ces nombreuses organisations à buts «humanitaires» devant son existence à la fondation humanitaire Rockfeller. Les documents révélateurs avaient été obtenus en invoquant le texte de loi peu connu «Freedom of Information Act» (loi sur la liberté de l'information) qui n'est applicable que lorsqu'il s'agit de fonds publics.

Comme «enquêteur principal» sur les demandes de subventions, on désigna un certain Lester B. Aronson, Ph. D., chef du Département du Comportement animal au Muséum. Des années durant, ce monsieur avait demandé et obtenu des «subventions de recherche» pour des expériences qu'il avait dû décrire dans les formulaires de demandes. Selon son propre témoignage écrit, ces travaux comportaient un vaste éventail de mutilations sur des matous ayant une «expérience de la vie» (sexuelle) et sur des chatons de trois mois, mutilations comprenant «l'énucléation des deux orbites» (extraction des yeux), la destruction chirurgicale de l'ouïe et de l'odorat, des interventions mutilantes sur le cerveau, la castration, la section de la moelle épinière et beaucoup d'autres opérations du même genre, soi-disant pratiquées afin de «découvrir» l'influence de tout cela sur le futur comportement sexuel des victimes.

Probablement afin de varier quelque peu le programme (car le but poursuivi par cette expérience particulière n'est pas mentionné dans le formulaire), le groupe de chercheurs avait également prévu quelques expériences «terminales», ce qui signifie dans le jargon des chercheurs, «jusqu'à ce que mort s'ensuive».

Les chats avaient un long chemin de croix à parcourir avant que la mort ne vienne les délivrer de leurs souffrances. Pour commencer, ils étaient totalement immobilisés sur un chevalet métallique, la tête enserrée dans un appareil stéréotaxi muni de deux tiges en acier profondément enfoncées dans les orbites vides. Des brides écrasaient les oreilles afin d'empêcher le moindre mouvement de l'animal ayant gardé sa lucidité. Puis le nerf du pénis de chaque animal était chirurgicalement dénudé et branché à une électrode en fil d'argent terminée en crochet. Suivaient alors des chocs électriques continus «terminals».

Aronson se livra à ces expériences avec l'aide de son assistante, Madeline L. Cooper, et ses formulaires de demande mentionnaient également la nécessité d'un local spécialement «insonorisé» de même que des cages «spécialement conçues pour le transport d'animaux violents».

Le *Bulletin*, organe de la NSMR, d'octobre 1977, qualifia «d'écœurantes» les manifestations devant le Musée ainsi que les articles dans les quotidiens, exigeant la cessation des expériences. A présent, le moment était arrivé de demander directement au Pape de la Vivisection une justification officielle de ces expériences.

Question : «Dr. Dennis, voulez-vous nous dire quels buts étaient poursuivis par ces expériences faites sur des chats au Muséum d'Histoire Naturelle de New York et dont nous avons les procès-verbaux devant nous ?».

Réponse : «Vous savez que le viol constitue un grave problème et vous savez que des déviations du comportement sexuel peuvent jouer un rôle important dans le viol. Je crois que le but qu'ils poursuivaient était de tenter de définir, travaillant sur des chats qui ont un cerveau plus ou moins comparable à celui de l'homme, je sais, je sais, il n'est pas aussi compliqué, mais à bien des égards et par rapport au but poursuivi, il est comparable et ils faisaient, je crois, des recherches dans ce sens. Voilà le travail qu'ils ont accompli durant des années». (Transcription textuelle de la réponse donnée par le Dr. Dennis, recopiée à partir de l'enregistrement fait sur place, n'omettant que les temps d'hésitation et les «hum» et «heu» embarrassés)

PS. Ces mêmes expériences, inventées par un cerveau malade, devaient probablement avoir lieu au même moment dans le laboratoire de vivisection dirigé par le Dr. Dennis.

TROISIÈME PARTIE

LE RACKET DE LA SANTÉ

LE CANCER : UNE MINE D'OR INÉPUISABLE

Voici le titre d'un article publié par la *International Herald Tribune*, le 7 mars 1979, disant entre autre.

> *LA PLUPART DES CANCERS SONT TOUJOURS EN PROGRESSION, DÉCLARE UN EXPERT DEVANT LA COMMISSION AMÉRICAINE.* La plupart des diverses formes de cancer progressent toujours, certaines le font même très rapidement. C'est ce qu'un membre du National Cancer Institute a déclaré, hier, devant un sous-comité pour la santé désigné par le Sénat. Huit types de cancer graves sur dix sont en progression chez l'homme, dont : cancer de la vessie, de la prostate, des poumons et des intestins ; chez la femme : huit sur treize, dont : cancer des poumons, de l'utérus, du sein, de la vessie et des reins.

Parallèlement à la progression du taux de mortalité provoquée par le cancer, les moyens de trouver des fonds pour une soi-disant recherche sur cette maladie ont progressé à pas de géant. Les dépenses engagées, entre 1972 et 1978, par le National Cancer Institute — le «Ministère de la Défense» dans la «Guerre contre le cancer» en Amérique — approchent les 5 milliards de dollars, soit le double de ce qui avait été octroyé durant les 35 dernières années qui suivirent la fondation de l'Institut. Durant la période correspondante, une organisation privée, l'«American Cancer Society» (ACS), doubla son «trésor de guerre» passant de 75 millions en 1971 à près de 150 millions de dollars. Mais, au moins, toutes ces richesses ont-elles permis d'enregistrer des succès dans la lutte contre le cancer ? Naturellement non !

L'élimination du cancer ne dépend pas de la connaissance du mécanisme de la maladie, mais bien de la réduction, au maximum, des substances qui provoquent la prolifération anarchique des cellules et les rendent cancéreuses. Une pléthore d'informations diffusées par la littérature scientifique démontre que les agents cancérigènes sont dans l'air que nous respirons, dans l'alimentation que nous avalons, dans l'eau que nous buvons, dans les cosmétiques que nous utilisons, dans les cigarettes que nous fumons. Et cependant presque rien n'est fait pour la prévention du mal.

Les agents cancérigènes devraient être mis hors-la-loi. Mais ceci entamerait les bénéfices réalisés par les petits gars de la chimie, leur enlevant de surcroît la manne supplémentaire provenant de la thérapie anticancéreuse. Le cancer n'est plus un problème médical ; il est devenu un problème socio-économique. Les responsables de cette évolution sont les produits chimiques présents dans notre environnement, les conservateurs alimentaires, les solvants industriels, les radiations, les insecticides organochlorés, etc... Cependant, la santé et l'éthique viennent bien après les profits sur la liste des priorités établie par les politiciens. Il n 'est donc pas étonnant que les progrès enregistrés par les diverses «campagnes» contre le cancer aient été rigoureusement limités à la collecte de fonds.

Vers la fin des années 40, Morris Bealle écrivait dans *The Drug Story* (L'histoire des drogues) :

> Le prix du radium a augmenté de 1.000 pour cent quand quelques hommes d'affaires entreprenants, appartenant au milieu médical, lancèrent une mode en l'utilisant sur des victimes du cancer. A présent, trop d'argent a été placé dans le radium pour que ceux qui le possèdent soient prêts à renoncer, sans lutter, à l'utilisation de ce non-sens thérapeutique. Et, parce que la victime du cancer contribue à enrichir le marché des médicaments avant de mourir, le Trust de la pharmacie n'acceptera pas la méthode naturopathique de traitement du cancer sans livrer un féroce combat à mort.
>
> Ainsi donc, un médecin soignant un cancer sans faire appel aux médicaments, aux sérums, aux rayons-X, au radium et au bistouri — il lui est d'ailleurs impossible d'obtenir une guérison par ces méthodes «éprouvées» — est non seulement en butte à de perfides attaques de la part de la médecine officielle, mais — et c'est encore pire — est la cible de la Food and Drug Administration (Administrations de l'Alimentation et des Médicaments),

du Service des Postes, du Service de la Santé américain, de la Commission Fédérale des Transports et de tout autre service gouvernemental dominé par le Trust des Médicaments, qui guette le moment propice pour causer des ennuis au médecin en question.

Les médecins honnêtes vous diront que le cancer ne saurait être guéri par les méthodes médicales orthodoxes. Les rayons-X et la chirurgie ne font que prolonger ou abréger la vie ou l'agonie. Situation soi-disant compensée par le réconfort qu'un faux espoir donne, pour peu de temps, au patient et à son entourage.

Cette agonie est lucrative pour le Trust du médicament, force motrice de l'opposition à toutes les thérapeutiques prétendant traiter le cancer sans produits chimiques. Un analgésique qui a une valeur de 5 cents est vendu 5 dollars au détail et la nécessité de camoufler les souffrances des victimes du cancer n'est pas sans accroître considérablement les bénéfices réalisés par les fabricants de produits pharmaceutiques.

C'est un fait, également, que les souffrances consécutives aux irradiations (par rayons-X ou par radium) sont épouvantables et qu'injections et administration massives d'analgésiques deviennent alors impérativement nécessaires. Ce qui explique pourquoi la publicité faite par le Trust du médicament préconise «l'irradiation comme complément à l'intervention chirurgicale».

L'apaisement consécutif à l'administration d'un analgésique procure un faux sentiment d'espoir. La névrite qui suit l'irradiation tue finalement, malgré les énormes doses d'opiacés qui doivent être administrées et qui sont facturées au patient à un prix 10.000 pour cent supérieur au coût de production.

On a guéri des cancers, mais pas en cherchant à découvrir un microbe inexistant, ce qui est exactement ce que font les racketteurs du cancer avec l'argent versé par des personnes bien intentionnées. Les guérisons sont attribuables à des médecins comme Koch, Loffler et Gerson, de même qu'à Blass et Hoxsie, qui appliquent la naturopathie, et quelques rares autres.

Si quelqu'un veut prétendre que l'article de Morris Bealle décrit une époque différente de la nôtre, il n'a qu'à lire ce qui est relaté dans l'édition du *Time* du 22 décembre 1980 ; pas dans la rubrique «Médecine» mais dans «La Loi».

Il y est raconté comment un jeune couple du Massachussets s'est enfui au Mexique, plutôt que d'obéir à une injonction du tribunal ordonnant la reprise d'une chimiothérapie sur leur fils, Chad, âgé de trois ans et atteint de leucémie. L'enfant suivit durant neuf mois un traitement différent de ce qui avait été prescrit aux Etats-Unis. Il mourut, et les parents non seulement n'avaient plus d'enfant, mais avaient également perdu leur foyer, le retour au pays leur étant interdit par suite des poursuites judiciaires qui les y attendaient. Personne, évidemment, n'était à même de prouver que l'enfant aurait pu guérir si le traitement américain, notoirement désastreux, avait continué à être appliqué. C'est cependant ce que les Autorités américaines, poussées par le Pouvoir Médical, affirmèrent. Le couple avait commencé par soumettre l'enfant à la chimiothérapie aux Etats-Unis avec des résultats nettement négatifs ; sinon les parents auraient poursuivi les soins, plutôt que de se plonger dans les ennuis et les dépenses en s'enfuyant au Mexique.

Beaucoup de personnes qui renoncent à une thérapeutique conventionnelle pour se tourner vers une médecine hétérodoxe le font quand leur cas est désespéré, la thérapeutique en question s'étant avérée inopérante ou contre-indiquée. Mais ceci ne reflète pas la position officielle.

L'article du *Time* poursuit :

> L'ancien substitut du Procureur, Jonathan Brant, qui instruisit l'affaire en 1978, déclara au juge que si le couple avait obéi à l'ordre imposant le chimiothérapie, Chad fêterait probablement, cette semaine, son cinquième anniversaire. (sic !)

Et probablement, le juge, au cerveau aussi bien lavé que celui des autres citoyens, était sincèrement convaincu, et cela en dépit de toutes les preuves du contraire.

PROGRESSION DU CANCER

Les chiffres compilés annuellement par l'«American Cancer Society» et ceux fournis par les statistiques démographiques des USA révèlent que la progression du cancer est régulière et constante : en 1968 le cancer est responsable de 16,8 % de tous les décès survenus en Amérique, en 1970 le chiffre atteint 17,2 %, en 1975 on arrive à 19,3 %, et en 1978 le cap des 20 % est franchi. Cette augmentation constante est la même dans tous les pays soi-disant civilisés, dotés d'institutions médicales et de santé similaires à celles existant aux Etats-Unis.

Voici le résultat de plus de 200 ans de «recherche» lucrative sur le cancer, basée presque exclusivement sur la vivisection.

La description de la première expérience sur le cancer date de 1773 et est l'oeuvre d'un français, un certain Bernard Peyrilhe. Il avait injecté du «fluide cancéreux», provenant d'une malade atteinte d'un cancer du sein, à un chien, afin de décrocher un premier prix pour un essai sur le sujet : «Qu'est-ce-que le cancer ?», prix décerné par l'Académie des Sciences de Lyon. Depuis lors, ce ne sont pas des millions, mais des milliards d'animaux de toutes les espèces connues qui ont été sacrifiés, ce qui a coûté un argent fou au contribuable et à la société en général, avec la promesse que cette méthode était la meilleure pour «percer le mystère entourant le cancer», qui n'a absolument rien de mystérieux d'ailleurs, la cause de la majorité des cancers étant bien connue ; aussi pourraient-ils être évités grâce à la prévention. Mais le Pouvoir Médical n'accorde pas la moindre attention à la médecine préventive car elle n'est pas lucrative.

Les tentatives extrêmement coûteuses, faites pour découvrir un «remède» contre le cancer en l'inoculant chaque année à des millions d'animaux, sont aussi futiles, stupides et intéressées que les multiples croisades qui cherchent à contrôler la criminalité à l'aide d'ordinateurs. Chacun de nous — c'est-à-dire, toute personne à qui le lavage de cerveau pratiqué par les médias et le système éducatif n'a pas fait perdre entièrement ses facultés mentales — devrait réaliser qu'un cancer expérimental (provoqué par la greffe de cellules cancéreuses sur un animal ou par tout autre moyen, arbitraire et violent, tel un manque total de nourriture ou un gavage forcené avec n'importe quelle substance) est entièrement différent d'un cancer naissant naturellement et, de surcroît, dans un corps humain. Un cancer naturel, spontané, est intimement lié à l'organisme dans lequel il naît et, probablement aussi, à l'état psychique de la personne. En revanche, les cellules cancéreuses, implantées dans un organisme étranger, n'ont pas le moindre lien avec cet organisme, qui ne sera jamais qu'un terrain de culture pour ces cellules.

Mais l'exploitation habile de la peur inspirée par cette terrible maladie provoquée surtout par des produits créés dans les laboratoires de la chimie et de l'industrie, est devenue une source inépuisable de revenus pour les chercheurs, l'industrie pharmaceutique et la confrérie médicale. La soi-disant recherche sur le cancer et sa thérapeutique sont devenues, de nos jours, une inépuisable mine d'or, telle qu'on n'en avait encore jamais vue.

* * *

Extrait d'un article intitulé «Pourquoi la recherche sur le cancer n'a pas abouti», paru dans le *Star* de Johannesbourg du 10 avril 1981 :

> «L'utilisation d'animaux qui développent des cancers différents de ceux de l'homme pourrait être la raison de l'échec de la recherche sur le cancer«. Telle est l'opinion exprimée par le docteur Robert Sharpe, l'un des orateurs invités à prendre la parole au symposium sur l'expérimentation animale.
>
> Le Dr. Sharpe a déclaré que « ...des méthodes alternatives existent pour la recherche sur le cancer, mais elles ne sont guère utilisées.»
>
> Une étude faisant autorité a révélé une progression alarmante du cancer en Grande-Bretagne. Les expérience effectuées sur les animaux dans la recherche sur le cancer ne semblent pas avoir donné des résultats positifs dans ce pays. Le fait que les recherches soient concentrées sur l'expérimentation animale pourrait être la cause d'un tel échec.

Décrivons à présent les méthodes de cette «recherche sur le cancer».

Ceux qui s'arrogent le titre de chercheurs dans les laboratoires de vivisection n'ont pas la moindre notion des procédés devant être appliqués dans la recherche sur les maladies. Leurs connaissances se limitent à la façon de *provoquer* diverses maladies, y compris le cancer. Ils ont prouvé que, dans ce domaine, ils ont magnifiquement réussi et que leur imagination ne laisse rien à désirer :

«Donnez-nous beaucoup d'argent pour acheter beaucoup d'animaux. Plus d'argent, donc plus d'animaux, et donc plus de résultats positifs.»

Ah ! ils sont beaux les résultats ! Beaucoup d'animaux auront des tumeurs implantées sous la peau et feront l'objet d'observations au fur et à mesure de la croissance de la tumeur, jusqu'aux métastases envahissant les organes vitaux. Les souffrances se poursuivent et augmentent jusqu'à la mort, au fur et à mesure du développement du cancer. D'autres animaux seront soumis à de fortes doses de radiations, afin d'en étudier les effets sur des cancers artificiellement produits, ces derniers n'ayant aucun rapport avec un cancer spontané chez l'homme, comme de nombreux experts médicaux l'ont démontré.

Il arrive souvent que l'irradiation des pattes des animaux ait été si intense que la gangrène s'installe et que, pour finir, les membres se détachent. D'autres animaux, par ailleurs, sont gavés au maximum de divers cancérigènes, connus ou soupçonnés de l'être. Ceci provoque des vomissements répétés jusqu'à ce que mort s'ensuive, après de douloureuses convulsions. Beaucoup de ces animaux, porteurs de volumineuses tumeurs, ne s'alimentent plus et ne boivent plus, ce qui freine la croissance de la tumeur, mais augmente les souffrances. Les tumeurs peuvent s'infecter et l'animal succombe alors à une septicémie généralisée. Des tumeurs ont été provoquées dans toutes les parties du corps des animaux : dans la poitrine, la colonne vertébrale, les oreilles et la queue. Les tumeurs externes sont souvent arrachées à coup de dents par les autres animaux partageant la cage du porteur. Les animaux rendus cancéreux sont également gardés dans des milieux soit surchauffés, soit réfrigérés, afin d'observer les effets de la température ambiante sur la croissance des tumeurs.

Des descriptions authentifiées de cancers, déclarés de caractère malin par la médecine officielle, mais complètement guéris — généralement par divers traitements diététiques naturels — remplissent des volumes en Europe et en Amérique. L'Establishment de la Médecine se tire aisément du pétrin, en disant : «Si le patient est guéri, c'est qu'il n'avait pas de cancer» ; oubliant allègrement qu'un diagnostic de cancer incurable avait été établi par les médecins «agréés» et selon les méthodes officielles.

Voici un article, paru dans le *Philadelphia Inquirer* du 7 septembre 1979, citant une certaine Dabbie Davis :

> «Il y a neuf ans, un cancer a été diagnostiqué chez ma mère. Le Corps Médical ne lui donna aucun espoir, à moins qu'elle se soumette à une intervention chirurgicale radicale qui aurait fait d'elle une invalide. Le cancer lui cernait le coeur et s'était propagé jusqu'à l'abdomen. Elle était une des rares à savoir qu'une autre solution était possible.»
>
> La mère consulta un ami biochimiste de Floride qui lui prescrivit un sévère régime à base de vitamines et d'aliments naturels :
>
> «Elle est en meilleure santé que moi» déclare Mme Davis aujourd'hui.
>
> C'est terrible à dire, mais la réalité est que la thérapeutique conventionnelle du cancer représente une entreprise commerciale de plusieurs millions de dollars. Elle ne guérit pas le cancer et prolonge seulement la vie des gens, ce qui signifie une vie de tortures.
>
> Mais la naturopathie (utilisant toutes les ressources, y compris médecins, chiropracteurs et diététique) est très peu coûteuse. Si cette méthode venait à être légalisée aux Etats-Unis pour le traitement du cancer, pas mal de personnes perdraient de grosses sommes d'argent.

Ces déclarations ne contiennent qu'une erreur, que «la thérapeutique conventionnelle du cancer prolongerait la vie du patient». La plupart du temps elle ne le fait pas, mais la raccourcit plutôt, tout en multipliant les souffrances. Il est, de toute façon, tout à fait exceptionnel que des informations de cette importance bénéficient d'une diffusion à l'échelle nationale.

Le fait est que toute information pouvant mettre des bâtons dans les roues du lucratif racket du cancer est passée sous silence ou est minimisée par les grands journaux qui façonnent l'opinion publique et sont, tous, soit directement inféodés au Trust de la pharmacie, soit dépendants de sa publicité massive.

L'ANALYSE HOUSTON-NULL

La première enquête révélatrice à avoir jamais été faite sur le cancer aux Etats-Unis consiste en une série d'articles rédigés en 1978 et 1979 par le journaliste Robert Houston en étroite collaboration avec le célèbre commentateur de la radio WMCA, Gary Null. Rien de surprenant à ce que ces articles aient été refusés par la direction de tous les journaux importants des Etats-Unis, pour n'être finalement acceptés que par *Our Town*, le journal municipal de New-York (tirage 54.000 exemplaires) qui ne dépend pas de la publicité et, ensuite par un organe de presse aussi étranger aux questions médicales que *Penthouse,* dont les 5.350.000 fidèles lecteurs, qui sont autant de voyeurs, rendent ce magazine, plein de photos de filles, imperméable à toute pression exercée par la publicité.

Voici des extraits tirés de l'analyse Houston-Null, publiés par *Our Town* le 3 septembre et 29 octobre 1978, et dans *Penthouse* en septembre 1979, plusieurs autres enquêteurs indépendants ayant, entretemps, confirmé les conclusions auxquelles Houston-Null étaient arrivés :

> La recherche sur le cancer qui est devenue une entreprise de plusieurs milliards de dollars, se donnant pour but de guérir une maladie, a fait connaître sa principale découverte : elle a démontré sa propre inutilité.
>
> Le point culminant de son échec a été la «Guerre contre le cancer». Entamée comme une campagne de relations publiques en 1971 par l'administration Nixon, cette «guerre» était déclarée perdue fin mai 1978. Le *New York Times* annonçait la défaite en première page :
>
> «La recherche sur le cancer renonce à la tactique guerrière» et le héraut du désastre était le Dr. Arthur Upton, directeur de l'Institut National du Cancer...

La déroute se lisait dans les graphiques montrant le flot ascendant des cancers. Un fleuve d'or avait été déversé dans une organisation gigantesque dont la survie luxueuse dépend d'une situation précise : le cancer doit continuer à rester incurable. Absurde? Ou non ?

Souhaite-t-on qu'il n'y ai ni remède, ni guérison ?

Les auteurs de l'analyse formulèrent alors une hypothèse troublante :

Quelque chose d'anormal s'est produit, échappant à toute explication. L'erreur serait-elle intentionnelle, impliquant un objectif inavouable ? Examinons l'hypothèse selon laquelle on chercherait à empêcher toute thérapeutique, ses diverses implications, et voyons quelles données peuvent l'étayer. Nous pourrions formuler notre thèse de la manière suivante :

1. Le sabotage d'une solution au problème du cancer serait impensable et répugnerait les professionnels de la médecine.
2. L'acceptation de quoi que ce soit pouvant aider à vaincre le cancer serait, cependant, impensable et répugnerait ceux dont l'activité professionnelle dépend de la maladie et qui travaillent dans les différentes branches de la recherche contre le cancer.
3. La réponse au dilemme est qu'une solution même partielle ne saurait être acceptée, tout particulièrement si elle vient de l'«extérieur».
4. Partant de l'argument hypocrite qu'il s'agit de protéger le public, tout progrès contesté doit être énergiquement combattu et éliminé en le présentant comme une supercherie.

Le plus terrifiant pour la recherche sur le cancer est, en réalité, la perspective d'une solution globale du problème. La fin du cancer sonnerait le glas des programmes de recherches, la mise au rancart des procédés, l'anéantissement des rêves de gloire personnelle. La victoire sur le cancer tarirait la source des dons en faveur d'œuvres «charitables» dont le seul but est de perpétuer leur propre existence et mettrait un terme aux subventions octroyées par le Congrès. Elle représenterait une menace mortelle pour l'actuel Trust des Cliniques, rendant désuètes les coûteuses thérapeutiques chirurgicales, radiologiques et chimiques dans lesquelles on a investi tellement d'argent et qui ont nécessité une longue formation et des appareillages coûteux. Cette crainte, même si elle est inconsciente, peut se muer en opposition, voire en hostilité à l'égard de toute solution alternative, hostilité d'autant plus forte que les chances de réussite de cette thérapeutique sont plus grandes. Les nouvelles méthodes de traitement doivent être refusées, discréditées, découragées à tout prix, sans tenir aucun compte des résultats déjà obtenus lors des essais et, mieux encore, sans faire d'essais du tout.

Comme nous le verrons, cette tactique est utilisée systématiquement et de façon quasi ininterrompue.

Houston et Null dressent alors une liste impressionnante des traitements refusés par la médecine officielle qui les qualifie de «charlatanisme», alors même que beaucoup de personnes ont déclaré avoir été guéries par ces méthodes basées pour la plupart sur des techniques naturelles, consistant «principalement» à consommer des aliments crus ; méthodes peu coûteuses ! Autant de motifs suffisants pour déclencher l'alarme dans les milieux médicaux. Les journalistes poursuivent :

«Des dossiers sur les traitements non-conventionnels sont conservés par divers Instituts Médicaux comme les cartes des zones interdites, permettant ainsi de tracer les itinéraires de la politique à suivre. L'index central des hérésies est conservé par l'American Cancer Society (ACS), le Vatican de l'Establishment du Cancer. L'ACS semble avoir pour mission de clouer au pilori et de détruire les découvertes qui seraient trop belles pour être réelles. Véritable Institution de protection du statu quo, la Société publie une liste noire, largement diffusée, portant le titre : «Traitement du cancer n'ayant pas fait leurs preuves», diffamant les tentatives qui ont osé enfreindre les règles imposées par l'école traditionnelle de la thérapeutique, à savoir «couper / brûler / empoisonner».

Il est étrange qu'une organisation supposée encourager la recherche, donc étudiant, par définition, ce qui n'est pas prouvé, utilise les termes «n'ayant pas fait ses preuves» dans un sens péjoratif, et commette sciemment la très grave erreur, au point de vue scientifique, de confondre «n'ayant pas fait ses preuves» avec «ayant fourni la preuve de sa nullité». Si l'on interdit l'étude de ce qui n'a pas été prouvé, rien ne reste, à part ce qui est déjà connu et prouvé, et le progrès est mort.

Dans une lettre ouverte, adressée en 1973 au Dr. Frank Rauscher, à l'époque directeur de l 'Institut National du Cancer (NCI), le Dr. Dean Burk, directeur de la section de cytochimie du même institut, écrivait :

«Je voudrais faire remarquer qu'au moins six des traitements mis à l'index par l'ACS mériteraient un examen scientifique immédiat par le NCI car ils ne sont pas toxiques et peuvent s'avérer efficaces.» Il nota plus loin «que les médicaments anticancéreux agréés par la Food and Drug Administration (Administration de l'Alimentation et des médicaments) sont toxiques, détruisent l'immunité naturelle et sont cancérigènes.»

Bien que l'ACS et la FDA essaient de propager l'idée que les traitements non-conventionnels sont l'œuvre de charlatans, un examen du répertoire des traitements «n'ayant pas fait leurs preuves» semblent fortement démontrer le contraire. 70 % des personnes ayant mis au point ces thérapeutiques étaient des praticiens, et parmi ces derniers, il y avait un cinquième de professeurs de médecine. Dix autres pour cent de ces traitements ont été mis au point par des biochimistes, docteurs en pharmacologie. Donc, 80 % au moins des soi-disant «charlatans» avaient toutes les qualifications scientifiques requises, certains ayant même des diplômes très élevés. Parmi ces derniers, figurent des personnes pouvant être considérées comme de véritables génies.

Un cas sur lequel on possède une importante documentation, est celui de Morvyth McQueen-Williams, docteur en médecine et en pharmacologie qui a découvert le facteur KC en botanique et a été considéré, dans le cadre de ses travaux désormais classiques sur les génies, comme l'élément le plus remarquable du groupe de jeunes prodiges étudiés par le Dr. Lewis Terman à l'«Université de Stanford». Le Dr. McQueen-Williams a porté plainte et exigé un million de dollars de dédommagement dans une action en justice intentée à l'«American Cancer Society» pour avoir diffamé ses recherches. Son décès, en 1976, a mis fin au procès.

Le Dr. Max Gerson, qui a mis au point un traitement du cancer par la diététique, a été salué par le grand Dr. Albert Schweitzer qui écrivait à son sujet :

«Je vois en lui un des plus éminents génies de l'histoire de la médecine. Ceux qu'il a guéris porteront témoignage de l'exactitude de ses conceptions.»

Dans la conclusion de leur premier article publié par *Our Town*, Houston et Null ne mâchèrent pas leurs mots, donnant ainsi plus de poids aux affirmations de Morris Bealle sur l'ACS, l'AMA (Association des Médecins Américains) et le FDA, affirmations déjà consignées en 1949, dans *The Drug Story*. Houston et Null écrivaient :

L'American Cancer Society (ACS) a réussi, tout comme l'église du Moyen Age, à mettre sur la liste noire les conceptions les plus novatrices et les plus prometteuses de la recherche sur le cancer. Le FDA, obéissant aux directives de l'AMA et de l'ACS, a intensifié la chasse aux sorcières, tracassant et harcelant les partisans des thérapeutiques alternatives, bloquant toutes les tentatives raisonnables pour faire des essais impartiaux... Il faut enfin admettre la vérité, que le véritable ennemi n'est pas le cancer — phénomène naturel — mais bien l'Establishment du Cancer lui-même, qui, constamment, fait tout pour détruire ce qui pourrait apporter une lueur d'espoir dans la lutte contre cette maladie, afin de mieux asseoir sa position de parasite, se nourrissant de la misère humaine.

LE MOBILE PRINCIPAL : LE PROFIT

Comme il est expliqué dans *Honte et échecs de la médecine*, écrit bien avant la parution des articles de Houston et Null, l'objectif principal poursuivi par l'Establishment de la Médecine n'est pas la santé des êtres humains, mais bien le profit ; comme dans chaque couche de la société, on trouve quelques individus intelligents et humains parmi les médecins. Ce n'est pas leur faute si leur raisonnement a été faussé, déjà dès leur premier cours de biologie. Aucun autre choix ne leur avait été laissé. Pas plus qu'ils n'avaient la possibilité de modifier les structures des consortiums, telles qu'elles ont été décrites.

Parmi les faits cités par Houston et Null, mentionnons ceux-ci :

> Dans la propagande pour la «Guerre contre le cancer», une vaste campagne de détection du cancer du sein par la radiographie fut lancée, parrainée conjointement par l'ACS et le NCI — campagne intéressant 280.000 femmes — c'était les fameuses folies de la mammographie. Par de gentils sourires et de belles promesses, on incita les femmes à faire preuve de courage sur l'autel de la technologie et en s'exposant périodiquement à des radiations, connues pour augmenter les risques de la maladie...
>
> L'accent était mis sur l'irradiation de femmes ayant passé le cap de la cinquantaine, précisément le groupe d'âge le plus sensible à la formation d'un cancer par irradiation...
>
> Les séminaires organisés par l'American Cancer Society (ACS) sont comparables à des défilés de mode de printemps, ayant le cancer pour thème, au cours desquels on peut indiquer aux journalistes spécialisés dans la santé et les sciences où est passé tout cet argent, bien qu'en réalité les dépenses se soient soldées par un échec presque intégral... Une ou deux «percées» sont toujours annoncées, et cela au moment précis de passer à la caisse ; moment qui, véritable coïncidence, s'insère avec précision dans l'exposé fait par le conférencier scientifique !
>
> Ce spectacle annuel montre comment certains journalistes spécialisés dans les questions de santé font moins du journalisme que de la *publicité*, contribuant ainsi à accroître les profits du monde médical.
>
> La conférence est alors la source d'un flot d'articles, décrivant les «progrès enregistrés sur le cancer», qui submergent le public et accroissent sa sensibilité à la maladie, tout en affaiblissant sa volonté de lutte par de fallacieux espoirs.
>
> La collecte de fonds commence alors à battre son plein et la rafle des chèques, d'un montant global de plusieurs millions de dollars, se poursuit

dans le but avoué de développer la recherche jusqu'à la victoire finale, qualifiée d'imminente et que l'on entrevoit déjà à l'horizon... d'où elle n'a pas bougé d'un pouce depuis 1913 (date de la fondation de l'ACS qui se voulait une «Organisation temporaire d'urgence»).

Les méthodes alternatives de traitements ont été occultées par les journalistes scientifiques de la grande presse nationale, qui, revolver au poing, escortent la diligence transportant les lingots d'or procurés par le cancer à l'Establishment médical...

Le traitement conçu par Gerson était la suite logique du travail de nombreux cancérologues qui s'étaient courageusement opposés à la souffrance et aux mutilations dues à la chirurgie depuis 1764, année où un docteur londonien laissa supposer que la chirurgie pourrait contribuer à la croissance du cancer plutôt qu'à son extirpation. Beaucoup de médecins estimaient, avant Gerson, que le cancer était une maladie du corps entier et que l'alimentation aidait celui-ci à la combattre...

Il est significatif que nombre de spécialistes du cancer du dix-neuxième siècle, après avoir abandonné la méthode chirurgicale, aient également admis la valeur curative d'une diététique appropriée. Il est également vrai que la soi-disant école classique considérait ces méthodes avec une telle aversion, que prôner la diététique comme moyen de guérir le cancer était le moyen le plus sûr pour être traité de charlatan.

Max Gerson fut l'objet d'attaques répétées, très violentes, de la part de ses propres collègues et sa clinique de New York dut lutter, durant de nombreuses années, pour survivre. Des malades atteints du cancer venaient trouver Gerson quand tout semblait perdu. Lorsque — et ce fut très souvent le cas — ils étaient débarrassés de leur mal, leurs anciens médecins traitant détruisaient parfois les dossiers prouvant qu'ils en avaient été atteints.

Le Sénat américain invita Gerson, en 1946, à assister à une audition sur un projet de loi autorisant l'octroi de subventions pour la prévention et le traitement du cancer. Il présenta cinq patients guéris, avec leurs antécédents médicaux, à une commission sénatoriale dont les membres furent impressionnés par ses découvertes. Le rapport favorable de 227 pages, rédigé par le Comité du Congrès — document N° 89471 — croule, à présent, sous la poussière dans les archives de l'imprimerie gouvernementale. A un journaliste, venu s'informer, il fut répondu qu'il n'y en avait plus la moindre copie. Cinq ans après l'audition, Gerson ne pouvait plus pratiquer dans aucun hôpital new yorkais. Il était la victime du *Black-out sur le cancer*, devenu monnaie courante de nos jours : l'inventeur est en quarantaine, les publications médicales n'acceptèrent pas son travail et, quand il parvint à faire diffuser ses découvertes ailleurs, on déclara qu'elles «n'étaient pas scientifiques.»

Entre-temps, on remplissait les tombes de cadavres de malades qui avaient été effroyablement mutilés dans les salles d'opérations et de traitements aux rayons-X : «On ne pouvait plus rien faire pour eux», affirmaient les membres de l'Establishment de la Médecine. Les patients, eux, avaient passé les examens médicaux, rempli et signé leurs chèques et parcouru la même vieille route à sens unique, menant à la souffrance et à la mort.

Gerson est mort en 1959. L'homme qui avait guéri la femme d'Albert Schweitzer de la tuberculose et qui avait été totalement méconnu par le monde médical, fut salué lors de son décès par Schweitzer lui-même, en ces termes :

«Nous qui l'avons connu et estimé le pleurons aujourd'hui comme un génie de la médecine.»

Après avoir fourni une description fouillée et documentée de traitements couronnés de succès mais interdits par l'Establishment de la Médecine, Houston et Null ajoutent :

> «Il est exact que, de tout temps, un nombre incroyable de découvertes scientifiques ont été étouffées. Mais ceci s'est produit avec encore plus de brutalité après la Seconde Guerre Mondiale, avec l'arrivée au pouvoir de la puissante industrie de la pétro-chimie.»

* * *

Importante nouvelle étouffée par l'Associated Press et le Magazine TIME

Les années 1960 et 1970 ont vu la presse acclamer la chimiothérapie comme le nouveau grand espoir dans la lutte contre le cancer, sans qu'on se soit beaucoup appesanti sur les horribles effets secondaires de ces médicaments, ni sur leur capacité à provoquer cette maladie et ses suites fatales.

En 1973 le Dr. Dean Burk, chef de la section de cytochimie du National Cancer Institute, envoya une lettre ouverte à celui qui, à l'époque, dirigeait le NCI, le Dr. Frank Rauscher, affirmant :

«...que presque tous les médicaments anticancéreux s'étaient avérés *cancérigènes*, au cours d'études réalisées par *lui-même* pour le NCI.»

Les rédacteurs d'informations générales de l'Associated Press et du *Time* accueillirent la révélation avec enthousiasme, *mais ce fut pour la voir ensuite étouffée par les responsables des Départements Science et*

Médecine de ces publications (souligné par Houston et Null. Nous donnerons, dans les chapitres suivants, des renseignements sur les raisons qui poussent un service de presse et un magazine comme le *Time* à supprimer des nouvelles de ce genre — H.R.)

La suppression de la Liberté d'Expression

La suppression de la liberté de pensée est une des raisons pour lesquelles, aujourd'hui, les médecins sont devenus les jouets craintifs d'un système autoritaire. En effet, les médecins actuels font plus de tests qu'autre chose : ils pratiquent une médecine défensive et le font mal. Ayant peur d'étudier de nouvelles théories, ils sont, au mieux, peu scientifiques dans leur approche de la profession.

Il existe deux organisations scientifiques qui sont presque des groupes industriels : le Council for Agricultural Science and Technology (CAST) (le Conseil pour la Science et la Technologie Agricole) et l'Expert Panel on Food Safety and Nutrition (le Comité d'Experts en Sécurité Alimentaire et Nutrition) de l'Institute of Food Technology (IFT) (l'Institut de Technologie alimentaire).

Ces deux organisations n'ont pas de «buts lucratifs». Chacune des sociétés industrielles ou commerciales faisant partie du CAST verse une cotisation annuelle de 5.000 dollars au moins, calculée suivant son importance. Les sommes versées jusqu'à présent par Dow Chemical, Monsanto, Hoffman-LaRoche et par 94 autres sociétés, constituent la moitié des revenus du CAST.

Ces deux organisations ont non seulement ouvert la voie à des pratiques alimentaires douteuses pour les américains, en mettant au point des «programmes diététiques» sous l'influence de la chasse au profit pratiquée par les industries de l'alimentation et de la chimie, mais de plus elles ont également minimisé le problème créé par des additifs cancérigènes, incorporés aux produits alimentaires et ont même trompé le public à ce sujet.

«Nous avons chez nous ce qu'il y a de mieux»

Houston et Null nous font remarquer qu'aucun membre de la presse n'a encore jamais tenté de démasquer ces organisations et ajoutent :

L'American Cancer Society (ACS) accorde son aide au journaliste scientifique renommé, Jane Brody, du *New York Times*. Elle collabora, en 1977, avec Arthur Holleb, docteur en médecine, et vice-président de l'ACS, à la rédaction de *You Can Fight Cancer and win* (Vous pouvez combattre le cancer et gagner). La même année, la société décerna à Jane Brody, son prix du mérite, pour sa «compétence dans le domaine de la communication», suite à son article «The Drug War on Cancer» (La guerre des médicaments contre le cancer), toute à la gloire de la chimiothérapie.

Présidente de l'American Society of Journalists and Authors, l'écrivain scientifique Pat McGrady junior a écrit un article célèbre sur les succès obtenus par un traitement du cancer, basé sur la vitamine A et les enzymes, à la clinique Janker de Bonn, en R.F.A. L'article, considéré par beaucoup comme un classique du journalisme américain, parut finalement dans *Esquire*, après avoir été refusé durant cinq ans par de nombreux autres magazines. Pourquoi ces refus ? «Parce que,» répondit Pat «il finit par trouver place dans le magazine qui avait demandé à l'Americain Cancer Institute : «Que pensez-vous de cela ?», et l'Institut avait simplement répondu : «Venant de l'étranger, comment cela pourrait-il avoir une quelconque valeur, n'avons-nous pas chez nous, ce qu'il y a de mieux ? Laissez tomber !

Le père de Pat, Patrick McGrady senior, qui avait démissionné de l'ACS pour des raisons de principe, résuma l'affaire en disant : «quiconque appartient aux Sciences et Médecins de l'ACS, est incapable de faire de vraies recherches scientifiques. Ce sont de superbes professionnels qui savent comment se procurer de l'argent. Ils ne savent pas comment prévenir le cancer ni guérir les patients.»

La conclusion d'Houston et de Null :

Nos généraux dans la guerre contre le cancer sont actuellement incompétents. Les canons de l'ensemble médico-pétrochimique sont tournés dans la mauvaise direction ; ils pointent droit vers nous. Nous devons exiger notre droit le plus strict, celui à la vie et, par conséquent, à la santé.

CEUX QUI VIVENT DU CANCER

De nos jours, le nombre de personnes tirant leurs moyens d'existence du cancer doit être probablement, à peu de choses près, égal au nombre de personnes qui en meurent. C'est bien pourquoi le cartel CHI-ME-VI fait tout ce qui est en son pouvoir pour préserver le statu quo.

Depuis sa création, en 1913 «comme organisation temporaire d'urgence», l'Américan Cancer Society s'est transformée, grâce à des agents publicitaires de Madison avenue, en une lucrative machine de propagande cherchant à perpétuer sa propre existence et opérant de mèche avec le cartel CHI-ME-VI. Avec des revenus de 140 millions de dollars — relevé fiscal de 1978 — et disposant d'avoirs dépassant les 228 millions de dollars, l'ACS ne consacre même pas 30 % de ses revenus annuels à la recherche à laquelle, d'ailleurs, elle ne se livre que rarement, préférant subventionner ces travaux à l'extérieur. C'est du moins ce qu'elle prétend, car peu ou rien n'a transpiré au sujet de ces études et rien de valable n'a jamais été communiqué.

Il ressort de l'enquête Houston-Null que près de 56 % du budget de l'ACS irait à son personnel et à ses frais d'administration, en sachant que quelques uns des cadres gagneraient annuellement jusqu'à 75.000 dollars. Plus de 200 millions de dollars de son magot sont investis, faisant de l'ACS un excellent client des banques.

Dix-huit personnes faisant partie de son conseil d'administration sont affiliées à des banques. C'est ainsi qu'en août 1976, plus de 42 % de ses avoirs étaient directement investis dans les banques auxquelles ces administrateurs étaient affiliés. Il est évident que la Maison des Rockefeller montre ici encore le bout de son nez.

Tout aussi scandaleux étaient les résultats d'une enquête faite en 1976-1978 sur l'ACS par le «National Information Bureau», organe d'inspection des œuvres de bienfaisance, indépendant et reconnu dans le pays.

Ses conclusions sont les suivantes :

«Des questions se posent au sujet de l'accumulation par l'ACS, de disponibilités dépassant les prévisions budgétaires de l'année suivante... l'ACS a plusieurs fois déclaré, les années précédentes, qu'elle aurait subventionné un plus grand nombre de recherches, si des fonds, en quantité suffisantes, avaient été disponibles. Affirmation qui n'a pas été confirmée par les faits.»

Toutes les voix qui, jusqu'à présent, se sont élevées pour dénoncer la véritable situation, sont tout simplement ignorées, les articles sont refusés par l'Establishment de la Presse, et les livres — si même on parvient à les faire imprimer — n'entrent pas dans le grand circuit de distribution et ne sont pas édités bien longtemps.

Par exemple, *The Cancer Conspiracy* (La conspiration du Cancer), des Dr. Robert E. Netterberg et Robert T. Taylor, Pinnacle Books, New York 1981, affirmait :

Les techniques de recherche et les autres activités contrôlées par le National Cancer Institute et l'American Cancer Society ont scandaleusement retardé la lutte contre le cancer et cela malgré les milliards de dollars dépensés. L'Establishment du Cancer est fermé aux nouvelles approches et conceptions, se muant ainsi en un système qui ne fait que perpétuer sa propre existence, qui n'a aucun objectif bien précis en vue, même pas dans le futur.

Et, par dessus le marché, le plus ancien vice-président de l'ACS, Frank Rauscher, déclara sans rougir à la radio WMCA, le 5 juin 1978, que la société «est une sorte d'organisation oeuvrant au profit de l'humanité. La majeure partie des ressources de l'ACS est consacrée aux soins et à la guérison de ceux qui sont atteints du cancer.»

Mais Houston et Null ont exposé les tristes réalités cachées derrière ces superbes déclarations : une analyse du budget de 1978 de l'ACS a révélé que seulement 6,2 millions de dollars, soit 5 % sont allés à «une aide directe aux malades.»

La machine de propagande de la campagne contre le cancer a si astucieusement fonctionné durant plusieurs décennies, que la collecte de fonds pour la recherche sur cette maladie semble auréolée d'une sorte de prestige, beaucoup plus que toute autre bonne cause en temps de paix, comme celle consistant à rassembler des fonds pour les vieux, les réfugiés, les lépreux et, n'en parlons pas, pour la lutte contre la vivisection !

Un grand nombre de célébrités de ce monde n'aspire qu'à patronner le «bon combat» contre le cancer, sans même s'enquérir des résultats, de la tactique suivie et de ceux à qui cela rapporte. Des nouvelles, comme celle qui ont été publiées le 31 mars 1981 dans l'*International Herald Tribune*, apparaissent partout, constamment :

> La Princesse Caroline de Monaco figurait à la place d'honneur lors du gala, donné à l'Opéra de Paris, au bénéfice de la recherche sur le cancer réalisée par les Instituts Pasteur et Weizmann. Le gala, au programme duquel figurait Rudolf Nureyev dans «Don Quichotte», qu'il avait lui-même mis en scène, a rapporté $ 200.000.
>
> Il était patronné par le joaillier Jacques Arpels (qui avait loué l'Opéra) et par le Baronne Guy de Rotschild qui a offert un dîner de 250 couverts à l'Hôtel Lambert, hôtel particulier de la famille Rotschild à Paris.

Faut-il ajouter que les recherches effectuées par les Instituts Pasteur et Weizmann sont principalement axées sur la vivisection et qu'elles ont contribué à la grande confusion qui règne dans ce domaine ?

Extrait d'un article du *Time* du 12 octobre 1981 :
«Frank Sinatra, 65 ans, se produit avec Luciano Pavarotti au bénéfice du centre anticancéreux Sloan-Kettering...»
Lorsque Jimmy Durante, célèbre acteur de music-hall, mourut, le *Time* écrivit :
«Il avait vécu dans une modeste maison de huit pièces, travaillant sans cesse à la collecte de fonds pour le fonds Damon Runyon, pour la recherche sur le cancer.»

Le modèle, couronné de succès, de l'ACS et son organisation de propagande ont été minutieusement copiés dans beaucoup de pays d'Europe. Il n'y a pas si longtemps, la presse italienne a rapporté qu'Enzo Ferrari, le constructeur de voitures, avait légué toute sa fortune au principal laboratoire de vivisection connu sous le nom d'«Institut de Recherche Pharmaceutique «Mario Negri» qui, au cours de ses quinze années d'existence, a publié des centaines de documents, mais n'a jamais rien découvert d'utile.

Le cas d'Enzo Ferrari est un exemple tragique. Voici quelques années, il avait perdu son unique enfant, son fils bien aimé, Dino, mort de dystrophie musculaire progressive. Il semble certain que quelqu'un ait réussi à lui faire croire que, si seulement un peu plus d'argent avait été investi dans la torture des animaux, son fils aurait été guéri. Personne ne lui a expliqué qu'il était beaucoup plus probable que son fils avait contracté cette incurable maladie à cause de médicaments qu'on lui avait administré dans son jeune âge, ou qu'on avait administré à sa mère durant sa grossesse.

Un autre fait pathétique fut rapporté en Italie, le 8 mai 1979 : un garçon de 10 ans, Paolo Ghiandai, de Pise, se mourant du cancer, avait légué toutes ces économies à l'Association Italienne du Cancer. L'événement connut un grand retentissement dans la presse qui s'empressa, ne manquant pas l'occasion de prôner la recherche sur le cancer et de donner l'adresse précise de l'organisation à laquelle on pouvait envoyer des dons à la mémoire de Paolo Ghiandai.

Les gens continuent à mourir, dont certains du cancer, et beaucoup lèguent toute leur fortune à une fantomatique «recherche sur le cancer», souvent même à l'institution qui fut la principale cause de leurs souffrances et de leur mort. Tel est le pouvoir exercé par une désinformation systématique et préméditée au profit d'un complot frauduleux qui a débordé largement et depuis longtemps les frontières des Etats-Unis et étend ses ravages partout dans le monde.

LES MALADES NON SOIGNÉS VIVENT PLUS LONGTEMPS

Le Dr. Hardin Jones, professeur de physique médicale et de physiologie à Berkeley, Californie, a étudié durant 25 ans la durée de vie de malades souffrant du cancer et est arrivé à la conclusion que les patients qui ne subissaient aucun traitement ne mouraient pas plus rapidement que ceux qui «bénéficiaient» de tout le traitement conventionnel du style «couper, brûler, empoisonner» («approuvé» par l'Establishment de la Médecine) et que, dans beaucoup de cas, ils vivaient même plus longtemps. Nous pouvons ajouter, sans beaucoup nous tromper, qu'ils souffraient moins.

Le Dr. Jones fit un rapport sur ses découvertes lors du séminaire des journalistes scientifiques organisé en 1969 par l'American Cancer Society et il y confirma ce qu'il avait déjà dit en 1955 dans un article désormais classique sur le sujet, publié alors dans *Transactions*, le bulletin de l'académie des Sciences de New York.

Après cette communication, le Dr. Jones reçut de nombreuses lettres de médecins confirmant son étude, et celle-ci fut appuyée par trois autres rapports établis par d'autres chercheurs, comme le révèle un examen de l'index des citations scientifiques. Mais un seul journal et une seule feuille médicale en firent mention. La sévère censure sur les informations médicales, imposée par le Trust de la Pharmacie — censure que nous examinerons dans un chapitre suivant — veilla à ce qu'une nouvelle aussi importante soit cachée au grand public.

Parmi les découvertes du Dr. Jones : «La démonstration de l'efficacité du traitement du cancer a été basée sur des erreurs de biométrie, commises systématiquement.»

Aucune réfutation n'eut lieu, pas plus que les chances de survie n'augmentèrent. Au contraire, le Dr. Jones a découvert par exemple que les chances de survie à un cancer du sein sont quatre fois plus grandes *sans* traitement conventionnel :

«Les patients ayant refusé le traitement ont eu une durée moyenne de vie de 12 ans et demi, ceux qui se sont soumis à

la chirurgie et aux autres traitements n'ont vécu que 3 ans environ. Sans l'ombre d'un doute, une intervention chirurgicale radicale sur un patient fait plus de mal que de bien.»

La grande peur de la maladie découle, en grande partie, des affres provoqués par la thérapeutique qui mutile les corps et soumet les patients à de graves souffrances et à de fortes tensions morales.

La *chirurgie* peut provoquer une extension du cancer et la formation de métastases mortelles. Selon les études faites en 1978 par le Dr. Michael Feldman et ses collègues de l'Institut Weizmann d'Israël, ces métastases seraient normalement inhibées par la tumeur primaire. De plus, la chirurgie lourde provoque un profond état de choc, à la fois physiologique et psychique, désorganisant encore plus le système d'immunité naturelle qui aurait, dans nombre de cas, dû vaincre la maladie.

L'*irradiation* poursuit la destruction de ce système, élément principal de défense contre toute maladie. Il est démontré que l'irradiation elle-même peut provoquer le cancer.

La *chimiothérapie* est soit cancérigène, soit si brutale qu'elle tue souvent le patient avant que le cancer y soit parvenu.

Selon une dépêche de l'agence Reuter du Caire, le célèbre chirurgien cardiologue américain Michael DeBakey déclara dans une interview à la TV que l'ex-Chah d'Iran, Reza Pahlavi, décédé en juillet 1980 et dont il avait été un des médecins traitants, avait succombé aux effets de la chimiothérapie et non à ceux du cancer, que cette thérapeutique était censée arrêter. La dépêche poursuivait en disant qu'un autre médecin, désirant garder l'anonymat, avait fait remarquer «... que la septicémie qui fut fatale au Chah s'était déclarée après que les spécialistes égyptiens eurent pris la décision de renforcer les doses de médicaments.» (*La Suisse* du 29 juillet 1980)

En fait, bien peu d'espoir restait au Chah après qu'il ait été transporté de Mexico à New York l'automne précédent, alors que, déjà malade, après 6 ans de traitement par la chimiothérapie pour un soi-disant cancer, il allait être énergiquement pris en charge par d'éminents «spécialistes du cancer» américains.

Ils commencèrent par lui enlever la vésicule biliaire et préconisèrent ensuite un «traitement intensif du cancer», comme on a pu le lire dans des articles de journaux du 26 octobre 1979 ; articles qui ajoutaient : «Une équipe de pathologistes a déposé son rapport aujourd'hui, après avoir étudié des échantillons de tissus prélevés sur le Chah. Diagnostic : lymphome à large spectre.»

Probablement, afin d'être sûr que le Chah ne change pas d'avis et ne confie son corps déjà truffé de produits chimiques et traumatisé par la chirurgie à quelque praticien appartenant à une autre école de médecine qui aurait pu le guérir, les médecins le persuadèrent de l'excellence du traitement officiel du cancer, comme l'article le rapporte.

> Le Dr. Morton Coleman, le médecin qui dirigea l'équipe de chimiothérapie, a insisté sur le fait «...que cette maladie a, ces dernières années, réagi positivement à la thérapeutique. Le lymphome reste merveilleusement sensible au traitement», a-t-il déclaré, «nous sommes persuadés que nous pouvons faire quelque chose dans ce cas.» (*International Herald Tribune* 27/28 octobre 1979)

Si jamais quelqu'un veut *provoquer* un cancer chez une personne, il n'a qu'à soumettre la future victime :

1. à une intervention chirurgicale lourde.
2. à une irradiation intensive.
3. à une chimiothérapie massive.

Ces trois méthodes sont actuellement appliquées simultanément aux malades du cancer qui espèrent la guérison au moyen des traitements «approuvés» par la médecine officielle, et c'est précisément cela que le Chah a subi.

UN TRAITEMENT DE 1890 AU PRIX DE 25.000 dollars

Le traitement type du cancer du sein aux Etats-Unis est l'ablation totale du sein — ou opération de Halsted, datant de 1890 — et toujours préconisée par l'American Cancer Society, bien que discréditée par une commission d'enquête du NIC, présidée par le Dr. Bernard Fisher, professeur de chirurgie à l'Université de Pittsburgh, qui a présenté la mastectomie de Halsted comme un «charcutage» basé sur les conceptions erronées de la physiologie du 19 ème siècle. La mastectomie totale pratiquée aux Etats-Unis n'est pas un procédé meilleur et agresse probablement beaucoup plus le système immunitaire que la mastectomie simple pratiquée en Grande-Bretagne. La comparaison entre les deux techniques est basée sur la survie de patientes qui sont au stade I ou II (localisé) de la maladie. Le traitement américain vaut-il les 25.000 dollars que paie la patiente, ou bien le public est-il dupé par un charlatanisme hypocrite et institutionnalisé ?

Au moins 1.000 femmes par semaine subissent une mastectomie totale aux Etats-Unis croyant, bien souvent, qu'elles ne vont à la clinique que pour une biopsie. L'opération comprend l'ablation du sein, des muscles sous-jacents et des centres lymphatiques attenants, causant plus de souffrances à la patiente qu'une intervention moins radicale. L'ablation des centre lymphatiques n'est qu'un sacrifice rituel au profit du chirurgien qui augmentera le montant de ses honoraires en conséquence. Cette opération n'est bénéfique en rien pour la patiente car, lorsque cette méthode fut mise au point en 1890, on ignorait que la propagation du cancer pouvait avoir lieu aussi bien par le sang que par le système lymphatique. L'ablation des centres lymphatiques est donc non seulement superflue pour la patiente, mais réellement dangereuse.

COUPEZ LES VIVRES AUX REBELLES !

L'ACS et le NCI ont patronné une vaste campagne de dépistage du cancer du sein par rayons-X, en insistant sur l'utilité de l'examen aux femmes de plus de 50 ans, précisément le groupe le plus sensible à l'induction d'un cancer par l'irradiation. La campagne se poursuit sans relâche bien qu'il soit statistiquement probable qu'elle provoque, selon le Dr. Irwin Bross, directeur des Biostatistiques de l'Institut Roswell Park Memorial «La pire épidémie iatrogène (induite par la thérapeutique — H.R.) de cancer du sein de l'histoire.»

Cette déclaration du Dr. Bross, suivie de beaucoup d'autres tout aussi franches, a jeté la consternation parmi les membres du Pouvoir Médical, comme lorsqu'il souleva la délicate question de l'objectif financier de l'industrie du cancer qui néglige la simple prévention par une amélioration de l'alimentation et par le contrôle des éléments cancérigènes présents dans l'environnement. Témoignant, le 10 août 1978, devant le Comité de la Santé de l'assemblée de l'Etat de New York, il affirma :

«La prévention de base constitue un danger car elle offre une alternative au contrôle thérapeutique du cancer.» Paroles désagréables pour l'industrie du cancer ! Et, lorsqu'il diffusa le résultat de ses recherches, établissant un lien entre la leucémie et les irradiations à faible dose, le NCI supprima ses subventions.

Lors d'auditions devant le sous-comité du Congrès, le Dr. Bross mit la recherche fédérale sur le cancer en accusation, déclarant que «les subventions allaient principalement à des scientifiques travaillant en laboratoire, qui ne portent aucun intérêt véritable au cancer humain, et ne sauraient se désintéresser davantage de la prévention des maladies chez l'homme.» Il qualifia les efforts faits par le NCI, dans le domaine des vaccins contre le cancer «de fiasco et de gaspillage de temps, d'efforts et de centaines de millions payés par les contribuables. Si seulement la moitié de ces ressources avait été utilisée pour réaliser un programme efficace de prévention, nous serions en ce moment sur la bonne voie vers la victoire réelle sur le cancer.»

Pas étonnant que le NCI lui refusât encore des crédits !

Des erreurs de gestion et des pratiques malhonnêtes commises par des membres haut placés du NCI furent également dénoncées, par exemple, quand le public fut mis au courant qu'ils s'étaient accordé de très importants contrats de recherches, à eux-mêmes et à leurs amis.

Un certain Dr. Wolfe déclara en 1977 au Comité Fountain :

«La prévention mord dans la marge bénéficiaire réalisée par certaines industries qui ont, jusqu'à présent, réussi à échapper aux frais occasionnés par le cancer qu'elles provoquent.»

Parmi ceux qui critiquent la «guerre» officielle contre le cancer, figure un Prix Nobel, le Dr. James Watson, directeur du laboratoire de Cold Spring Harbor, qui, lors d'un symposium tenu en 1975 au MIT (Massachussets Institute of Technology) déclara : «on fait payer au public américain une sale facture pour le cancer.»

Malgré le fait, généralement reconnu, que 85 % de tous les cancers proviennent d'agents de l'environnement, moins de 10 % du budget du NCI sont attribués à l'examen de ces agents. Et bien qu'on admette que la plupart de ces facteurs soient liés à l'alimentation, les études sur la nutrition ne bénéficient même pas de 1 % de ce même budget. Et même ce faible montant a dû être imposé à l'Institut par un amendement spécial à la loi nationale sur le cancer en 1974.

En 1976, le Dr. Gio Gori, vice-directeur de la Division des Causes de la Prévention au NCI, a déclaré qu'en Amérique au moins la moitié des cancers semblait être liée à l'alimentation. Pour sa franchise, le Dr. Gori fut renvoyé du NCI en 1978.

En d'autre termes : les autorités médicales qui pourraient mettre en danger les profits et le pouvoir du Consortium en révélant la vérité ne sont pas plus tolérées que les journalistes qui exposent les machinations du Cartel CHI-ME-VI, et n'ont pas la moindre chance de voir leurs articles publiés par ces chiens de garde du Trust de la Pharmacie que sont le *New York Times*, le *Time*, le *Washington Post*, le *Chicago Tribune*, et autres.

Y a-t-il de l'espoir ? Peut-être ! Le mur du silence érigé par les parties concernées, présente ces derniers temps des lézardes de plus en plus nombreuses. Jack Anderson réussit à contourner la Censure Médicale dans un article publié dans sa rubrique «le Carrousel de Washington», sous le titre «Charités peu charitables.»

En voici des passages :

> Les œuvres de bienfaisance sollicitant des contributions pour la lutte contre ceci ou contre cela commencent toutes par être de nobles entreprises, destinées à soulager l'humanité souffrante. Mais ces organisations perdent parfois de vue leurs objectifs initiaux. Elles finissent par s'intéresser davantage à la conservation de la cause qu'elles défendent et à la pérennité des structures bureaucratiques qui se sont constituées autour d'elles... Une autre association de bienfaisance semblant atteinte d'astigmatisme administratif est la prestigieuse American Cancer Society. Elle dépense annuellement 180 millions de dollars pour sa campagne, à grand renfort de publicité, en vue de découvrir un remède contre le cancer. Une grande partie des dons provient des firmes industrielles. Et ceci est la raison pour laquelle, selon les affirmations recueillies par un reporter, Monica McKenna, l'ACS limiterait ses activités publicitaires à des exhortations générales à donner de l'argent et à une campagne anti-tabac.
>
> Les observateurs soupçonnent que la Société ne veuille risquer la perte de ces dons-là en dénonçant des industries qui polluent les lieux de travail et l'environnement par des produits cancérigènes. Elle n'utilise donc pas sa formidable force de frappe pour dénoncer des dangers comme le formol, auquel des milliers de cordonniers, de pathologistes et d'ouvriers du textile sont journellement exposés.» (*Tribune,* Scranton - Pennsylvanie, 20 janvier 1982)

LE FONDS IMPERIAL DE RECHERCHES SUR LE CANCER

Le pendant anglais de l'ACS est l'Impérial Cancer Research Fund (ICRF). Son papier à lettre nous informe que c'est une œuvre de bienfaisance agréée et patronnée par la même haute personnalité, Sa Majesté la Reine, qui accorde aussi son appui à cette autre respectable organisation qu'est la Royal Society for the Prevention of Cruelty to animals (Société royale de prévention de la cruauté envers les animaux) ; celle-ci, malgré son nom, légitime l'expérimentation animale au nom de l'humanité.

L'ICRF, respectant les traditions anglaises, a un noble pour Président, l'honorable Angus Ogilvy. Le Président du Conseil est le Professeur Sir Eric Scowen, dont le patronyme est rehaussé par une formidable série d'initiales : M.D. (Docteur en Médecine), D. Sc. (Docteur ès sciences), Hon. LL. D. (Docteur en Droit), F.R.C.P. (Membre associé de l'Académie de Médecine), F.R.C.S. (Membre associé de l'Académie Royale de Chirurgie), F.R.C.Path (Membre associé de l'Académie Royale de Pathologie), pas moins.

L'ICRF parut cruellement chagriné quand une jeune femme lui écrivit récemment pour demander pourquoi cette association poursuivait sa quête de fonds par des articles dans la presse, alors qu'elle avait lu dans *Honte et échecs de la médecine* que la lutte contre le cancer n'avait jamais manqué d'argent... mais, uniquement de cerveaux. De fait, la Chambre des Communes avait un jour donné l'assurance que, si des fonds étaient nécessaires pour effectuer des recherches *réelles* sur le cancer, ils seraient accordés. Le 29 avril 1952, Mr. Molson avait fait une déclaration historique, disant : «Il n'y a aucune raison permettant de supposer actuellement qu'une plus grande dépense de fonds entraînerait des résultats plus probants.» Le temps lui a donné raison car les dépenses n'ont pas cessé de croître chaque année depuis 1952, mais la mortalité causée par le cancer a suivi, elle aussi, le même mouvement ascendant.

Le 8 mai 1980, l'IRCF a courtoisement adressé à l'auteur effronté de la lettre ci-dessus une réponse, signée par le «Directeur des Recours», G.K. McLeod, M.I.P.R., F.B.I.M., F.I.S.M., contenant les passages suivants :

La majorité des membres d'IRCF partage votre amour des animaux et estime que des expériences, faites sur une grande échelle dans le domaine commercial, seraient totalement inacceptables. Je suis donc très heureux de pouvoir dire que je partage vos vues sur les animaux. J'ai, cependant, le plaisir de pouvoir collaborer avec des hommes de science extrêmement intelligents qui veulent découvrir des remèdes aux problèmes affectant aussi bien les animaux que les hommes, il m'est donc impossible de partager votre opinion selon laquelle nous manquerions de cerveaux et pas de fonds.

Vers la fin des années 70, et rien qu'en Angleterre, plus de 120.000 personnes mouraient du cancer. Comme partout ailleurs, la plupart, ou même tous ces cancers étaient dus à des agents environnementaux et aux médicaments ; ces causes auraient pu être éliminées, comme elles peuvent encore l'être aujourd'hui. Mais la menace du cancer fournit toujours un puissant alibi aux quémandeurs et aux utilisateurs de fonds.

Ainsi donc, et alors que des gens en nombre toujours croissant meurent du cancer, les «œuvres de charité» — guidées par l'ICRF et par son principal concurrent, le Cancer Research Campaign (Campagne pour la Recherche sur le Cancer) — sont florissantes en Grande Bretagne : leurs capitaux s'élèvent à £44 millions, leurs dépenses annuelles dépassent les £13 millions, dont moins de 2 % sont alloués à l'information sur le cancer et à sa prévention.

Continuez votre publicité, Gordon K. McLeod and Co. Comme le Grand Barnum avait coutume de dire : «Chaque minute qui passe, voit naître un gogo (homme crédule et niais, facile à tromper)».

AJOUTONS A CELA LA SUPERCHERIE DES VACCINS

Une évaluation pratique de l'efficacité des vaccins comme moyens prophylactiques n'a jamais pu être faite. Il est impossible, en effet, de conduire des essais, comportant le regroupement d'un nombre suffisant d'individus classés en inoculés et non-inoculés (ou «groupe témoin»), qui permettraient des analyses comparées, statistiquement significatives, des résultats obtenus. Dans le meilleur des cas, les résultats de la vaccination sont incertains. Une constatation est cependant historiquement établie : c'est à l'hygiène et non à la vaccination qu'on doit la régression des grandes épidémies qui ont décimé les populations au Moyen-Âge et plus tard. Ces épidémies ont commencé à régresser un demi-siècle avant le début des vaccinations à grande échelle et leur régression a suivi une voie parallèle à l'application des règles d'hygiène. Les historiens de la médecine sont tous d'accord à ce sujet.

L'ambiguïté de la situation rendant toute évaluation de l'efficacité de la vaccination impossible, permet au Cartel CHI-ME-VI d'affirmer ce qu'il veut car ces affirmations ne peuvent être démenties statistiquement, pas plus qu'une confirmation n'en est possible ; mais, lorsqu'elles proviennent de l'Establishment de la Médecine — professeurs d'Université, directeurs de laboratoires, officiels de la «Santé» — le public les accepte comme Paroles d'Evangile.

Des preuves écrasantes que la polio — par exemple — n'a pas été éliminée par la vaccination, mais qu'elle a, au contraire, connu une résurrection ou un développement initial chaque fois que la vaccination en masse a été imposée — au Brésil notamment, où la vaccination a déclenché la plus grave épidémie de polio que le monde ait jamais connue — s'accumulent dans la littérature médicale. Mais la médecine officielle ignore soigneusement ce fait car la vaccination représente la source de revenus la plus sûre pour l'Establishment Chimio-Médical, plus encore même que le racket du cancer.

Il suffira de dire ici que l'OMS (Organisation Mondiale de la Santé) a publié une mise au point de Sabin, prétendant que c'était à son seul vaccin que l'on devait accorder le mérite d'avoir, soi-disant, fait disparaître la polio. L'OMS a également publié des affirmations similaires provenant de Salk selon lequel la polio aurait été — prétendument — «rayée de la carte» par le vaccin Salk.

La France, comme d'autres pays, ne connaît ni le vaccin Salk, ni le vaccin Sabin, car l'Institut Pasteur ne voit pas pourquoi il ne tirerait pas de bénéfices de son propre vaccin portant le nom du Professeur Pierre Lépine, un des anciens directeurs de l'Institut. Ce produit est, bien entendu, tout aussi inefficace et dangereux que ceux de Salk et de Sabin et que tous les autres vaccins antérieurs.

Le danger des divers vaccins dérivés de tissus animaux réside précisément dans le fait qu'ils *proviennent d'animaux* et on a démontré que certains avaient, pour cette raison, un pouvoir cancérigène.

Ceci a incité un autre scientifique à produire un vaccin différent, utilisant des lignées de cellules humaines diploïdes qui sont entièrement dépourvues du pouvoir cancérigène qu'on retrouve dans les vaccins dérivés des animaux mais qui présente, cependant, tous les autres dangers potentiels inhérents à *tous* les vaccins.

L'affaire des cellules diploïdes humaines, développée en premier lieu par le Dr. Léonard Hayflick de Philadelphie et de Stanford, a été décrite par le menu dans *Honte et échecs de la médecine*. Si l'utilisation d'animaux avait été interdite par la loi dès le début, les scientifiques auraient mis au point ces vaccins moins dangereux plusieurs décennies auparavant. Pour l'étudiant sérieux, l'information suivante qui s'ajoute à celles données dans le livre cité ci-dessus, pourrait présenter de l'intérêt.

Le Dr. Maurice Hilleman, directeur de recherches sur les virus et leur biologie à l'Institut Américain Merck, a déclaré dans l'*American Review of Respiratory Diseases* (90 : 683, 1964) :

> Un autre avantage des cellules diploïdes réside dans leur absence de risques de contamination par des virus indésirables, naturellement présents dans beaucoup de cultures animales. Si ces cellules avaient été disponibles

plus tôt, je doute que des cellules provenant de reins de singes auraient été choisies pour la préparation de vaccins antipolio et d'autres vaccins développés plus récemment.

Le Dr. Hilleman a également déclaré que les cellules humaines permettent la croissance de virus ne pouvant être cultivés dans des cellules animales, et ajoute :

> Ceci pourrait ouvrir la voie au développement de vaccins à base de virus morts ou actifs, tout particulièrement les rhinovirus qui sont la cause principale du rhume commun et contre lequel aucune thérapie spécifique n'existe.

(Voir aussi *Science*, 143 (3606) : 976 - 28 février 1964)

* * *

La plupart des Américains ont eu connaissance de la campagne de vaccination contre la grippe porcine. Campagne qui se retourna contre le Président Ford lorsque l'épidémie annoncée ne se manifesta pas, mais les milliers de victimes de la vaccination ou leurs familles intentèrent un procès au gouvernement des Etats-Unis et obtinrent des millions de dollars à titre de dédommagement.

Des tromperies de ce genre en ce qui concerne les vaccinations se multiplient partout où l'on permet au Pouvoir Médical de régner en maître. Chaque automne, les pharmacies européennes sortent des affiches, proclamant : LA GRIPPE EST À VOTRE PORTE - IL EST TEMPS DE VOUS FAIRE VACCINER !

Bien que la médecine officielle ait, à présent, plusieurs fois reconnu que les vaccins antigrippe, avec tous les dangers qu'ils représentent, n'ont jamais protégé qui que ce soit, des millions de doses sont vendues chaque automne à des clients imprudents.

Lors d'une action en justice mettant la vaccination en cause et ayant eu lieu en France le 1er octobre 1981, le Professeur Mercié, ex-directeur du prestigieux Institut Pasteur, se vit poser la question suivante : «Pourquoi l'Institut persévère-t-il dans la production et la vente de son vaccin antigrippe, notoirement inefficace ?»

Le Professeur Mercié répondit en toute franchise : «Parce que cela aide le financement des recherches poursuivies par l'Institut.»

Le scandale du BCG

Nous devrons probablement attendre quelques dizaines d'années avant que les médias, ces chiens de garde des intérêts du Trust de la Pharmacie, révèlent toute la vérité sur le prétendu vaccin antipolio. Un autre scandale vient d'être révélé récemment et concerne un produit tout aussi fameux que le vaccin «antituberculeux» BCG. Quelques revues scientifiques ont, en effet, révélé ce scandale, simplement parce qu'il ne leur était plus possible de le passer sous silence.

En 1950, après une longue et âpre lutte contre un certain nombre de médecins français qui en dénonçaient à la fois l'inefficacité et le danger, la vaccination du BCG fut imposée par le gouvernement français à tous les enfants d'âge scolaire, ce qui signifia une prodigieuse aubaine pour l'Institut Pasteur, travaillant main dans la main avec les autorités de la Santé.

Plusieurs ouvrages scientifiques, rédigés surtout par des médecins français, donnent des détails sur les moyens de pression inventés par les autorités pour imposer le lucratif vaccin à la population française dans les années 50.

Le plus éminent parmi ces auteurs est le Dr Marcel Ferru, âgé de 88 ans lors de la rédaction de ce livre (en 1981). Ancien pédiatre à Poitiers et membre de l'Académie Nationale de Médecine, il publia en 1977 et à ses frais *La faillite du BCG*, voulant par là rendre service au public. Il relate comment, au début, il s'était laissé prendre à la propagande faite par les parties intéressées et avait fait faire le BCG à ses aînés, puis avait refusé la vaccination de ses autres enfants et empêché celle de ses petits-enfants, suite à ses propres constatations et à celles de certains de ses confrères.

Il relate également comment, ayant posé sa candidature au poste de Directeur de l'Ecole de Médecine de Poitiers, et étant certain de l'obtenir, puisque ses collègues l'avaient poussé à postuler, il reçut la visite du Ministre de la Santé qui lui déclara que s'il ne retirait pas sa demande, le Ministère y opposerait son veto ; la raison étant sa prise de position bien connue sur la question du BCG.

Par ailleurs, le *New Scientist*, périodique anglais à la dévotion du Trust de la Pharmacie et du Pouvoir Médical, publia le 15 novembre 1979 un long article bien embarrassé, alors que les résultats d'une enquête ordonnée par le gouvernement indien ne pouvaient rester plus longtemps cachés au public : «Le vaccin contre la tuberculose ne surpasse pas le test indien».

Tel était le titre d'un article écrit par K.S. Jayaraman de la Nouvelle-Delhi, article qui commençait ainsi :

> L'enquête la plus importante dans le monde (faite en Inde du Sud) pour évaluer l'efficacité du vaccin BCG contre la tuberculose a fourni la révélation sensationnelle que le vaccin «ne donne aucune protection contre les formes bacillaires de la tuberculose.» Les tests qualifiés «des plus approfondis et méticuleux» avaient été entrepris en 1968 par le Conseil Indien de Recherche Médicale (ICMR) avec l'appui de l'OMS et du Centre américain de Surveillance des Maladies, d'Atlanta en Georgie.

La gêne provoquée par ces découvertes transparaît clairement dans la déclaration suivante :

> L'enquête sur le BCG s'est terminée l'année dernière, mais les conclusions surprenantes ont poussé le gouvernement indien à retarder la publication jusqu'à ce que ses implications aient été entièrement analysées par des experts indiens et de l'OMS, lors de nombreuses réunions tenues à la Nouvelle-Delhi et à Genève...

Un autre passage intéressant :

> Le nombre de nouveaux cas (de tuberculose) dans le groupe des personnes vaccinées par le BCG était légèrement plus élevé (mais ceci est statistiquement insignifiant) que dans le groupe témoin, ce résultat permettant de conclure que l'effet protecteur du BCG «est nul».

Minimiser l'affaire en disant «statistiquement insignifiant» ne permettra pas de cacher la réalité ; avec le BCG il y a plus de cas de tuberculose parmi les vaccinés que parmi ceux qui ne l'étaient pas. Ceci ne fait que confirmer une vérité bien établie que la médecine officielle refuse de reconnaître : chaque vaccination de masse a toujours engendré une recrudescence de la maladie contre laquelle on prétend lutter, puis le taux de cette infection revient tout simplement à ce qu'il était avant la vaccination. En établissant une liste, tenue à jour annuellement et commençant par l'année où le nombre des cas est le plus élevé, on peut constater, les années suivantes, une régression de la maladie. Personne ne dira que les taux étaient également plus bas avant la vaccination. C'est particulièrement flagrant pour la polio qui était déjà en voie de disparition en Europe, cette maladie rare ayant terminé son cours naturel lorsque, d'abord le vaccin Salk, puis celui de Sabin, firent leur apparition. Mais, dans beaucoup d'autres pays, particulièrement ceux qui ont un climat chaud, la polio progresse actuellement malgré la vaccination ou, probablement, à cause d'elle.

Le Cartel ne voit cependant pas pourquoi il devrait s'avouer vaincu, vu qu'il est à la fois Juge et Exécutant. Vers la fin de 1981, ceux qui tirent les ficelles à l'OMS avaient trouvé la parade aux mauvaises nouvelles venant de l'Inde. Sous le titre «Nations Unies», la presse suisse annonça que deux groupes d'experts de l'OMS, ayant examiné les résultats de l'enquête réalisée en Inde, avaient conclu : «... qu'il était possible de poursuivre la vaccination par le BCG.»

(Ces mêmes journaux annonçaient, en même temps, que 30 membres du Conseil Exécutif de l'OMS avaient approuvé l'utilisation de lait en poudre commercialisé pour remplacer le lait maternel).

ET, PAR DESSUS LE MARCHÉ, DES COBAYES HUMAINS

Sans parler des considérations humanitaires, dédaigneusement rejetées par tout chercheur moderne digne de ce nom comme «émotionnelles» et par conséquent «sans valeur scientifique», ceux qui comprennent les principes de la médecine sont opposés à toute expérimentation pratiquée sur l'homme, tout comme à celle pratiquée sur les animaux.

L'écrasante majorité des expériences actuellement pratiquées est sans valeur et inutile. D'abord parce que les règles et les principes généraux régissant la santé sont bien connus, ensuite parce que l'expérimentation impose dans la plupart des cas, au sujet qui la subit, l'application généralement violente de conditions artificielles, et c'est un axiome de dire qu'un trouble dû à une maladie artificiellement provoquée ne ressemblera jamais à une maladie naturelle naissant spontanément au sein de l'organisme.

Malgré cela, la recherche expérimentale se poursuit partout et ne cesse de se développer car elle offre ou promet des récompenses d'ordre financier ou, encore, permet à l'expérimentateur d'assouvir sa curiosité personnelle, même si celle-ci détourne son attention de l'objectif médical réellement poursuivi et nuit encore plus à la compréhension des principes régissant la santé.

Les expérimentateurs ont, durant des dizaines d'années, utilisé des tactiques basées sur la terreur, comme «Des chiens ou des bébés» quand ils devaient défendre leurs expériences insensées. A présent, la plupart d'entre eux utilisent des chiens *et* des bébés, s'ils parviennent à le faire sans être pris. Beaucoup préfèrent les bébés car ils savent que les animaux ne sauraient leur donner de réponses valables. Pourquoi pas des orphelins placés dans des établissements publics ? Ou, encore, des vieux sans famille ? Ou bien des prisonniers ? Ou alors n'importe quel malheureux sans défense, sur lequel des pressions psychologiques ou économiques peuvent être exercées ? Ou bien, enfin, des patients trop confiants ? Ce problème a été largement, si ce n'est complètement, traité dans *Honte et échecs de la médecine*. La situation a, depuis lors, fortement empiré.

Des essais thérapeutiques sont actuellement autorisés sur des prisonniers dans 25 états des Etats-Unis au moins. Rien qu'en Pennsylvanie, ils sont pratiqués dans les prisons de Bucks County, de Lancaster County, de Holmesburg, de Berks County, de Northampton, de Delaware County, de Lebanon County, à la maison de correction de Philadelphie et à la Ferme-prison de Chester County.

«Des firmes pharmaceutiques trompent les patients pour en faire des cobayes !», tel était le titre d'un article écrit par Chris Pritchard dans le *National Enquirer* d'août 1978, qui disait par exemple :

> Un des cas impliquait un chercheur ayant menti à un groupe de femmes enceintes, comme le révéla le Dr. Michael Hensley, fonctionnaire du service de santé auprès du département des enquêtes scientifiques de la FDA. Le Dr. Hensley déclara que le chercheur avait incité les femmes à essayer un analgésique sans leur dire que le produit pouvait provoquer des troubles respiratoires chez les nouveaux-nés. En vérité, selon le Dr. Hensley, le but spécifique poursuivi par cette étude était le suivant : 'Provoquer une insuffisance respiratoire bénigne chez les enfants', puis voir si un autre produit était efficace dans le traitement de cette affection...

* * *

«La vivisection est une école de sadisme, et une génération de personnes appartenant au monde médical instruites dans l'application de cette pratique justifie les pires craintes de la part du public.» Le docteur français G.R. Laurent écrivait cela il y a quelques décennies.

Ses paroles étaient aussi prophétiques que celles du docteur allemand Wolfgang Bohn, qui avait, bien longtemps auparavant, écrit ce qui suit dans les *Aerztliche Mitteilungen* (n°7, 1912) :

«L'objectif affirmé par la vivisection n'a jamais été atteint dans aucun domaine et on peut prédire, avec certitude, qu'il ne le sera pas davantage dans le futur. Bien au contraire, la vivisection a provoqué des troubles graves et a entraîné la mort de milliers de gens. Le développement continuel de la vivisection n'a produit qu'un seul résultat : l'intensification de la torture scientifique et multiplication des meurtres d'êtres humains, et nous pouvons nous attendre à ce que cela empire, car ce résultat n'est que la conséquence logique de la vivisection sur les animaux.»

La vivisection telle qu'elle est pratiquée dans la routine des laboratoires émousse tout autant les sentiments humanitaires qu'elle obnubile la compréhension de la réalité médicale. La littérature médicale regorge de preuves à ce sujet, mais les publications ne les mentionnent que rarement.

Voici cependant, comme remarquable exception, un extrait du *Sydney Shout* du 1 février 1979, de Sidney en Australie :

> «Des enfants hypernerveux de Sidney ont subi une intervention chirurgicale au cerveau afin de modifier leur comportement. Le gouvernement en a été informé. Lex Watson, coordinateur auprès du Conseil des Libertés Civiques des Nouvelles Galles du Sud a rapporté au *Sydney Shout*, «...qu'un enfant qui se tapait la tête contre les murs avait subi une intervention chirurgicale du cerveau qui pourrait le réduire à l'état de demi-zombi.»
>
> Un des effets secondaires de ces opérations est une perte de vision de 25%. Le taux de mortalité est également sensiblement plus élevé que lors d'une intervention classique, toujours selon Mr. Watson.
>
> L'enquête menée par Civil Liberty a établi que toutes les interventions sont pratiquées à l'Institut Neuro Psychiatrique de l'Hôpital Prince Henyi. L'une de ces opérations consiste en une intervention sur le système limbique (situé dans le cerveau, joue un rôle important dans la mémoire). Cette technique diffère de l'ancienne méthode de lobotomie qui altérait la mémoire et le raisonnement. Selon des sources médicales, cette intervention provoquerait une perturbation des pulsions instinctives primaires.
>
> Un cas, dont l'étude est en cours, concerne un patient ayant commis quatre tentative de suicide après avoir subi une intervention chirurgicale au cerveau.

Le Dr. Peter Roger Breggin écrivait en mars 1973 dans *Mental Hygiene* :

Lobotomie et chirurgie psychothérapique sont de nouveau parmi nous ! Un noir est mort à Philadelphie d'une surdose d'héroïne et un reporter a relevé d'étranges cicatrices sur le crâne du mort. Dans une tentative expérimentale de le guérir de son asservissement à la drogue, une partie de son cerveau avait été brûlée.

Le reporter a rencontré le chirurgien qui avait pratiqué l'intervention et ce dernier a reconnu que les expériences qu'il avait réalisées sur des singes avant d'opérer des drogués n'avaient pas été concluantes.

A Louisville, une femme a perdu la vue après une lobotomie préfrontale. Un témoignage lors d'un procès intenté à son chirurgien a prouvé que cette femme, âgée de 30 ans, a subi cette lobotomie destinée à supprimer des douleurs d'origine psychologique, sans avoir eu l'occasion de recevoir un traitement psychothérapique.

A Jackson dans le Missouri, un chirurgien neurologue qui pratique des opérations mutilantes sur des enfants de 5 ans souffrant d'hypernervosité, a décrit le cas d'un enfant dont il a coagulé le cerveau une demi-douzaine de fois à l'aide d'électrodes. L'enfant est devenu plus docile à l'hôpital, mais il a régressé sur le plan intellectuel. Le chirurgien n'a pas voulu révéler la race de ses jeunes patients, mais quelqu'un s'est introduit subrepticement dans la clinique et a découvert que trois des enfants étaient des noirs.

A Boston, une femme souffrant de dépression a subi plusieurs interventions, des électrodes ont été implantées en permanence dans sa tête jusqu'à ce qu'elle refuse toute nouvelle opération, déclarant aux chirurgiens qu'elle ne voulait plus jamais les revoir et elle est entrée dans une violente colère contre son psychiatre. Elle s'est suicidée à la première occasion ; mais le cas a été décrit comme «satisfaisant» par ses médecins qui ont déclaré que cette femme était en voie de guérison, s'il en avait été autrement elle n'aurait pas eu le courage de mettre fin à ses jours.

Toujours à Boston, deux grandes électrodes embrochent le cerveau d'un patient, chacune contenant jusqu'à 40 électrodes plus petites, permettant la stimulation de cet organe et l'enregistrement des ondes cérébrales. Ces électrodes restent en place durant une année complète pour des expériences de contrôle à distance, avant qu'on ne pratique une forme de psychochirurgie en chauffant l'un des fils métalliques.

A Tulane, on excite les homosexuels au niveau des «centres de plaisir» pendant la projection de films pornographiques afin de les amener à l'hétérosexualité. Le même chirurgien est titulaire d'un record «non homologué» : l'implantation de 120 électrodes sur la même personne en une seule fois...

Un groupe de psychochirurgiens de Boston écrit dans le *Journal of the*

American Medical Association que les émeutes dans les ghettos ne sauraient être attribuées à des motifs politiques uniquement et que les plus violents parmi les émeutiers doivent souffrir de désordres cérébraux. Le département de la Justice récompense ces chirurgiens par l'octroi d'un don pour trouver «des méthodes d'examen», afin de déceler parmi eux ceux qui ont une tendance à la violence et de découvrir des moyens psychochirurgicaux pour les calmer. Même le Congrès s'en mêle et leur alloue pour une année $500.000, puis $1 million l'année suivante.

Tout ce qui précède n'est pas l'œuvre de détraqués, mais bien d'un grand nombre de neurochirurgiens et de psychiatres respectés, travaillant dans plusieurs douzaines de centres médicaux du pays, dont Boston, Hartford, New-York, Philadelphie, la Nouvelle-Orléans, Louisville, San Francisco, Santa Monica et les Instituts Nationaux de la Santé.

Dans une note en bas de page, le Dr. Breggin, Directeur du Projet d'Etude de Technologie Psychiatrique auprès de l'Ecole de Psychiatrie de Washington, où il a également son cabinet, ajoute :

La plupart des cas que je viens de citer ont été décrits en détail dans ma thèse publiée par le Congressional Record du 24 février 1972, p.E. 1602-1612, d'autres furent exposés par la presse et devant les tribunaux.

Voici maintenant, un extrait d'un article publié par le *Time* du 23 avril 1979, sous le titre : «Chirurgie à l'asile»

Les déclarations semblaient tirées des dialogues de *Vol au-dessus d'un nid de Coucous.* L'avocat Patrick Murphy, qui a porté plainte à Chicago la semaine dernière, a déclaré qu'entre 25 et 100 patients du Centre de Santé Mentale de l'Illinois à Mantano auraient fait l'objet d'interventions chirurgicales expérimentales «secrètes et interdites» dans les années 50 et 60 à l'hôpital Billings de l'Université de Chicago. Lors des opérations, les glandes surrénales, produisant la cortisone et autres hormones, auraient été enlevées. Le chirurgien-chef responsable n'était autre que le Dr. Charles B. Huggins, 77 ans, lauréat d'un Prix Nobel pour ses travaux sur le traitement du cancer par les hormones.

L'article mentionne qu'un porte-parole de l'Université de Chicago avait réfuté avec violence ces accusations, mais il poursuit :

Murphy, en sa qualité de tuteur public du Comté de Cook et responsable des pupilles légalement incapables, a rétorqué par de nouvelles accusations. Il a cité une note rédigée par un psychiatre, disant que le centre était «pratiquement un laboratoire utilisant des chiens humains.

On lit, parmi les faits divers américains du 27 janvier 1981 :

«Un cobaye humain»
Un aveugle reçoit 2,9 millions de dollars.

Un homme de 27 ans, devenu aveugle peu après sa naissance à la suite d'une expérience subventionnée par le gouvernement et réalisée sans le consentement des parents, recevra un dédommagement, accordé pour troubles dus à une négligence médicale. (New-York, UPI)

«Il s'agissait d'un camouflage cachant l'utilisation d'un être humain comme cobaye» a déclaré Mark Weisen, l'avocat de Daniel Burton, de Union City, N.J., qui est resté 28 jours en couveuse après une naissance prématurée en 1953 à l'hôpital de New-York.

Les docteurs affirmèrent aux Burton qui avaient déjà perdu un enfant, que leur bébé était normal. Mais il perdit la vue. Les Burton se résignèrent à l'avoir à leur charge durant 27 ans. Leur attitude changea cependant quand ils eurent lu, dans une revue, un article décrivant une expérience subventionnée par le gouvernement et pratiquée par des médecins qui administraient des volumes massifs d'oxygène à des enfants nés avant terme. Ces bébés étant venus au monde la même année que Daniel, beaucoup étaient également atteints de cécité.

Le jury de la Cour Suprême de Manhattan a estimé que Daniel Burton avait perdu la vue à cause des expériences d'insufflation d'oxygène et lui accorda un dédommagement de 2,9 millions de dollars. L'avocat, Mark Weisen, fut mis en possession du dossier médical de Daniel Burton par l'hôpital et confirma que le jeune homme avait été inclus dans une étude faite sur des enfants nés avant terme, étude subventionnée par le Département américain de la Santé. Les docteurs étudiaient la possibilité d'aider ces enfants en leur insufflant de l'oxygène pur durant les premiers mois de leur existence.

En réalité, déclara Weisen, les fortes doses d'oxygène avaient entraîné la constriction des petits vaisseaux sanguins qui nourrissent les rétines, provoquant ainsi la cécité de Daniel.

* * *

L'*International Herald Tribune* du 2 novembre 1981 a publié un article de Philip J.Hilts du *Washington Post Service* dont le titre était : LES ETATS-UNIS ONT AIDÉ LE JAPON À CACHER DES EXPÉRIENCES MORTELLES PRATIQUÉES DURANT LA GUERRE (nous le reproduisons entièrement ci-dessous)

Washington - Durant la Seconde Guerre Mondiale, les Japonais se sont livrés à des expériences sur les armes biologiques, tuant près de 3.000 personnes parmi lesquelles des prisonniers de guerre américains. Selon un article paru dans le Bulletin of the Atomic Scientists, l'administration militaire américaine aurait passé un accord secret avec les Japonais pour cacher ces expériences. Selon l'auteur de l'article, les Américains auraient accepté la convention, comprenant des dispositions prévoyant l'immunité pour crimes de guerre en faveur des officiers japonais impliqués dans les expériences, afin que les Etats-Unis puissent profiter des résultats obtenus lors des recherches.

Les victimes furent utilisées comme cobayes et finalement tuées dans des expériences japonaises de guerre bactériologique, comprenant l'inoculation massive de bacilles de la peste, de l'anthrax et du virus de la variole. L'article poursuit : les Japonais utilisaient d'autres méthodes pour tuer, telles que l'irradiation, la perfusion totale, remplaçant le sang humain par celui de cheval, ou encore la dissection des victimes vivantes.

L'auteur, John Powell, cite une demi-douzaine de documents traitant de la convention secrète établie entre les responsables japonais et les autorités militaires américaines. Il déclara avoir obtenu du Département de la Défense de nombreux documents sur l'accord, les ayant demandés en invoquant la loi sur la liberté de l'information.

Comme le dit cet article, les rapports officiels démontrent que les Américains qui passèrent l'accord savaient que des soldats américains avaient péri lors des expériences, ce qui soulève «des questions gênantes sur le rôle qu'auraient alors joué de nombreux officiels américains haut placés.»

L'armée n'a fait aucun commentaire.

Il n'y a apparemment aucune estimation valable du nombre d'Américains victimes de ces expériences et on ne connaît pas leur nom. Mr Powell a estimé que les militaires ne voulaient soulever aucune question de ce genre de peur que toute l'affaire ne soit ébruitée.

D'anciens documents révèlent l'existence d'un programme japonais de guerre bactériologique très sophistiqué, ainsi qu'un grand nombre de décès dans les trois camps japonais où les recherches étaient faites, sous la direction du Lt. Général Ishii Shiro.

Un télégramme secret envoyé de Tokyo à Washington, le 6 mai 1947, transmit l'offre du Général Ishii de communiquer toutes les informations sur les expériences en échange d'une garantie d'immunité lors d'un éventuel procès pour crimes de guerre.

Toujours selon les documents cités par Mr Powell, les renseignements fournis par le Général Ishii auraient une «valeur inestimable» qui ne sauraient être obtenue d'aucune façon aux Etats-Unis «à cause des scrupules interdisant l'expérimentation humaine.» Les documents affirmaient également que ces renseignements étaient peu coûteux, «à peine une aumône, comparé au coût actuel» pour les Japonais qui avaient exécuté le travail.

Un mémorandum, rédigé plus tard par deux officiels américains, le Dr. Edward Wetter et H.I. Stubblefield, dit que le Général Ishii avait commencé la livraison du matériel désiré, comprenant des «échantillons choisis parmi 8.000 préparations de tissus prélevés lors d'autopsies d'être humains et d'animaux qui avaient été soumis aux essais de guerre bactériologique». Le mémorandum disait également : «un procès pour crimes de guerre révélerait l'ensemble des résultats à toutes les nations, il semble par conséquent que cette publicité doive être évitée dans l'intérêt de la protection et de la sécurité nationale des Etats-Unis.»

Il semble qu'un large éventail d'expériences ait été pratiqué sur les prisonniers. Dans certains cas, un prisonnier ayant été contaminé, la maladie suivait librement son cours durant un certain temps, puis le prisonnier était «sacrifié», afin de pratiquer une autopsie permettant de mesurer l'étendue des ravages causés par l'agent biologique.

Un rapport de décembre 1947, rédigé par le Docteur Ewdin V. Hill, directeur des sciences fondamentales à Camp Detrick (devenu Fort Detrick), relève la grande valeur des résultats obtenus par les expériences et dires des Japonais : «On espère que tout ennui sera évité aux personnes qui ont volontairement donné ces informations, et que tout sera fait pour éviter que celles-ci ne tombent en d'autres mains.»

Un autre mémorandum, émanant du Quartier Général américain de Tokyo, dit qu'accorder aux Japonais «l'immunité pour crime de guerre» offre l'avantage de permettre l'exploitation des 20 ans d'expérience du directeur, le Général Ishii, qui peut nous assurer la collaboration totale de ses anciens subordonnés.

* * *

Honte et échecs de la médecine a déjà exposé des cas de chercheurs américains et anglais ayant acheté dans les hôpitaux des fœtus fraîchement avortés, afin d'avoir des sujets humains vivants pour leurs expériences. Cette pratique n'a fait que s'étendre depuis lors, malgré la désapprobation exprimée par les milieux officiels. La nouvelle a filtré à présent que des fonds octroyés par le gouvernement américain ont financé de nombreuses expériences pratiquées sur des fœtus humains vivants achetés dans des hôpitaux finlandais. Pourquoi la Finlande ? Parce que, dans ce pays, l'avortement légal est autorisé jusqu'à cinq mois, et à cet âge de nombreux fœtus sont vivants et peuvent grandir dans des couveuses en attendant d'être vendus comme matériel de recherches.

Comme de coutume, seuls les médias qui se donnent pour tâche de faire connaître la honteuse vérité, plutôt que de la cacher, ont dénoncé l'affaire.

L'un deux, le *Globe* de Greenwich (Connecticut) du 19 août 1980, a fait paraître un article intitulé :

«Des bébés avortés sont maintenus en vie pour faire l'objet d'horribles expériences.»

Charles Lachmann, qui en est l'auteur, dénonce :

> Un hôpital finlandais a pratiqué des expériences atroces sur des fœtus humains vivants, avec l'aide financière du gouvernement américain.
>
> Le *Globe* a révélé que ces expériences révoltantes comprennent la décapitation et l'éventration des bébés, sans même une anesthésie préalable.
>
> Le journaliste hollandais, Hans Perukel, qui a enquêté à l'hôpital, déclare : «Les fœtus étaient achetés dans un hôpital d'Helsinki, avec un fonds de $12.000 fourni par le gouvernement américain.»
>
> Cet argent était transféré en Finlande par un scientifique américain, le Dr. Peter Adam de Cleveland, Ohio, qui avait obtenu un subside de $600.000 de l'Institut National américain de la Santé, à des fins de recherches sur des fœtus humains.
>
> Le Dr Adam est mort le mois dernier, à 44 ans, des suites d'une tumeur au cerveau. Sa veuve, Catherine King, pédiatre, a déclaré au *Globe* : «... que son mari avait rompu tout contact, depuis longtemps, avec ses collègues finlandais et que les fonds américains ne servaient plus au financement des recherches.»
>
> Elle affirma également que :
>
> «Le Dr. Adams avait, avant son décès, mis un terme à ses travaux sur des fœtus humains dans son propre laboratoire de Cleveland.»
>
> A l'origine, la Finlande fut choisie pour les expériences car ses lois sur l'avortement sont très libérales, autorisant celui-ci jusqu'à cinq mois. Beaucoup de fœtus survivent donc à l'opération. Les fœtus vivants de Helsinki étaient maintenus en vie dans des couveuses, puis transportés vers un hôpital de la cité portuaire de Turku pour y attendre leur horrible destin.
>
> Un infirmier des laboratoires de Turku raconte avoir assisté à une de ces expériences, pratiquée sous la direction d'un chercheur finlandais, le Dr. Martti Kekomaki. Dans un affreux dossier publié par le confrère du *Globe*, le *National Examiner* dit : «Ils prirent le fœtus et lui ouvrirent le ventre, disant qu'ils voulaient le foie. Ils sortirent le fœtus de la couveuse, il vivait encore, c'était un garçon. Il était normalement conformé, ayant mains, pieds, bouche et oreilles.
>
> Il secrétait même de l'urine.»
>
> Lors de l'éventration, le bébé n'était pas anesthésié. Prié de s'expliquer

Lors de l'éventration, le bébé n'était pas anesthésié. Prié de s'expliquer sur cette horreur, le Dr. Kekomaki répondit : «Un bébé avorté, n'est qu'un déchet.» Il déclara : «Ses chances de survie étaient infimes, pourquoi ne pas l'utiliser dans ce cas pour le bien de l'humanité ?»

Ainsi, le Dr. Kekomaki utilisait-il l'opium humanitaire que tous les vivisecteurs emploient pour justifier leurs assassinats et les souffrances qu'ils infligent. Selon le *Globe* :

Il prétendit avoir déjà sauvé des vies en grand nombre grâce à ces nouvelles méthodes. L'objectif de ces expériences est la découverte d'un procédé permettant de nourrir des prématurés avec un aliment à base de cervelle.

C'est pourquoi il décapite les fœtus afin d'extraire la cervelle et de la transformer en aliments ou en produits nutritifs. «Nous avons besoin de la cervelle et du foie des fœtus avortés si nous voulons aider les bébés prématurés». Il haussait les épaules à toute suggestion selon laquelle ses expériences pouvaient être cruelles et brutales.

L'article du *Globe* donne quelques informations complémentaires : le docteur américain, cité dans l'article ci-dessus, Peter Adam, qui s'était également livré à des expériences sur des fœtus humains vivants, était professeur de pédiatrie à l'Université de Case Western Reserve et directeur du service du métabolisme infantile à l'hôpital métropolitain de Cleveland : ce sont ces mêmes institutions qui ont permis au Dr. Robert White de se livrer à ses macabres et inutiles transplantations de têtes de singes. Il est évident que toute la dextérité et l'expérience de la chirurgie du cerveau, acquises par le Dr. White, ne lui ont été d'aucune utilité pour sauver le Dr. Adam de la mort qui est survenue à un âge assez jeune, 44 ans, et a été provoquée par une tumeur au cerveau.

PLUMER LES DÉSHÉRITÉS

Les plus pauvres parmi les pays sous-développés sont devenus, pour le Trust de la Pharmacie, les plus riches territoires à conquérir. En les faisant envahir par des hordes de vendeurs, superbement entraînés, déguisés en missionnaires de la santé et en trompant ou corrompant les autorités gouvernementales, le Trust parvient à écouler sur leurs marchés même les produits qui ont été interdits dans les pays occidentaux à cause des dangers qu'ils présentent. Quand le Trust n'arrive pas à ses fins, il n'hésite pas à recourir au chantage et même à la violence politique.

Le Chili en fournit un exemple type. Une commission médicale, nommée en 1972 par le Président Salvador Allende, lui-même médecin, était arrivée à la conclusion qu'il n'y avait pas plus de deux douzaines de produits pharmaceutiques ayant des propriétés thérapeutiques indiscutables — à peu près les mêmes que ceux en possession de n'importe quel médecin aux pieds nus chinois — et que la pharmacopée internationale devait être réduite en conséquence. Mais la plupart des médecins chiliens faisant partie du petit groupe qui voulait traduire ces conclusions en un programme d'application pratique, furent assassinés dans la semaine suivant la prise de pouvoir par la Junte qui, aidée par la CIA (ce que Washington a admis depuis), renversa le régime d'Allende le 11 septembre 1973.

Le résultat fut l'instauration d'une dictature beaucoup plus brutale, mais qui ouvrit largement la porte aux produits du commerce américain, en particulier aux produits de l'industrie chimique et, surtout, pharmaceutique.

Évidemment, jamais quiconque n'a pu fournir les preuves indiscutables que la CIA aurait trempé dans le meurtres de ces médecins chiliens qui s'opposaient à l'entrée du flot de médicaments américains. Personne, d'autre part, n'a jamais expliqué pourquoi, lors d'une révolution politique, tant de médecins avaient été tués et précisément ceux-là. Permettez-nous d'ajouter que l'assassinat serait bien dans les cordes de la CIA, dont le sigle a été ironiquement traduit par : «Center of International Assassination» (Centrale Internationale de l'assassinat).

Voici un passage révélateur puisé dans un article d'Anthony Lewis «The Price of Secrets» (Le prix des secrets), paru dans le *New-York Times* et l' *International Herald Tribune* du 22 août 1980 :

> L'outrecuidance de ses propres paroles a dû sans aucun doute embarrasser Kissinger quand il les a vues imprimées. Mais ce qu'il a déclaré lors d'une réunion du Comité des 40 était plus qu'une opinion personnelle. C'était le reflet de la politique dominante menée, des années durant, par la CIA et par la Maison Blanche : un empressement presque désinvolte à s'immiscer secrètement dans les affaires d'autres pays par le moyen des armes, de la finance et des *complots meurtriers*.

Le cas du Chili est loin d'être l'exception. Lorsqu'en 1978, le gouvernement du Sri-Lanka, à tendance socialiste, donnant suite à une recommandation faite par une commission médicale, s'apprêtait à réduire sévèrement la quantité de médicaments importés, l'ambassadeur américain menaça de supprimer l'aide alimentaire américaine, si une mesure de ce genre était prise.

* * *

Les reporters de la BBC, Ritchie Cogan, Sharon Banoff et Bill Breckon accumulèrent, en 1979, de nouveaux témoignages étonnants découlant d'une enquête internationale sur les «travailleurs de la santé», menée dans le cadre d'un programme de télévision intitulé «In Sickness and in Wealth» (Dans la maladie et dans l'opulence). Confortablement installés chez eux, les Anglais purent assister au déballage public de linge sale concernant les activités, soi-disant «éthiques», des multinationales. Ils virent les faces émaciées de nos semblables affamés, vivant dans les pays déshérités. Un milliard d'entre eux se voyait refuser le droit le plus élémentaire à la santé, alors que l'«Aide Internationale» coulait à flots chez eux, escortée par une nuée de vendeurs envoyés par les fabricants de médicaments. Au Sri-Lanka (Ceylan), sous le gouvernement Bandaranaike, un spécialiste en pharmacologie bien connu, le Professeur Seneca Bibilet, parvint, grâce à l'appui du gouvernement, à réduire le nombre de médicaments de quelques milliers à une centaine. 34 produits (sans appellation contrôlée) étaient considérés comme devant suffire à combattre les maladies les plus graves et le pays, économiquement affaibli, avait l'intention d'importer les substances de base à l'état brut, afin de produire à meilleur marché ce dont il avait besoin. Une forte opposition à ce plan vint de la firme américaine Pfizer qui avait une succursale au Sri-Lanka. Lorsqu'une épidémie de choléra se déclara et que Pfizer freina la production de Tétracycline, jugée efficace contre la maladie, le gouvernement menaça de nationaliser la compagnie. L'ambassadeur américain réagit promptement et menaça de bloquer l'envoi d'aide alimentaire américaine, désespérément nécessaire, si cette mesure venait à être appliquée. Le programme de réforme de Bibilet au sujet des 34 produits dut également être abandonné.

Les socialistes furent peu après expulsés du gouvernement et le capitalisme vint au pouvoir. Un délégué de la Sterling Winthrop (Groupe Rockefeller), fabricant de produits pharmaceutiques, fit, sans tarder, paraître une annonce publicitaire dans le *Family Doctor*, la principale publication médicale du pays :

«Bienvenue au retour des médicaments à appellation contrôlée... La saine et vigoureuse concurrence qui doit suivre profitera certainement aux malades...» (sic !)

Un médecin du Sri-Lanka, participant au programme de la BBC, fit des commentaires amers sur les vendeurs de médicaments étrangers. L'un d'entre eux voulait l'inciter à recommander un stéroïde-anabolisant liquide pour enfants. Le produit, appelé Winstrol, devait «favoriser la croissance» et, n'ayant aucun effet secondaire, il pouvait être obtenu sans ordonnance. Mais ce médicament pouvait provoquer un changement de sexe chez les enfants. Produit par la filiale de Sterling Winthrop au Sri-Lanka, il se vendait bien, mais s'il peut — apparemment — provoquer un changement de sexe, il est impossible de prédire quels autres dommages il peut entraîner à la longue pour l'organisme. Comme la publicité le recommande pour la croissance, il est clair que cela sous-entend une utilisation prolongée. La direction américaine de Winthrop a décliné toute interview à ce sujet.

Un guide appelé *Mims*, publié tous les mois par l'Industrie Pharmaceutique anglaise, cite les contre-indications et les effets secondaires des médicaments mis sur le marché. Mais l'édition du *Mims* destinée au Continent Africain mentionne les noms de produits abandonnés en Occident et préconise des doses supérieures à celles prescrites pour rester dans les limites de la sécurité. Il est clair que les pauvres victimes d'effets secondaires, résidant dans des contrées lointaines, n'auront pas les moyens d'intenter des procès.

Le chiffre des ventes de médicaments en Tanzanie a été qualifié d'inimaginable. Tant d'argent y est dépensé pour des produits pharmaceutiques que les mesures nécessaires à la prévention des maladies sont *gelées*. Hôpitaux et cliniques ferment leurs portes par manque de fonds. Alors que des fortunes sont dépensées pour la publicité en faveur de médicaments lucratifs, source de maladies, rien n'est fait pour attaquer le mal à la base ; régimes alimentaires déficients, eaux polluées, manque d'hygiène. La prévention ne rapporte rien.

Le Bangladesh, dé crit comme «le plus pauvre parmi les pauvres», est un pays fertile où on cultive des légumes frais. Malgré cela, un quart des dépenses du pays est consacré à l'achat de vitamines synthétiques qui peuvent signifier un arrêt de mort pour beaucoup d'enfants. En ville, le pharmacien qui a reçu la visite des vendeurs occidentaux de médicaments, vend des produits à ceux qui ne peuvent se les payer et à qui on n'a pas exposé les dangers inhérents.

Un combiné d'antibiotiques (streptomycine+pénicilline), appelé

Combiotic, est vendu par une firme anglo-américaine. Il est bon pour tout, même pour de petites égratignures ! Cependant, il est des plus toxiques (pour les oreilles et les reins) et de plus très dangereux pour ceux qui sont prédisposés à la tuberculose. Interdit depuis une dizaine d'années aux Etats-Unis, il est fabriqué au Bangladesh par la firme américaine Pfizer.

Le seul espoir de protection contre ce genre d'exploitation est à présent entre les mains d'hommes et de femmes dévoués, réunis en petits groupes de novateurs qui ont créé des services médicaux assurés par des volontaires. Ayant reçu une instruction médicale et appliquant les méthodes des médecins aux pieds nus chinois, ils tentent de soigner les populations rurales avec des produits simples à base de plantes, se démarquant ainsi de l'exploitation à laquelle se livrent les fabricants de médicaments. Ils doivent cependant vaincre les superstitions des populations primitives qui ont été conditionnées, tout autant que la majorité des Occidentaux, à avoir une croyance aveugle, irréfléchie, quasi religieuse dans les pouvoirs miraculeux de la Médecine Moderne et de ses Grands Prêtres, les médecins, mystérieux dépositaires de toute l'expérience et de toutes les connaissances se rapportant à la santé physique et morale.

Alors que le monde occidental se rend très lentement compte de la sursaturation de médicaments et des ravages qu'ils entraînent, le flot de pilules et de potions rivales déferle sans interruption sur les pays du Tiers Monde, qui ont, moins que quiconque, les moyens de se les payer et dont les populations peu instruites sont des proies faciles pour cette exploitation, favorisée par des dirigeants locaux ignorants ou corrompus.

Un mot de «Mother Jones»

Mother Jones est une revue américaine d'une importance capitale pour quiconque s'intéresse à la vérité en général et aux activités criminelles du Trust International de la Chimie et de la Pharmacie en particulier. Sa diffusion est donc faible, la plupart des débouchés d'importance nationale ou internationale lui étant interdits.

Pour commencer, il est conseillé au lecteur de demander son numéro de novembre 1979, réimprimé depuis et intitulé : «The Corporate Crime of the Century» (Le Crime organisé du Siècle). Il y trouvera des faits qu'il n'a jamais pu lire dans le *New-York Times*, le Magazine *Time*, le *Reader's Digest* et autres. Le numéro dénonce surtout les techniques de ventes massives des Trusts — comment ses membres vendent d'innombrables produits, interdits dans les pays d'origine, aux populations peu instruites des pays sous-développés, ou bien omettent sciemment les mises en garde que les fabricants sont tenus d'ajouter aux emballages des produits vendus dans leur propre pays.

Voici plusieurs années, des preuves écrasantes furent découvertes par le Dr. Milton Silvermann, Maître de Conférences de pharmacologie à l'Université du Centre Médical de Californie à San Francisco, preuves qui n'eurent que peu d'échos. Avec deux associés, il compara la façon dont certains médicaments, soumis à prescription, étaient présentés à des médecins des Etats-Unis et à des médecins d'Amérique Latine, terre de prédilection pour les intérêts du Trust de la Pharmacie. Voici quelques exemples puisés dans son étude :

Tetracycline : antibiotique utilisé contre diverses infections, produit par les Laboratoires Lederle. Aux U.S.A : *Effets secondaires* : «vomissements, diarrhée, nausées, dérangements stomacaux, éruptions, empoisonnement des reins, peut intoxiquer le fœtus». En Amérique Centrale et en Argentine ; *effets secondaires indiqués* : aucun.

Ovulen : pilule contraceptive, fabriquée par G.D. Searle Co. Aux USA : *effets secondaires* : «Nausées, alopécie, ictère, hypertension.» Au Brésil et en Argentine ; *effets secondaires indiqués* : aucun.

Imipramime : antidépressif fabriqué par Ciba-Geigy. Aux U.S.A : *effets secondaires* : «Hypertension, attaques cardiaques, pertes d'équilibre, hallucinations, insomnies, engourdissements, troubles de la vue, constipation, démangeaisons, nausées, vomissements, pertes d'appétit, diarrhées, sudations». En Amérique Centrale, au Brésil et en Argentine ; *effets secondaires indiqués* : aucun.

Tout ce qui précède et beaucoup d'autres informations du même genre, proviennent du *The Physician's Desk Reference* — le manuel classique des médecins américains, contenant les renseignements fournis par les fabricants de médicaments sur leurs produits — et d'autres manuels du même genre publiés à l'étranger.

Ainsi se poursuit le génocide des pays «sous-développés» par les industries de médicaments installées dans les pays «civilisés».

Un message du Pape Jean-Paul II

Durant son voyage en Afrique, en mai 1980, s'adressant à des diplomates et à des étudiants à Khinshasa au Zaïre, le Pape incita ses auditeurs à être «d'honnêtes citoyens», décochant en même temps des traits aux forces occultes qui les dominent ainsi que le restant du Tiers Monde :

«Ce continent est la victime d'aides venant à la fois de l'intérieur et de l'étranger, et qui sont subordonnées à certaines conditions.» (*Corriere della Sera*, 5 mai 1980).

Une personnalité comme le Pape dont chaque parole est analysée, interprétée et diffusée de par le monde entier, doit être diplomate et ne peut se permettre de citer des noms. Des individus obscurs et indépendants, comme feu Morris Bealle et l'auteur de ces lignes, le peuvent. Quelles peuvent bien être ces forces occultes qui accordent «une aide subordonnée à certaines conditions» ? Manifestement, le Pape Jean Paul II pensait au tout puissant Trust de la Pharmacie qui, du Centre Rockefeller, dirige la politique étrangère américaine et renverse les gouvernements démocratiques s'ils refusent d'ouvrir toutes grandes les portes de leur pays au flot de produits américains qu'il faut surpayer, alors que ce même Trust de la Pharmacie soutient les régimes dictatoriaux qui lui sont favorables par le biais de la CIA.

QUATRIÈME PARTIE

LE POUVOIR

L'HISTOIRE DES MEDICAMENTS

Dans les années 30, Morris A. Bealle, ex-rédacteur en chef de l'ancien *Washington Times and Herald*, dirigeait un journal local dans un chef-lieu de Comté du Maryland. Chaque semaine, la compagnie locale d'électricité lui achetait un quart de page pour sa publicité. Cette rentrée ôtait à Bealle une bonne partie de soucis qui pesaient sur ses épaules au moment de l'échéance des factures. Mais, un jour, le journal prit fait et cause pour certain de ses lecteurs ayant à se plaindre des prestations de la compagnie d'électricité.

L'édition était à peine sortie depuis quelques heures que le téléphone sonna et que Morris Bealle encaissa la pire engueulade de sa vie de la part de l'agence de publicité s'occupant des affaires de la compagnie en question. Il fut averti qu'un autre «faux pas» entraînerait l'annulation immédiate du contrat de publicité, *ainsi que de ceux de la compagnie du gaz et du téléphone*. C'est alors que les yeux de Bealle s'ouvrirent sur la signification «presse libre» et qu'il décida de se retirer du journalisme.

Il finit par vendre son journal au meilleur prix possible, essuyant évidemment une très grosse perte. Appartenant à la bourgeoisie terrienne du Maryland, il pouvait se permettre ce geste, ce qui n'est pas le cas de tous les directeurs de journaux. Bealle mit son expérience professionnelle à profit pour étudier en profondeur ce qu'était réellement la liberté de la presse au Pays des Hommes Libres et dans la Patrie des Braves (dans l'hymne national). Il en tira un brillant exposé : *The Super Drug Story* (intitulé aussi *The Drug Story* et *The New Drug Story*). Il ne parvint pas à le faire publier jusqu'au moment où il fonda, en 1949, sa propre maison d'édition, la Columbia Publishing Company, installée à Washington. Bien que son livre ait été un des plus importants parus aux U.S.A, il n'a jamais été accepté par les grandes librairies pas plus qu'il n'a été cité par un seul des journaux qui font la loi, en ce qui concerne les listes des best-sellers dans le pays. De toute façon, au moment de la rédaction du présent livre, celui de Bealle en est à sa 33ème édition chez un autre éditeur, la *Biworld Publishers* à Orem (Utah).

Bealle, décédé dans les années 1970 à l'âge de 81 ans, était obligé d'utiliser l'envoi direct par la poste pour la vente de son ouvrage, la plupart des moyens publicitaires lui étant interdits. Les extraits suivants de son *Drug Story*, légèrement condensés, expliquent pourquoi son message a été — et est encore aujourd'hui — inexorablement persécuté par le Pouvoir en place, Bealle écrivait :

> Il y a trente ans, la Standard Oil Company fut impressionnée par les techniques de vente des entreprises de charcuterie qui utilisaient, apprêtaient et vendaient chaque partie du cochon, sauf ses cris. Son département d'études des ventes remonta jusqu'aux environs de 1860 quand «Old Bill» Rockefeller, papa itinérant de John D. (premier) et marchand forain de spécialités pharmaceutiques, refilait des flacons de pétrole brut aux paysans naïfs, leur faisant croire que c'était un traitement contre le cancer.
>
> «Old Bill» appelait son pétrole en flacon *Nujol* (New Oil - nouvelle huile) et le vendait aux cancéreux et à ceux à qui il réussissait à insuffler la crainte de le devenir. Pour les chercheurs du service d'études des ventes, ce système sembla excellent. Le pharmacien paye environ 21 Cents un flacon contenant 6 onces (30 grammes) de Nujol, qui coûte 0,20 Cent à la Standard Oil. Au lieu de l'appeler «cure contre le cancer», ils l'ont baptisé «cure contre la constipation».
>
> Peu après sa commercialisation, les médecins découvrirent que le nouveau Nujol était nocif. Il éliminait les vitamines liposolubles du corps et provoquait de graves maladies par carence. La Standard Oil lutta contre la chute des ventes en ajoutant du carotène au Nujol, affirmant parer ainsi à ces carences. Les médecins ne sont toutefois pas d'accord.
>
> Le Sénateur Royal S. Coperland de New York avait l'habitude, quelques années avant sa mort, d'installer un émetteur radio aux frais des contribuables américains dans son bureau du Sénat à Washington et de faire de la publicité pour ce produit poisseux, ce qui lui rapportait 75.000 dollars par an.
>
> Aujourd'hui, le Nujol est fabriqué par la société Stanco, figurant dans le Moody's Manual comme une des nombreuses filiales de la Standard Oil Company. Les faramineux bénéfices produits par le Nujol amenèrent inévi-

tablement le plus grand et le plus impitoyable des Cartels industriels américains, l'Empire Rockefeller, à ajouter promptement la vente de produits pharmaceutiques à son vaste éventail de productions et de ventes. Ce n'est, cependant, qu'en 1939 que le Trust de la Pharmacie vit le jour et que les profits engrangés commencèrent leur prodigieuse ascension pour atteindre des sommets gigantesques se chiffrant annuellement à $10.000.000.000 puant la mort. (chiffres de 1948 - H.R.)

Raconter comment le Trust américain de la Pharmacie fut conçu en collaboration avec son pendant allemand constitue presque un roman. Lorsque Hitler entreprit la planification de son Reich de 1.000 ans, ceux qui étaient au pouvoir en Allemagne ignoraient que les politiciens américains se préparaient à résoudre leur problème aigu de l'emploi en nous forçant à entrer dans la seconde guerre mondiale pour, une fois de plus, sauver la peau de l'Angleterre et le pétrole de Rockefeller. Mais ils ne prirent aucun risque.

Le grand trust allemand des colorants, l'IG Farbenindustrie, bénéficiait d'un monopole absolu sur tous les produits chimiques fabriqués en Allemagne. L'IG allemande fit alliance avec la Standard Oil américaine pour contrôler tous les brevets importants.

C'est ainsi que lorsqu'il devint clair, en 1939, que l'Allemagne allait devenir impopulaire aux Etats-Unis, la Standard Oil aida le Reich de Hitler à protéger les holdings pharmaco-chimiques allemands implantés en Amérique. L'IG américaine était née. La Standard Oil prit une participation de 15 % dans le nouveau Trust germano-américain. Parmi les directeurs de cette compagnie servant de couverture figuraient Walter Teagle (Président de la Standard Oil), Paul Warburg (homme de paille de Roosevelt et Rockfeller) et Edsel Ford. Lors d'une enquête menée peu après par la «Securities & Exchange Commission Investigation» (Commission sur les valeurs et les échanges), Teagle nia tout lien avec les 500.000 actions de la nouvelle compagnie délivrées à son nom, prétendant les détenir comme mandataire pour quelqu'un d'autre. Lorsqu'on lui demanda de citer le nom de cette personne, il déclara mielleusement ne pas la connaître, bien qu'il fût sous serment. Tout le monde savait qu'il s'agissait soit d'un membre du clan Rockefeller, soit de la Standard Oil.

Peu après l'attaque de Pearl Harbor (7.12.1941), l'IG Farben américaine décida de camoufler, avec l'aide de la Standard Oil, son origine allemande et ses sympathies pour ce pays. Elle changea sa raison sociale pour devenir la General Aniline and Film Corporation, ayant racheté un nombre non révélé d'actions de diverses grandes firmes américaines, dont Scherring & Co, Monsanto Chemical, Dow Chemical, Standard Oil New Jersey - Standard Oil Indiana - Standard Oil California et la compagnie DuPont. Elle reprit en bloc la firme privée Hoffman-Laroche.

Lorsque les fantassins américains se battant en Allemagne pénétrèrent dans la ville industrielle de Francfort, ils furent stupéfaits de constater que tous les bâtiments et l'énorme usine de l'IG Farben allemande étaient intacts. Les aviateurs américains, capables de placer leurs bombes sur un mouchoir de poche, avaient démoli tous les autres bâtiments de la ville.

Les pilotes américains, qui enragèrent lorsqu'ils reçurent l'ordre de ne pas toucher la plus grande cible de Francfort, n'ont jamais accepté l'explication boiteuse qui leur était donnée par le quartier-général. Explication disant que cet objectif de première importance ne pouvait être détruit car les forces américaines auraient besoin de «locaux administratifs» quand elles occuperaient la ville...

APERÇU DE LA PARTIE FINANCIÈRE

Morris Bealle écrit :

Une société dont les bénéfices se montent à 6 % du capital investi est une affaire dont on peut dire qu'elle est rentable.

La société Sterling Drug, principal holding parmi les 68 filiales de l'Empire Rockefeller de la pharmacie, a enregistré en 1961 un bénéfice de $23.463.719, déduction faite des impôts, les avoirs nets s'élevant à $43.108.106, donc 54 % de bénéfices.

Une autre société contrôlée par Rockefeller, la Squibb, a fait, en 1945, non pas 6 % de bénéfices, mais 576 %, calculés sur la valeur actuelle de ses avoirs. Ces bénéfices furent réalisés durant les juteuses années de guerre quand les Services médicaux de l'Armée et de la Marine ne se contentaient pas seulement de favoriser les intérêts du Trust de la Pharmacie, mais injectaient également les poisons du Trust dans les veines de nos soldats, marins et commandos, jusqu'à un total de plus de 200 millions d'injections.

Est-il étonnant que les Rockefeller et leurs valets de l'Administration des Médicaments et de l'Alimentation, du Service Public Américain de la Santé, du Service Médical de l'Armée et de la Marine, de même que des milliers de fonctionnaires de la Santé, répartis sur tout le territoire, soient de connivence pour saboter toute forme de thérapeutique refusant le recours aux médicaments ?

Le dernier rapport annuel de la Fondation Rockefeller donne la liste détaillée des dons octroyés aux instituts d'enseignement et aux services publics pour les 44 années écoulées : ils dépassent quelque peu le demi-milliard de dollars. Il est évident que ces instituts enseignent à leurs étudiants toute la science du médicament, telle que les fabricants de produits pharmaceutiques du Groupe Rockefeller veulent qu'elle soit enseignée. S'ils ne le faisaient pas, ils ne recevraient plus rien, comme la trentaine d'établissements bizarres dont l'enseignement ignore les médicaments et qui ne reçoivent pas un sou.

L'Université de Harvard, avec sa toile de fond aristocratique et son école de médecine tant vantée, a reçu $8.764.433 des fonds du Trust de la Pharmacie. L'Université de Yale en a obtenu $7.927.800, l'Université Johns Hopkins $10.418.531, l'Université de Stanford $947.105, l'Université Washington de Saint-Louis $2.842.132, l'Université Columbia de New-York $5.424.371, l'Université Cornell $1.709.072, etc. etc.

Pendant que ces sommes fabuleuses étaient «distribuées» aux établissements faisant la propagande pour la pharmacie, les entreprises commerciales des Rockefeller s'étendaient, tissant une toile d'araignée de dimensions mondiales, que personne ne pourra un jour entièrement examiner de près. Il y a 30 ans, elle était déjà tellement grande que Bealle pouvait écrire :

> Il a été prouvé depuis longtemps que les intérêts du groupe Rockefeller ont créé, développé et étendu le plus vaste empire industriel jamais conçu par l'homme. La Standard Oil est évidemment l'industrie de base sur laquelle l'ensemble des autres a été érigé. L'histoire du vieux John D., le plus impitoyable pirate de tous les temps, est bien connue.
>
> La clé de voûte de ce gigantesque empire industriel est la Chase National Bank avec ses 27 filiales de New York City et ses 21 autres installées à l'étranger. (Elle s'appelle à présent la Chase Manhattan Bank, ayant plus de 200 filiales aux Etats-Unis et à l'étranger. — H.R.)
>
> Parmi ses établissements, ceux qui s'occupent des produits pharmaceutiques ne sont pas les moindres. Les Rockefeller possèdent le plus grand cartel de firmes pharmaceutiques du monde et ils se servent des intérêts qu'ils ont dans d'autres affaires pour exercer des pressions de manière à augmenter la vente de médicaments.
>
> Que la majeure partie des 12.000 divers produits commercialisés soit nocive, ne présente pas le moindre intérêt pour le Trust de la Pharmacie...

Il n'est donc pas surprenant que «La Maison» ait des hommes à elle infiltrés dans toutes les organisations fédérales s'occupant de la santé. Ceci explique pourquoi c'est seulement la thérapeutique à base de médicaments chimiques qui est acceptée par tous les services gouvernementaux. Alors que des milliers de personnes ont un naturopathe, un chiropracteur ou un ostéopathe comme médecin de famille, cela n'est pas pris en considération quand un garçon est appelé sous les drapeaux et désigné pour telle ou telle armée. Les patients des médecins qui ne prescrivent pas de médicaments n'en achètent pas. Et des milliers de médicaments lucratifs n'attendent que le moment d'être vendus rapidement.

Bealle poursuit :

Comme les industries de Rockefeller doivent vendre tous ces produits, il était tout naturel — la nature humaine et l'âpreté au gain étant ce qu'elles sont — que la Fondation Rockefeller se soit transformée en un appareil permettant «d'inculquer» l'utilisation massive des médicaments aux futurs médecins.

La Fondation Rockefeller fut portée sur les fonts baptismaux en 1904, sous le nom de General Education Fund (Fonds pour l'enseignement général). Une organisation, appelée Rockefeller Foundation, ostensiblement créée pour compléter l'Education Fund, fut fondée en 1910 et une demande de statuts fut introduite auprès du Congrès.

Le Sénateur Nelson du Colorado eut vent de quelque chose car la malhonnêteté commise par les Rockefeller dans les charbonnages du Colorado avaient laissé comme une odeur infecte qui empuantissait les narines des honnêtes citoyens de cet état. Lorsqu'il révéla que la future Fondation disposait d'un budget de propagande de $100.000.000, le Président Taft fit le nécessaire pour que la demande de statuts soit rejetée par le Congrès.

Durant trois années, le groupe Rockefeller fit le siège de nos institutions législatives nationales, afin d'obtenir ces statuts et un cachet de respectabilité officielle. Année après année, le Congrès le débouta.

Il abandonna tout espoir de ce côté et fit ce qu'il y avait de mieux à faire. Il obtint du corps législatif de l'état de New-York qu'il accorde une charte de statuts le 14 mai 1913, grâce «aux bons offices» de celui qui était à l'époque Sénateur de cet état, Robert F. Wagner. (Avec l'aide financière et avec l'appui politique des Rockefeller, cet idéologue d'origine allemande devint par la suite Sénateur des Etats-Unis).

Ainsi, les décors pour «l'éducation» de la population américaine étaient plantés avec l'objectif de transformer cette population en une masse asservie aux médicaments grâce, au début, à l'aide des écoles, puis de la publicité directe et, enfin, dernière chose mais non la moindre grâce à l'influence qu'ont sur les médias les bénéfices apportés par la publicité.

Une compilation des numéros de l'*Advertising Age* a fait ressortir, qu'en 1948 déjà, les firmes les plus importantes avaient dépensé en publicité dans les journaux, les magazines et à la radio, un total de $1.104.224.374, au moment où un dollar valait encore un dollar. De cette somme astronomique, les intérêts interconnectés Rockefeller-Morgan (devenus entièrement Rockefeller après le décès de Morgan) contrôlaient environ les 80 % et utilisaient ces fonds pour manipuler l'information du public sur la santé et sur ce qui se rapporte aux médicaments, à l'époque comme de nos jours.

Quiconque tente de faire passer au niveau des médias des nouvelles indépendantes contraires aux intérêts du Trust de la Pharmacie, se retrouvera, tôt ou tard, devant un mur infranchissable. Ce fut le cas pour de nombreuses informations concernant un grand nombre de cas de cancers guéris, déjà cités dans un autre chapitre ; et je relaterai plus tard quelques autres faits à l'échelon international. La description faite par Bealle de la situation qui règne aux Etats-Unis reflète parfaitement ce qui se passe dans la plupart des pays industrialisés du monde, entre autres l'Allemagne, la Suisse, la Grande-Bretagne et la France.

Pour de grandes firmes de publicité, il est non seulement aisé d'imposer aux médias les nouvelles qu'elles veulent faire diffuser, mais également de bloquer celles qu'elles ne veulent pas voir rendues publiques. Un relevé, fait en 1978 et portant sur les sept années précédentes par le *Columbia Journalism Review*, n'a pas découvert un seul article de grande portée exposant les dangers du tabac qui ait été publié par quelque grand magazine que ce soit, acceptant la publicité pour les cigarettes. Cela explique le fait que vous n'ayez jamais trouvé, dans aucun grand journal américain ou européen, un seul article important dénonçant, en toute franchise, la folie médicale des méthodes de recherche basées sur la vivisection.

LA CENSURE EXERCEE PAR LE TRUST DE LA PHARMACIE

Même les journaux les moins engagés dépendent, pour leurs nouvelles nationales, de leurs associations de presse. Un rédacteur en chef n'a aucune raison de suspecter qu'une information transmise par l'*Associated Press*, la *United Press* ou l'*International New Service* puisse avoir été censurée lorsqu'elle se rapporte à des questions de santé.

Et c'est cependant chose courante. Selon Morris Bealle, lorsque son livre sortit pour la première fois, vers la fin des années 40, le Trust de la Pharmacie avait un de ses directeurs au conseil d'administration de l'*Associated Press*. Le Directeur en question de la Fondation Rockefeller n'était autre qu'Arthur Hays Sulzberger, propriétaire du *New York Times*, et, par conséquent, l'un des plus puissants administrateurs de l'Associated Press.

Il était donc facile au Trust Rockefeller de persuader le rédacteur du département des sciences de l'*Associated Press* d'adopter une politique interdisant la sortie d'un article qui n'aurait pas été agréé par le censeur du Trust de la Pharmacie. Il est évident que ce censeur n'approuvera aucun article pouvant, d'une manière quelconque, nuire à la vente des médicaments.

Le *Journal of the American Medical Association* (JAMA), l'organe de l'association des médecins des Etats-Unis (AMA), s'était vanté, le 20 janvier 1940, du fait que l'*United Press* avait été persuadée de faire circuler une directive ordonnant que tous les articles concernant les traitements et la santé soient «examinés» à son bureau de New York par des rédacteurs «scientifiques». Assez ironiquement, ces soi-disant rédacteurs scientifiques acceptèrent Morris Fishbein, dictateur de l'AMA et éditeur de JAMA, comme expert en questions médicales.

Les archives prouvent, cependant, que cet «expert» n'avait jamais pratiqué la médecine un seul jour de sa vie et qu'il n'avait pas été capable d'obtenir 48/100 en anatomie lorsqu'il tenta de passer un examen de médecine devant le jury officiel de l'état.

Parlons à présent du dernier membre du triumvirat qui monopolise l'information américaine, l'*International News Service* de feu William Randolph Hearst.

Il avait été, dans le passé, un éditeur farouchement indépendant jusqu'en 1932, l'année de la Dépression, où son grand empire journalistique fut au bord de la faillite et que la Chase National Bank de Rockefeller reprit de nombreux prêts qui lui avaient été consentis, sans compter une dette de $25.000.000 à l'égard de l' International Power and Paper qui était arrivée à échéance et que W. R. Hearst n'avait pas payée.

Grâce à son nom, Hearst reçut le titre de rédacteur en chef avec un salaire annuel de $100.000 (comparés à ses 5 millions d'antan) et il fut autorisé à diriger comme il voulait l'orientation des articles du groupe de presse, *à condition de ne pas s'opposer aux intérêts des Rockefeller*.

Pour flatter son orgueil démesuré, une concession lui fut faite ainsi qu'à sa petite amie, la célèbre star de cinéma Marion Davis : Hearst avait la permission de hurler, de tempêter et d'enrager contre la cruauté de la vivisection, mais pas contre son inutilité, ni contre les troubles causés chez l'homme par l'administration de sérums et d'autres thérapeutiques.

Cela permet d'établir la collusion existant entre les associations de presse et le Trust Rockefeller de la Pharmacie. Cela explique également les nombreuses histoires inventées au sujet de sérums et autres guérisons par la médecine de même que la fameuse découverte imminente dans le traitement du cancer qui apparaissent cyniquement sur les dépêches diffusées à tous les quotidiens d'Amérique et de l'étranger.

Le Docteur Emmanuel M. Josephson, que le Trust de la Pharmacie n'a jamais réussi à intimider malgré ses nombreuses tentatives, a montré que l'Association Nationale des écrivains scientifiques avait été «persuadée» d'inclure la baliverne suivante dans son code d'éthique : «Les rédacteurs scientifiques sont incapables d'émettre un avis sur le contenu des découvertes médicales et scientifiques. Par conséquent, ils ne doivent signaler que les «découvertes» approuvées par les autorités médicales ou celles soumises à un groupe d'hommes de science.»

Comme le médico-politicien Morris Fishbein, qui ne savait même pas localiser la moitié des os, des organes, des tissus et des membranes du corps humain, avait rang «d'expert principal», le caractère ridicule de ce code est des plus clairs. Et, comme ce sont les intérêts financiers du Trust de la Pharmacie qui sont en jeu et non la réalité médicale, la situation n'a pas évolué depuis le décès de Fishbein, il y a quelques années.

Les journaux continuent donc à être gavés constamment de propagande louant les médicaments et leur soi-disant efficacité, bien qu'en 1978 — et rien qu'aux Etats-Unis — près d'un million et demi de personnes se soient retrouvées dans les hôpitaux à cause des effets secondaires de ces médicaments et malgré les témoignages constants de médecins intelligents et courageux, affirmant que la majorité des produits pharmaceutiques offerts au public sont inefficaces et/ou dangereux.

La vérité sur les guérisons sans médicaments est éludée, à moins que le censeur ne trouve un intérêt quelconque à la déformer. Vous ne lirez jamais quoi que ce soit dans les journaux influents à grand tirage, sur les guérisons réalisées par des chiropracteurs, des naturopathes, des ostéopathes, des guérisseurs ou des médecins qui savent utiliser leur matière grise.

Pour inculquer l'idéologie du médicament chimique, il est nécessaire d'enseigner que la Nature ne savait pas ce qu'elle faisait lorsqu'elle créa le corps humain. Mais les statistiques établies par le Bureau de l' Enfance de l'Agence Fédérale de Sécurité montrent que la santé de la Nation Américaine, et tout particulièrement celle des enfants, s'est détériorée à une vitesse vertigineuse à partir du moment où le Trust de la Pharmacie a déclenché sa campagne tous azimuts pour l'administration de médicaments, de vaccins et de sérums aux êtres humains. A présent, les enfants reçoivent des «piqûres» contre ceci et contre cela, alors que la seule protection que la science connaisse, n'est autre qu'un sang sain, que seuls peuvent procurer un air pur et des aliments naturels. Ce qui signifie : uniquement par des moyens simples et *bon marché*, et c'est justement cela qui ne plaît pas au Trust de la Pharmacie.

L'organisation du Trust de la Pharmacie n'a pas oublié les grandes écoles et les universités, et consacre tous ses efforts à la production de robots instruits, ayant déjà subi le lavage de cerveau organisé par la Maison Rockefeller. À l'époque où Morris Bealle rédigea un autre de ses ouvrages, en 1959, Henry M. Wriston était le soi-disant Président du Conseil des Relations Extérieures ; mais, en réalité, il présidait l'Université Brown ; Robert G. Sproul présidait l'Université de Californie : Thomas I. Parkinson était administrateur à la fois de celle de Columbia et de Pennsylvanie ; Harold Stassen était un ex-président de l'Université de Pennsylvanie ; Frederick W. Ecker était administrateur de celle de Cornell ; Arthur H. Sulzberger (éditeur du *New York Times* à la dévotion de Rockefeller) était administrateur de celle de Columbia ; Percy J. Ebbot de celle d'Oberlin et Georges W. Burpee de celle de Bowdoin. John D. Rockefller III était administrateur de Princeton et son frère David Rockefeller (directeur de la Chase Manhattan Bank jusqu'en 1981) était administrateur des Universités de Harvard et de Chicago. Parmi les autres membres du Conseil d'Administration de Harvard, on retrouve des durs du groupe Rockefeller comme Arthur A. Houghton, Clarence Dillon, Arthur W. Page et Thomas S. Lamont, pour n'en citer que quelques uns. Tous étaient tenus, comme leurs successeurs le sont aujourd'hui, de défendre la grotesque doctrine de l'expérimentation sur les animaux de Claude Bernard, qui est née au début du siècle dernier, et de la soutenir comme l'unique et définitive solution à tous les «problèmes» médicaux, problèmes que cette espèce de pseudorecherche ne fait que multiplier et aggraver, assurant ainsi la croissance régulière et constante des bénéfices du Trust de la Pharmacie.

Peut-être ne peut-on reprocher à un président d'Université d'accepter d'énormes sommes destinées à des «buts éducatifs». D'autre part, des présidents malins — ou honnêtes — auraient pu essayer de voir ce qui se cache derrière les cadeaux d'un John D. Rockefeller, qui est connu pour n'avoir jamais donné un sou sans en avoir escompté en retour de gros bénéfices. Ils auraient découvert que la Fondation Rockefeller n'a jamais donné un dollar à des facultés n'incluant pas l'étude des médicaments chimiques dans leur programme et dont les élèves réussissent chaque jour des guérisons que la médecine officielle estime impossible à réaliser parce qu'elle est bâillonnée et pleine de préjugés.

Ces présidents d'Universités découvriraient probablement que la Fondation Rockefeller fait du battage pour un emploi abusif des médicaments, tout en prétendant se dévouer à la philanthropie. Ils découvriraient aussi que l'Institut Rockefeller de New York, doté d'un capital de 50.000.000 de dollars en 1948, et beaucoup plus riche actuellement, fait partie du Trust de la Pharmacie dont les bénéfices fantastiques ne font que monter en flèche, parallèlement au coût ascendant des «soins de santé» qui gonfle le déficit économique de la nation.

Mais s'ils venaient à découvrir le pot aux roses, ils ne pourraient pas dénoncer les coupables, pas plus que le Pape ne l'a pu, ni préserver leur emploi ... ou même leur vie.

«AMA» ET «FDA»

Lorsque, il y a pas mal d'années de cela, une bonne loi qui protégeait le public américain contre les aliments avariés et les médicaments dangereux fut adoptée, le Trust de la Pharmacie n'attendit pas longtemps pour jeter son grappin sur l'organisme fédéral chargé de faire respecter cette loi.

Ce service, connu actuellement sous le nom de Food and Drug Administration (FDA) (Administration de l'Alimentation et des Médicaments) poursuit de temps à autre des profiteurs qui méritent bien d'être traînés en justice, mais, comme Morris Bealle le fait remarquer, le FDA «sert principalement à dénaturer la justice en s'attaquant à tous ceux qui mettent les bénéfices du Trust de la Pharmacie en péril».

Apparemment, le FDA non seulement ferme les yeux sur les infractions commises par le Trust de la Pharmacie dont il est le valet (voir la grande quantité de décès provoqués par une certaine «boisson au gingembre» et par le Sulfathiozole), mais semble, en revanche, fort zélé quand il s'agit de ruiner tous les concurrents du Trust, tels ceux qui vendent des traitements thérapeutiques naturels qui améliorent la santé du public et, ce faisant, diminuent les profits du Trust de la Pharmacie.

Ces mêmes procédés sont appliqués dans mon propre pays, la Suisse, où il est de loin plus aisé à n'importe lequel des grands producteurs de médicaments d'obtenir l'autorisation de commercialiser un nouveau poison chimique qu'à un fabricant de produits naturels bon marché d'obtenir l'enregistrement de sa marque. Et cette situation est pratiquement la même dans tous les autres pays industrialisés, notamment en Grande-Bretagne, en France et en Allemagne.

Lorsque le FDA, dont les fonctionnaires doivent être agréés par le Centre Rockefeller avant d'être nommés, doit acculer un indépendant à la ruine, elle mettra tout en oeuvre pour exécuter les ordres. Toutefois, ces ordres ne sont pas donnés directement par la Standard Oil ou par le directeur d'une firme de médicaments. Comme Morris Bealle le montre, l'AMA (American Medical Association) est la façade du Trust de la Pharmacie et elle désigne les charlatans qui témoignent que le produit en question — dont souvent ils n'ont pas la moindre idée — n'aurait, après mûre réflexion de leur part, aucune valeur thérapeutique.

Bealle écrit :

> Financées par les contribuables, les persécutions mises en oeuvre par le Trust de la Pharmacie ne négligent rien pour détruire la victime. S'il s'agit d'un petit indépendant, les honoraires des avocats et les frais de justice le ruinent.

Bealle cite une impressionnante série de cas bien prouvés pour étayer ses affirmations. Un jour, par exemple, un désagréable gêneur, le Dr. Adolphus Hobensee de Scranton, en Pennsylvanie, avait assuré que les vitamines (il n'en utilisait que des naturelles) étaient vitales pour garantir une bonne santé. Il fut traîné devant les tribunaux, sous l'inculpation d'avoir «falsifié l'appellation» de ses produits.

L' AMA convoqua dix toubibs qui allèrent à l'encontre de toutes les théories médicales connues en affirmant que «les vitamines ne sont pas nécessaires au corps humain». Confrontés avec des bulletins officiels démontrant le contraire, les toubibs se dépêtrèrent de ce mauvais pas en déclarant que ces publications officielles étaient périmées !

L'INFLUENCE DE LA POLITIQUE

Comment a-t-on pu en arriver là ?

Comme Bealle le fait remarquer, puisque les Rockefeller financèrent les premiers pas de Roosevelt dans la politique, il était inévitable qu'ils supervisèrent quelques unes de ses orientations politiques lorsqu'il fit son entrée à la Maison Blanche, celles de ses orientations qui pouvaient influer sur les principaux intérêts des Rockefeller.

Le yacht *Nourmahl*, appartenant à Vincent Astor de la Chase Manhattan Bank et associé de Rockefeller, se trouva immédiatement mis à la disposition de Roosevelt pour de petites fêtes de week-end. Alors que les invités se divertissaient, les chefs discutaient en privé de la politique commerciale. Il n'est donc pas surprenant que la première protection à grande échelle accordée par l'Administration Roosevelt fût pour les trusts germano-américains (I.G.Farben - Rockefeller). Bealle affirme :

> Afin de compléter le tableau, nous faisons remarquer que, peu avant que la crise du temps de Hoover ait installé Roosevelt à la Maison Blanche, l'administration républicaine elle-même était coupable d'avoir protégé le propriétaire d'une énorme entreprise de fabrication de produits chimiques ayant tué plus de 5.000 personnes avec un produit à base de gingembre jamaïcain, portant une marque falsifiée. Il semble donc que l'Administration Rockefeller (Roosevelt) n'ait fait que prendre le train en marche, à la suite de l'Administration Mellon (Hoover). Mais, sous l'égide de Roosevelt, une demi-douzaine de services officiels furent livrés à la discrétion du Trust Rockefeller de la Pharmacie. Le FDA en faisait partie.»

En plus du FDA, Bealle donne la liste des organisations ayant un rapport avec la «santé» — c'est-à-dire la santé du Trust de la Pharmacie, au détriment de la santé des citoyens — et dépendant toutes de Rockefeller : «le Service de Santé Publique des Etats-Unis, l'Administration des Anciens combattants, la Commission Fédérale du Commerce, les Services Médicaux Centraux de l'Armée, le Bureau de Médecine et Chirurgie de la Marine, l'Institut National de la Recherche sur la Santé, le Conseil National de la Recherche, l'Académie Nationale des Sciences.»

Cette dernière, installée à Washington, a la réputation d'être l'organisation omnisciente qui examine tout ce qui existe sous le soleil, en particulier dans le domaine de la santé, et qui donne au public frémissant d'attente les dernières nouvelles sur ce chapitre. Le poste important de Président de cette organisation était occupé par un des hommes du Trust de la Pharmacie qui n'était autre qu'Alfred N. Richards, l'un des principaux actionnaires et administrateurs de Merk & Co, firme qui tire des bénéfices énormes de son commerce de médicaments.

Lorsque Bealle exposa ce fait pour la première fois dans son livre, Mr. Richards démissionna sur-le-champ et les Rockefeller le remplacèrent par le Président de leur propre Institution Rockefeller, Detlev W. Bronk.

* * *

L'enquête de Bealle date de plusieurs années. Quelles sont les dernières nouvelles au sujet de l'AMA et de la FDA ?

Lisez ce qu'un courageux médecin généraliste, Keith Alan Lasko, écrivait en 1980, dans *The Great Billion Dollar Medical Swindle* (la Grande Escroquerie Médicale portant sur des Milliards de dollars), édité chez Bobbs-Merril à Indianapolis et New York.

Au sujet de l'AMA :

> À première vue, l'Association Médicale Américaine semble représenter la profession médicale... À l'origine guère plus qu'une organisation syndicale, elle est devenue à présent un véritable groupe de pression, et apparaît aux malades pour ce qu'elle est réellement : un rempart contre une médecine sociale.
>
> Les vieux WASP (White Anglo Saxon Protestants) qui dirigent l'AMA ont beaucoup contribué à dégrader l'image de marque du médecin. Leur lutte contre le groupement social de santé medicare, dans les années 50 et 60, leur a enlevé toute prétention au titre de protecteurs de la santé et a montré — premièrement — que la santé des patients est le cadet de leurs soucis ; et — deuxièmement — qu'ils se vouent entièrement à la sauvegarde des revenus excessivement élevés des médecins.

Au sujet de la FDA :

Pour quels motifs la FDA a-t-elle réagi si brutalement et si rapidement contre le Cyclamate et la Saccharine qui n'ont jamais été impliqués dans un seul cas de formation de tumeurs chez l'homme ? Pourquoi la FDA n'intervient-elle pas contre le tabagisme qui tue 100.000 personnes chaque année ? La raison en est évidente. L'industrie du tabac est un géant qui représente plusieurs milliards de dollars. Les fabricants de Cyclamate et de Saccharine sont des petits pions sur le marché.

Comme il est facile pour le gouvernement d'assommer les petits et comme il lui est difficile d'assumer la protection du public quand les *gros sous* sont en jeu, le Lobby du Sucre et celui du Tabac !

Question : Pourquoi la plupart des pharmacies, tous les grands centres médicaux, la majorité des hôpitaux et beaucoup de cliniques aux Etats-Unis ont-ils des distributeurs automatiques, vendant des cigarettes aux patients ?

LE CARTEL MEDICO-PHARMACEUTIQUE AMERICAIN

Le Dr. J.W. Hodge de Niagara Falls (État de New-York) a décrit le cartel médico-pharmaceutique en ces termes :

«Le monopole médical ou trust médical, appelé par euphémisme Association Médicale Américaine, n'est pas seulement le monopole le plus méprisable jamais mis sur pied, mais il représente la plus arrogante, la plus dangereuse et la plus despotique organisation qui ait jamais dominé un peuple libre, à notre époque ou dans le passé. Toute méthode permettant de guérir les malades à l'aide de remèdes sûrs, simples et naturels, est certaine d'être attaquée et vilipendée par les arrogants dirigeants du Trust de l'AMA qui la traite de falsification, tromperie et oeuvre de charlatans.

Tout praticien de l'art de guérir qui ne s'allie pas au trust médical, est dénoncé comme «dangereux charlatan» et imposteur, par les rapaces du trust des médecins. Tout hygiéniste qui tente de guérir un malade par des moyens naturels, refusant d'avoir recours au bistouri et aux poisons chimiques, aux sérums inoculant la maladie, aux toxines mortelles ou aux vaccins, est immédiatement agressé par ces tyrans médicaux fanatiques, méchamment dénoncé, traîné dans la boue et persécuté jusqu'au bout.»

Bealle et le Dr. J.W. Hodge ne sont pas les seuls à avoir cette opinion au sujet de l'AMA et du Trust de la Pharmacie.

Honte et échecs de la médecine cite le Dr. Richard Kunnes, qui, après avoir publiquement déclaré que le sigle AMA ne devrait pas signifier American Medical Association (Association Américaine de Médecins) mais bien American Murder Association (Association Américaine de

Meurtriers), brûla sa carte de membre lors d'une réunion de l'AMA et rédigea un livre sur cette organisation Your Money or Your Life (La bourse ou la Vie), publié par Dodd Mead à New York en 1974. Mais combien de médecins sont-ils disposés à mettre en péril leur métier lucratif pour la cause de la vérité et la défense de l'humanité ?

L'Institut de Chiropraxie Lincoln d'Indianapolis impose 4.496 heures de cours, l'Institut de Chiropraxie Palmer de Davenport, un minimum de 4.000 séances de 60 minutes, l'Université de Thérapeutique Naturelle de Denver, 5 années de 1.000 heures, avant qu'un diplôme ne puisse être obtenu. L'Institut National de Naprapathie (méthode thérapeutique de manipulation de ligaments, de muscles et d'articulations, accompagnée d'un régime diététique — devant faciliter le processus de récupération et régénération de l'organisme — N.d.Tr.) de Chicago impose 4.326 heures de cours pour l'obtention d'un diplôme. Et, cependant, le cartel médico-pharmaceutique répand le bruit que les praticiens de ces sciences «hérétiques» seraient mal formés, ou pas du tout. La véritable raison de cette hargne étant qu'ils guérissent leurs patients sans recourir aux médicaments. Un de ces «illettrés médicaux», Nicholas P. Grimaldi, fraîchement émoulu du Lincoln Chiropractic College, participa en 1980 à un examen de sciences fondamentales devant le jury de l'état du Connecticut, en compagnie de 63 médecins et ostéopathes. Il obtint la note la plus élevée (91,6) jamais décrochée par un médecin participant à cet examen.

Bealle donne ces quelques informations supplémentaires :

Lorsque l'AMA accorde son «approbation» à un produit, si le distributeur de ce produit refuse de passer la quantité d'annonces publicitaires dans le *JAMA* désirée par le Dictateur, cette «approbation» lui est alors retirée et l'AMA diffame le produit. On ne peut qualifier cette manoeuvre que de «tentative de chantage» et cela mettrait le calomniateur derrière les barreaux, s'il n'était pas membre de la médecine officielle.

Lorsque le Dictateur Médical accorde son «label» à une puissante firme productrice de laitages — firme qui est un gros annonceur dans les journaux médicaux — ayant été condamnée des dizaines de fois par le Gouvernement Fédéral et par l' Etat de Pennsylvanie pour avoir vendu du beurre et des œufs pourris, et lorsque ce label n'a été inventé que pour faire croire au public qu'un produit est sain quand, en dépit de ses condamnations, elle peut continuer à utiliser ce label frauduleux, alors, le «chantage» pratiqué par les officiels de l'AMA devient tellement évident qu'aucune controverse ayant quelque chance de succès n'est plus possible.

Ceci s'est reproduit sans arrêt depuis que Morris Fishbein est devenu en tant que rédacteur en chef du *JAMA*, mondialement connu, le Dictateur de fait de l'AMA. Et Bealle énumère cas après cas, citant des noms, des dates, des lettres et des articles pour corroborer ses dires.

Il cite également le Dr. Charles Lyman Loffler, l'un des nombreux médecins traqués par le Pouvoir Médical pour avoir dénoncé le traitement habituel du cancer comme une supercherie, Loffler a déclaré :

«Depuis que les charlatans et les gangsters de la médecine qui supervisent l'American Medical Association ont enrégimenté les médecins, cette organisation est devenue l'un des plus dangereux rackets du pays.»

Il n'y a pas le moindre indice que cet état de choses, décrit par Bealle, Loffler et beaucoup d'autres, ait évolué vers une quelconque amélioration. Bien au contraire, il y a même toutes les raisons de croire qu'il a empiré.

L'ORTHODOXIE DE DEMAIN

Voici quelques dizaines d'années, le Dr. Charles Lyman Loffler, déjà cité plus haut, était chassé de la profession comme hérétique. Les hérétiques de cette espèce se multiplient aujourd'hui avec une rapidité telle que ce n'est plus qu'une question de temps, fort peu de temps même, pour qu'ils forment le gros de la profession médicale, ce qui prouverait que l'hérésie d'aujourd'hui est l'orthodoxie de demain.

L'un des derniers «hérétiques» en date est le Dr. Robert Mendelsohn, pédiatre de Chicago, qualifié de charlatan, de cinglé, de fanatique et d'excentrique par les puissances médicales, malgré ses références impeccables. Durant plus de 25 ans, il a pratiqué et enseigné la médecine, a été Directeur National Américain du service de consultation médicale pour le Projet Head Start, Président du comité décernant les diplômes de médecin dans l'Etat de l'Illinois et titulaire de nombreuses distinctions honorifiques pour ses mérites dans le domaine médical (Pratique et Enseignement).

Ce qui a provoqué la fureur de ses supérieurs c'est un livre qu'il réussit à faire publier en 1978 sous le titre : *Confessions of a Medical Heretic* (Les Confessions d'un Médecin Hérétique), Cosmopolitan Books - Chicago, vendu actuellement en livre de poche et dans lequel il expose au grand jour tout ce que la communauté médico-chimique voudrait tenir soigneusement caché.

Mendelsohn déclare qu'en général on ne devrait pas davantage faire confiance à un médecin qu'à un vendeur de voiture d'occasion.

Il affirme que les examens médicaux annuels — la poule aux oeufs d'or de la médecine — sont inutiles et ne servent qu'à vous effrayer, après un diagnostic basé sur des tests de laboratoire scandaleusement imprécis et qui entraîneront probablement l'administration de produits plus nocifs que bénéfiques.

Il met en garde contre ces examens de routine annuels du thorax par les rayons-X, qui présentent des risques et sont peu précis. Les radiologues ont des avis divergents quand ils examinent la même plaque, et 31 % d'entre eux sont même en désaccord avec eux-mêmes quand ils regardent la même photo plusieurs fois de suite.

Il déclare qu'à moins d'être une prostituée ou une femme ayant de nombreux partenaires sexuels, vous n'avez aucun besoin de faire pratiquer un frottis vaginal annuel pour un test de Pap. (Test de Pap. : Papanicolaou examen).

Il confirme ce qui a été dit et répété nombre de fois dans *Honte et échecs de la médecine*, à savoir : ... que la médecine moderne n'est ni un art ni une science, mais «une religion idolâtre qui tue plus qu'elle ne sauve».

Il dit que de simples tests comme un examen de sang, une analyse d'urines, une cuti-réaction ou une radio sont si controversés et si difficiles à interpréter que leur utilité est douteuse. Pire, ils vous mettent en contact avec les hôpitaux et les médecins, sources les plus sûres de germes dangereux.

Selon le Dr. Mendelsohn :

«Dans les hôpitaux existent des germes que vous ne trouverez nulle part ailleurs, et les pires propagateurs de maladies sont les médecins ...»

Il poursuit :

> J'avoue avoir cru en l'irradiation des amygdales, des noeuds lymphatiques, du thymus. J'ai cru mes professeurs quand ils certifiaient que les doses appliquées étaient totalement inoffensives. Ces radiations «totalement inoffensives» administrées dix ou vingt ans auparavant, ont donné une belle moisson de tumeurs de la thyroïde.
>
> Je ne crois plus à la médecine moderne. Je crois que le plus grand danger pour votre santé est le médecin pratiquant la médecine moderne...

N'ayez aucune confiance en votre médecin ! Partez de l'idée que, s'il vous prescrit un médicament, ce sera dangereux car aucun médicament n'est inoffensif...

La médecine moderne a réussi à nous enseigner que «soins médicaux = santé». C'est cette assimilation qui peut entraîner la destruction de notre corps, de notre famille, de notre communauté et de notre monde...

Durant votre grossesse, votre médecin vous soigne comme si vous étiez malade. La grossesse est une maladie qui dure neuf mois et qui doit être traitée, vous êtes donc branchée sur des appareils de perfusion, soumise à des examens du fœtus, à l'ingestion d'une quantité de produits, à l'évasement chirurgical — totalement superflu — du vagin, pour terminer par le point culminant de toute l'opération : la césarienne...

Gardez-vous des obstétriciens qui pratiquent une césarienne pour un oui ou pour un non. Dans nombre d'hôpitaux, le taux des césariennes inutiles atteint 50 % du nombre total des accouchements. Les taux de mortalité prouvent, cependant, qu'une femme a 26 fois plus de risques de mourir durant cette opération que lors d'un accouchement normal...

Si vous commettez l'imprudence de consulter un médecin pour un rhume ou pour une grippe, vous risquez fort de vous voir prescrire des antibiotiques qui n'ont aucune efficacité contre ces maux, mais qui vous procureront, probablement, des problèmes pires encore...

Si votre enfant est un peu trop agité ou remuant, votre docteur pourrait aller plus loin et en faire un drogué...

Beaucoup d'obstétriciens insistent sur les examens prénatals aux rayons-X, en dépit du fait que la leucémie infantile a un rapport bien établi avec l'exposition à des irradiations prénatales...

Des centaines de milliers de femmes se soumettent encore chaque année aux rayons-X pour un examen des seins, malgré la preuve, statistiquement bien établie, que la mammographie elle-même peut provoquer le cancer davantage qu'elle ne le dépiste...

Si vous tombez malade, renseignez-vous au sujet de votre maladie, ce n'est pas très difficile à faire. Vous pouvez acquérir les mêmes livres que ceux qui ont servi aux études de votre médecin et dont il a probablement oublié la moitié. Vous pourriez découvrir que vous êtes à même de vous passer d'un médecin.

Je crois que plus de 90 % de la médecine moderne pourrait disparaître — Docteurs, Hôpitaux, Médicaments et Équipements Médicaux — l'effet sur notre santé en serait immédiat et bénéfique.

Ce qu'il y a de plus remarquable dans l'affirmation ci-dessus du Dr. Mendelsohn, réside dans le fait que l'idée qu'elle contient n'est pas récente mais fort ancienne. Il y a plus d'un siècle, Olivier Wendell Holmes, professeur de médecine renommé à Harvard et père de son non moins célèbre homonyme, le Juge Suprême des Etats-Unis, fit une déclaration tout aussi catégorique :

"Je suis fermement convaincu que, si tout ce qui se rapporte à la médecine était envoyé au fond de la mer, il en résulterait un grand bien pour l'humanité et une catastrophe pour les poissons."

Alors, comment se fait-il que la voix d'O.W. Holmes de même que celle de milliers d'autres médecins honnêtes n'ait jamais été entendue, ni hier ni aujourd'hui, par l'écrasante majorité des gens ? Parce que ces voix honnêtes ont été étouffées par le bourrage de crânes organisé par le pouvoir médical, qui bénéficie à présent du renfort apporté par l'immense puissance du Syndicat de la Chimie dont le seul objectif est de refiler à des hordes de naïfs les thérapeutiques lucratives et les produits nocifs qui font la fortune du Cartel.

Dans la cinquième partie, nous examinerons un certain nombre de moyens qui ont été, et sont encore couramment utilisés, plus que jamais même, pour atteindre cet objectif.

CHARITÉ BIEN ORDONNÉE COMMENCE PAR SOI-MÊME

Un puissant instrument du Gouvernement Invisible Américain est le réseau des soi-disant fondations philanthropiques qui non seulement permettent de modeler l'opinion publique, mais, en réalité, détiennent le pouvoir.

Comme le Professeur Ferdinand Lundberg l'écrit dans *America's Sixty Families*, un grand nombre de ceux qu'on appelle des philanthropes parce qu'ils ont financé des Institutions, n'ont jamais donné de preuve concrète d'amour de leur prochain. Si, par exemple, feu Henry Ford I a dans sa vie fait preuve de la moindre disposition philanthropique, celle-ci a échappé à ses biographes qui préfèrent mettre l'accent sur des tendances et des déclarations allant dans un sens opposé.

Le Professeur Lundberg écrit : «Ford n'était pas plus philanthrope qu'un autre, mais il a cependant fondé la plus grande de toutes les œuvres de bienfaisance, avant d'être relégué dans l'ombre par le réseau grandissant de fondations établies par ses alliés commerciaux, les Rockefeller, dont les œuvres sont devenues tellement nombreuses qu'en établir un relevé précis est devenu une tâche impossible pour le plus méticuleux des analystes.»

Si, vers le début du siècle, Ford et Rockefeller réussirent à briser des grèves dans les usines avec l'aide de «gangsters diplômés» armés de mitrailleuses, tuant des douzaines de grévistes, sans courir eux-mêmes de risques, ils auraient toutes les peines du monde à le faire maintenant. D'ailleurs ce ne serait plus nécessaire, car ils détiennent fermement le pouvoir.

Le 10 avril 1938, Albert Einstein écrivait de Princeton à un ami roumain :

«Chaque période est dominée par une mode, sans que la plupart des gens soient capables de découvrir les tyrans qui l'imposent.»

Avant de déterminer de plus près les moyens de domination exercés sur les gens par ces tyrans, essayons de démonter le mécanisme de certaines de ces fondations qui fournissent à une personne ou à un groupe, disposant d'énormes revenus, les moyens de gagner beaucoup plus en faisant des «dons».

Selon des calculs faits par le Professeur Lundberg, si une personne dispose d'un revenu *imposable*, toutes défalcations faites, d'un million de dollars, elle doit payer $660.980 d'impôts selon la loi de 1965, donc près de 70 %. Cette personne peut cependant faire un don pouvant atteindre $300.000 à une oeuvre de bienfaisance, cette somme étant entièrement déductible de son revenu. Cette personne ne doit plus que $459.980 à l'Etat, ce qui représente donc un gain de $201.000 sur le montant des impôts à verser. Ayant fait un «don» de $300.000 aux «bonnes œuvres», il semble que cette personne se soit privée de $90.000 de plus que si elle avait versé la totalité de son impôt.

Mais un Rockefeller n'offre pas de sommes pareilles en cadeau à des bénéficiaires pour les laisser libres de les utiliser à leur guise, cela serait de la charité pure : donner pour ne rien recevoir. Un Rockefeller «donne» de l'argent à l'une ou l'autre de ses fondations dont il garde toujours le contrôle, soit directement, soit par personne interposée. L'argent ainsi «donné» sera réinvesti dans des titres de sa propre compagnie, sur lesquels, il conserve un contrôle avantageux. Le revenu de ces $300.000 (au moins $15.000 par an) est à présent exempt d'impôt, ce qui en augmente beaucoup le rendement. Les $90.000 seront amortis en six ans au plus et produiront, à leur tour, des intérêts exempts d'impôt. Rockefeller dispose donc de nouveaux revenus à dépenser pour les «œuvres philanthropiques».

Qu'apporte cette fondation ? La principale oeuvre fondée par Rockefeller fut le General Education Board (Fondation pour l'enseignement général), qui œuvra afin que le peuple américain apprenne à faire une consommation exagérée de médicaments refilés comme utiles et sûrs, après être passés par les utopiques tests sur les animaux. Ce qui envoie, maintenant, chaque année 1,5 million d'Américains à l'hôpital où d'autres produits leur sont administrés, causant souvent de nouveaux ravages.

Rockefeller avait fondé en 1901, à New York, le Rockefeller Institute of Medical Research. Lorsque cet Institut disposa, enfin, de ses statuts comme nous l'avons déjà décrit, l'acte officiel lui conférait des privilèges particuliers et étendus, lui permettant, entre autres, de mener à bien une oeuvre éducative bien précise, «comprise dans les objectifs qui présidèrent à sa fondation, et selon les besoins estimés nécessaires».

Ceci n'était rien d'autre qu'une capitulation totale du corps législatif devant les volontés d'une seule personne, car Rockefeller détenait toujours des pouvoirs dictatoriaux sur toutes les entreprises dans lesquelles il trempait, y compris — et surtout — ses soi-disant fondations «philanthropiques».

Ayant donc, à la même époque, fondé l'Université de Chicago avec $35.000.000, l'Institut de Recherche Médicale de New York et le General Education Board doté de $300.000.000 (quand le Dollar valait 6 fois celui d'aujourd'hui), John D. Rockefeller, qui était un homme sans aucune instruction, si ce n'est quelques notions de comptabilité, entreprit la tâche ardue «d'éduquer» le peuple américain. C'est comme si Casanova avait été autorisé à acheter la fonction de directeur muni de pouvoirs discrétionnaires dans un pensionnat de jeunes filles. En fait JDR avait déjà eu affaire nombre de fois à la Justice, pour avoir enfreint les lois sur la fixation des prix et pour de nombreuses autres peccadilles du même genre.

Le Professeur Lundberg déclare : «Qu'à l'origine elles aient été créées dans ce but ou pas, les Fondations Rockefeller contribuent à l'existence, sous contrôle familial, de l'Empire de la Standard Oil dont la Cour Suprême avait ordonné la dissolution en 1911.»

Un exemple frappant de l'astucieuse maîtrise avec laquelle le système Rockefeller parvient à connecter ses œuvres de charité avec ses intérêts commerciaux : les Rockefeller fondèrent deux organisations en 1947, comme «expérience de coopération internationale«. L'une était l'«International Basic Economy Corporation» (IBEC), démarrant avec un capital de $2 millions, porté rapidement à $10.824.000, destinée à «aider à l'élévation du niveau de vie dans les pays concernés — principalement l'Amérique Latine — et à laisser, si possible, un profit aux actionnaires».

Parallèlement à l' IBEC, l'American International Association for Economic and Social Development (AIA) vit le jour avec Nelson Rockefeller comme Président de l'une et l'autre lors de leur fondation.

Remarquez, à présent, la subtilité machiavélique de leur déclaration d'intention, décrite dans le livre du Professeur Lundberg :

«Comme IBEC entreprendrait ses opérations commerciales dans des pays pauvres ou primitifs, AIA s'engagerait à subvenir aux soins de santé (avec les médicaments de Rockefeller ? - H.R.), à l'enseignement (éduquer la population à faire un usage excessif de ces produits - H.R.), à la recherche (la vivisection ? - H.R.) et à procurer des facilités de paiement (produisant des intérêts - H.R.), AIA étant sans but lucratif. Les opérations débutèrent au Brésil et au Vénézuela et furent étendues peu après à d'autres pays.»

AIA avança les fonds fournis par Rockefeller, mais, appliquant une tactique Rockefeller bien rodée par l'usage dans toutes ses «œuvres de bienfaisance», elle annonça avoir persuadé d'autres sociétés de se joindre à sa croisade humanitaire et d'y contribuer également (diverses compagnies pétrolières vénézuéliennes — sous contrôle Rockefeller — pour commencer, suivies plus tard par la Firme Brésilienne Pfizer — autre filiale Rockefeller — pour ne citer que celles-là).

Comme on pouvait s'y attendre, ces entreprises, de grasses qu'elles étaient, devinrent obèses. Le Professeur Lundberg signale que l'IBEC avait, en 1965, 9 usines aux Etats-Unis, 135 Grands Magasins en Amérique Latine et possédait également entièrement ou en partie 107 filiales, un peu partout dans le monde. L'IBEC avait 10.090 personnes à son service, des avoirs s'élevant à $142.227.662 et les bénéfices pour 1965 se chiffraient à $2.723.007 . L'ensemble des avoirs de l'AIA s'élevait à $725.585 en 1961, les dons reçus cette année égalaient les $908.207 (D'où viennent-ils ? - H.R.), les dépenses étant de l'ordre de $837.444 - Tout ceci d'après le *Foundation Directory* de 1964, p. 424.

* * *

La Fondation des Facultés de médecine et du General Education Board est à l'origine de l'extension de la vivisection en Amérique, allant de pair avec une consommation accrue de médicaments : l'expérimentation sur les animaux conduit à l'expérimentation sur les êtres humains, suivie par la production de nouveaux médicaments qui provoquent de nouvelles maladies, ce qui exige de nouvelles expériences sur les animaux qui, à leur tour, entraînent de nouveaux tests sur les hommes, afin de découvrir de nouveaux produits destinés à traiter les troubles causés par les précédents, et ces «traitements» ne sont pas réellement des traitements, mais éliminent simplement les symptômes et sont la source de nouveaux maux.

Toute supposition selon laquelle les Rockefeller auraient pu se tromper de bonne foi en favorisant cette fausse méthode de recherches, c'est-à-dire qu'ils auraient sincèrement, mais stupidement, cru qu'elle aurait été bénéfique à l'humanité, est réduite à néant quand on sait que Rockefeller Senior et Rockefeller Junior ne confiaient leur santé qu'à des médecins homéopathes et qu'ils attribuaient leur belle longévité au soin qu'ils prenaient à éviter les médicaments synthétiques qu'ils refilaient à leurs concitoyens confiants en utilisant tous les stratagèmes imaginables de la propagande commerciale.

Peter Collier et David Horowitz n'ont donné qu'un léger aperçu de tout ceci dans leur livre *The Rockefellers - An American Dynasty* (1976). Après avoir naïvement présenté le mythe des grands «progrès» médicaux que l'école Rockefeller aurait réalisés comme une réalité indiscutable, y compris le fantomatique vaccin contre la fièvre jaune et «les travaux sur la paralysie infantile et la pneumonie», ils ajoutent que «JDR continuait d'intriguer les gens en se faisant soigner par son médecin personnel, le Dr. H.F. Biggar, homéopathe, qu'il était empreint d'une méfiance viscérale à l'égard de la médecine moderne, alors qu'il dépensait des millions pour le progrès de celle-ci.»

Au début, les «largesses» des Rockefeller leur ont coûté des masses d'argent, mais pas un sou n'en fut jamais perdu pour leur organisation.

Entre 1902, année de sa fondation, et 1964, celle où ses activités cessèrent, le montant total des dépenses du General Education Board se chiffrait à $324.632.958 selon le *Review and Final Report* (Rapport final d'activité) de la Fondation, publié lorsqu'elle cessa d'exister. La ventilation de cette somme donne $129.209.167 comme capital de départ «donné» par JDR, et quasiment la même somme, $128.848.570 provenant de placements ; $50.703.024 provenant des intérêts du capital ; $15.872.197 intérêts et recettes d'origines diverses. Le tout exempt d'impôts.

La colonisation

Les diverses activités «éducatives» de Rockefeller s'étaient avérées si lucratives, dès le début, que l'International Education Board fut lancé en 1927 comme l'œuvre personnelle de bienfaisance de Rockefeller Junior, dotée d'un capital initial de $21.000.000, destinés aux Universités étrangères et aux politicards, les conditions habituelles étant imposées. Cette oeuvre entreprit de faire connaître à l'étranger l'image d'un «nouveau Rockefeller» : bienfaiteur de l'humanité, sans oublier cependant l'aspect commercial de l'affaire. Évidemment personne n'informa les bénéficiaires, du fait que chaque sou, apparemment jeté par la fenêtre par les Rockefeller, revenait par la grande porte, tout en produisant de substantiels intérêts.

Rockefeller avait toujours porté un intérêt particulier à tout l'Orient, du Japon aux Indes, s'intéressant surtout à la Chine où la Standard Oil avait le quasi monopole de la vente de pétrole. Il avança donc les fonds pour la création du China Medical Board et pour la construction de Peking Union Medical College (Faculté de médecine de Pékin), assumant le rôle du Grand Papa Blanc venu dispenser science et sagesse à ses humbles enfants. En 1952, la Fondation avait déjà investi $45.000.000 dans «l'occidentalisation» de la médecine chinoise, de la science et de l'instruction.

Les institutions chinoises furent averties que, si elles voulaient bénéficier des largesses de Rockefeller, elles feraient bien de persuader 500 millions de Chinois de jeter à la poubelle les remèdes à base de plantes — sûrs, efficaces mais peu coûteux — prescrits par leurs médecins aux pieds nus ; lesquels médicaments ont fait leurs preuves durant des siècles. Ces produits devaient faire place aux médicaments «miracles», cancérigènes et tératogènes «made in USA», qui devaient être constamment remplacés par d'autres quand les effets secondaires mortels ne pouvaient plus être cachés. Et si les écoles ne parvenaient pas à démontrer, par de massives expérimentations animales, que leur vieille acupuncture était efficace, on lui dénierait «toute valeur scientifique». Que son efficacité sur l'homme ait été prouvée, ne présentait aucun intérêt pour les sorciers occidentaux.

Mais lorsque les Communistes prirent le pouvoir en Chine et tout commerce devint impossible, les Rockefeller perdirent subitement tout intérêt pour la santé du peuple chinois et s'intéressèrent de plus près au Japon, à l'Inde et à l'Amérique Latine.

LE GOUVERNEMENT INVISIBLE

> Les maîtres (*sic* ! - H.R.) du Gouvernement des Etats-Unis sont les capitalistes et les industriels de ce pays, agissant de concert. Il est écrit, à chaque page de l'histoire du congrès, dans tous les rapports des réunions tenues à la Maison Blanche, que toutes les propositions de politique économique, dans ce pays, n'émanent pas de plusieurs sources, mais bien d'une seule. Les bienveillants protecteurs, les généreux administrateurs qui nous ont débarrassés du souci de gouverner, sont tellement bien connus que presque chacun de nous peut en dresser la liste. Les grands banquiers, les grands industriels, les grands maîtres du commerce, les dirigeants des sociétés de chemin de fer... À présent, le Gouvernement des Etats-Unis n'est plus que le nourrisson des intérêts privés.

Mais qui donc a bien pu exprimer des idées aussi subversives ? Quelque anarchiste lanceur de bombes ? Ou, tout au moins, quelque communiste convaincu, membre du parti ? Pas du tout ! C'est l'austère défenseur des institutions, Woodrow Wilson, lors de sa première campagne présidentielles en 1912 (*The New Freedom*, 1913, Doubleday & Co., New York, p. 57/58). C'est au moment où il tentait de se faire élire en promettant d'éliminer tous ces maux épouvantables.

Quelques années plus tard, cependant, ces mêmes «maîtres du gouvernement» que Wilson avait dénoncés, *lui* ordonnèrent de prendre part à la Première Guerre Mondiale.

Ferdinand Lundberg, le professeur d'histoire, écrivit à ce sujet dans *The Rich and The Super Rich* (Les Riches et les Super Riches) - Lyle Stuart, 1968 :

> Quant au rôle joué, en 1914-1918, par les magnats de l'industrie américaine et étrangers, comme d'innombrables recherches le prouvent indiscutablement, bien loin de sauver le monde, ils furent les principaux éléments moteurs de cette Première Guerre Mondiale. D'ailleurs, ce sont les principaux hommes d'affaires américains qui propulsèrent les Etats-Unis dans cette guerre, invoquant comme prétextes invraisemblables : assurer la liberté des mers, mettre fin au militarisme et sauver la démocratie dans le monde. Presque tous les problèmes majeurs actuels peuvent être directement imputés aux gouvernements des grandes puissances, Etats-Unis compris, de la période 1914-1918 et aux principaux hommes d'affaires qui les soutenaient fermement. Ils ont produit, entre autres, le communisme totalitaire, né de cette situation.

James W. Gerard, ex-ambassadeur en Allemagne, avait, en 1930, dressé la liste des soixante-quatre aligneurs féodaux qui «gouvernaient» les Etats-Unis. En tête de liste venait John D. Rockefeller, suivi des banquiers Andrew W. Mellon de Pittsburgh et J.P. Morgan de New York ; les trois mêmes noms qui reviennent chaque fois que l'on cite ceux des hommes qui firent entrer le Président Wilson dans la Première Guerre Mondiale. Il est significatif qu'Herbert C. Hoover, qui était Président quand Gerard établit sa liste, n'apparaisse même pas parmi les soixante-quatre maîtres du pays.

Tout ceci, qui peut paraître surprenant aux citoyens honnêtes et naïfs, est corroboré par les notes du Professeur Lundberg dans son Chapitre IV : «L'Administration Wilson n'était que le sous-fifre de J.P. Morgan & Co., dont les mandataires n'éprouvèrent que peu de difficultés à persuader le Président de passer de l'état de neutralité, dans la guerre entre états européens, à celui de belligérant». (Pour ceux que cela intéresse lire également le livre d'Arthur S. Link, *Wilson*, 4 volumes, Princeton University Press, 1946-1954 et *Woodrow Wilson and The Progressive Era*, Harper, New York 1954).

Les paroles que Woodrow Wilson prononça lors de sa campagne présidentielle sont toujours d'actualité. Les Présidents américains, à moins de vouloir finir comme John Kennedy, ne dirigent pas plus leur pays que ne le font les autres gouvernements officiels dans les soi-disant démocraties, car les gros bras de la finance et de l'industrie s'en sont chargés depuis longtemps.

* * *

La puissance du monde des affaires est devenue *la* puissance par excellence dans notre société... Toutes les tentatives faites pour faire échec au pouvoir grandissant des géants des affaires ont été vaines. Pensez aux deux plus importants instruments forgés par les éléments progressistes du pays dans leur lutte pour mettre un frein à la progression des monopoles : le système des réglementations et le programme Anti-Trust...

La trahison de la confiance du public est presque consommée... Les lois Anti-Trust sont presque lettre morte. De récentes révélations, il ressort que la Division Anti-Trust du Département de la Justice serait presque paralysée par suite d'arrangements conclus, à son insu, à la Maison Blanche et en d'autres endroits où le pouvoir s'exerce...» (Article de Morris H. Rubin, éditeur et rédacteur en chef de *The Progressive*, le mensuel fondé par feu le Sénateur La Follette, janvier 1977)

«Le lobby des pétroliers, peut-être le plus puissant au monde, est en passe d'être égalé par les propriétaires d'hôpitaux et par les médecins» — Président Carter (AMA News, 8 juin 1979)

P.S. Exxon est devenu, en 1980, le plus puissant groupe américain, supplantant la General Motors, un de ses nombreux alliés et partenaires commerciaux. Qu'est-ce qu'Exxon ? C'est le nouveau nom du vieux Trust Standard Oil de Rockefeller qui avait été dissous en 1911, sur ordre de la Justice.

CINQUIÈME PARTIE

LE GRAND LAVAGE DE CERVEAU

LES VOIES MENANT AU POUVOIR : LES MEDIAS

Une simple étude de sa carrière ne peut conduire qu'à une seule conclusion, qu'il est la victime d'une passion, peut-être la pire de toutes, celle de l'argent, l'argent comme fin en soi...

L'image n'est guère plaisante... ce maniaque de l'argent, complotant sans cesse, secrètement, cherchant éternellement les moyens d'accroître ses richesses...

D'une saine lutte commerciale il a fait une guerre, y introduisant des pratiques cruelles et corrompues : transformant la concurrence, faisant d'une émulation honorable une lutte sordide où tous les coups sont permis. Et l'homme qui se livre actuellement et délibérément à ces actes déclare que sa grande organisation est une oeuvre de bienfaisance, mettant en avant son assiduité aux services religieux et ses bonnes œuvres pour prouver sa droiture et son honnêteté.

Pour un homme droit et honnête, ces deux attitudes ne vont pas de pair et un tel comportement serait pour lui le comble de la vilenie, se cachant sous le manteau de la religion. Cela ne peut avoir qu'un seul qualificatif : l'hypocrisie.

Voilà la description faite de John D. Rockefeller par Ida Tarbell dans son *History of the Standard Oil Company*, publié en feuilleton par le magazine canadien à grand tirage *McClure's Magazine*. Il faut faire remarquer qu'à cette époque JDR n'avait pas encore atteint l'apogée de son mauvais renom. Le sénateur Robert LaFollette ne lui avait pas encore décerné le surnom de «plus grand criminel de l'époque». La presse américaine ne le décrivait pas encore comme «l'homme le plus haï au monde» et n'en faisait pas encore le sujet de dessins satiriques, le représentant comme un hypocrite efflanqué, donnant d'une main de la menue monnaie aux enfants, pour voler des sacs remplis d'or de l'autre.

Mais, après la Seconde Guerre Mondiale, il aurait été très difficile de trouver, en Amérique et à l'étranger, la moindre remarque désobligeante sur JDR I ou son fils unique, JDR, Jr., qui suivait consciencieusement les traces de son père, pas plus que sur les quatre fils de Junior faisant tout leur possible pour imiter leurs aînés.

Les diverses encyclopédies d'aujourd'hui ne tarissent pas d'éloges sur cette famille, par exemple *Encyclopaedia Britannica* — appartenant à Rockefeller — International Edition de 1972 :

> En 1911, JDR s'était retiré des affaires et passait son temps à distribuer une grande partie de sa fortune. Il a fondé des œuvres de bienfaisance, gérées par des administrateurs et dirigées par des personnes se vouant à une recherche permanente de tous les moyens pour venir en aide aux gens. On estime que ses largesses se montèrent à 600 millions de dollars.

Le même ouvrage cite son fils, JDR. Jr. (1874-1960), en ces termes :

> Il collabora étroitement avec son père dans les entreprises philanthropiques et civiques de la famille. Sa vie était surtout vouée aux activités philanthropiques et civiques... Sa contribution aux œuvres charitables s'est élevée, de janvier 1917 à décembre 1955, à près de 400 millions de dollars.

Pas un mot, évidemment, sur les procédés brutaux qui établirent la puissance de la Famille, ni sur les machinations politiques qui, de concert avec les Mellon et les Morgan, conduiront le pays à la guerre et 50.000 jeunes Américains à une mort prématurée en Europe.

Que s'était-il passé entre l'apparition des diverses histoires désagréables sur le compte des deux JDR, comme le feuilleton paru dans McClure et la disparition progressive dans la presse mondiale de tous les avis défavorables, finalement tous remplacés par des louanges les plus flatteuses sur les divers membres de la Famille et leurs «bonnes œuvres» ?

En 1911, l'année durant laquelle, selon l' *Encyclopédie Britannica*, JDR «s'était retiré des affaires», il avait été condamné par un tribunal américain pour pratiques frauduleuses et avait reçu l'ordre de dissoudre son Standard Oil Trust, comprenant 40 sociétés, dont 14 lui appartenant en toute propriété.

C'est précisément cette dissolution qui devait accroître la puissance de son Empire, à un point tel que le fondateur lui-même n'aurait jamais pu le prévoir. Le Trust avait existé jusqu'alors au su et au vu de tout le monde et constituait une cible très tentante. Après cela, il devint clandestin, sa puissance étant recouverte du manteau de la sécurité. Il est impossible de tirer sur un tyran invisible. JDR ne fit que simuler la dissolution de son Empire imposée par la loi, le faisant éclater en une multitude d'entreprises sur lesquelles il continuait d'exercer son contrôle par hommes de paille interposés, y compris son fils.

Ce n'est cependant qu'à l'occasion des événements de 1913-1914 que JDR réalisa que la clé du pouvoir réel, à une époque de grand développement des moyens de communication, était l'Opinion Publique. Jusqu'à ce moment, elle n'avait eu que peu de valeur à ses yeux, même quand l'hostilité se manifesta de la façon la plus vive dans la presse, qui — avant l'ère de la radio et de la TV — constituait les mass média et ne faisait que refléter l'opinion publique au lieu de la façonner, comme elle le fait à présent.

L'événement qui porta l'hostilité du public à un sommet tel que même JDR qui avait la peau dure décida d'entreprendre quelque chose. Ce fut ce que l'on a appelé le massacre de Ludlow. Il prit rapidement des contre-mesures qui furent si efficaces qu'elles transformèrent son cartel américain en un empire mondial.

L'image publique

Le United Mine Workers, le syndicat de mineurs — qui devait apporter la célébrité à John L. Lewis — avait demandé une hausse des salaires et de meilleures conditions de vie pour les mineurs de la Colorado Fuel and Iron Company, l'une des nombreuses sociétés appartenant à Rockefeller. Les mineurs — en majeure partie des immigrants venus des pays les plus pauvres d'Europe — vivaient dans des cabanes appartenant à la compagnie et louées à des prix exorbitants. Leurs maigres salaires (environ 1,68 dollar par jour) étaient payés en bons d'achats valables uniquement dans les magasins de la compagnie à des prix effarants. Les prêtres des églises qu'ils mandatèrent étaient à la solde de la compagnie ; les enfants étudiaient dans des écoles contrôlées par la compagnie ; les bibliothèques, sous contrôle de la compagnie, ne prêtaient pas de livres jugés «subversifs» par les bigots Rockefeller, tels que *L'origine des Espèces* de Darwin. La Compagnie consacrait plus de 20.000 dollars par an à l'entretien d'une milice formée de détectives, gardiens et espions dont la mission consistait à isoler le camp de tout danger de contamination syndicale.

JDR Jr., alors officiellement Directeur de la Compagnie et l'homme de main de son père, le Pasteur Baptiste Frederick T. Gates, Directeur de la Fondation Rockefeller, s'opposèrent à toute négociation. Ils expulsèrent les grévistes des cabanes appartenant à la Compagnie, engagèrent un millier de briseurs de grèves, venant de l'agence de détectives Badwin-Fells, et «persuadèrent» le Gouverneur Ammons de faire appel à la Garde Nationale pour aider à mater la grève.

Une guerre ouverte se déclencha. Gardiens, mineurs, femmes et enfants logeant sous la tente depuis leur expulsion des baraques furent abattus sans merci, jusqu'au moment où le gouverneur, effrayé, télégraphia au Président Wilson pour requérir l'intervention de l' Armée qui finit par écraser la grève.

Le *New York Times* qui, déjà alors, ne pouvait être accusé d'être mal disposé envers les intérêts des Rockefeller, bien que ne lui étant pas encore aussi inféodé qu'à présent, écrivait le 21 avril 1914 :

> La bataille qui a fait rage aujourd'hui dans le district de Ludlow, durant 14 heures, entre les mineurs grévistes et les membres de la Garde Nationale du Colorado a atteint son point culminant avec la mort de Louis Tikas, le meneur des grévistes grecs et avec l'incendie du camp de tentes de Ludlow.

Le même journal rapporte le lendemain :

> Quarante-cinq morts (dont 32 femmes et enfants), un grand nombre de disparus et un plus grand nombre de blessés, c'est le résultat d'une bataille rangée opposant l'Armée aux mineurs en grève dans le district de Ludlow, sur les terrains de la Colorado Fuel and Iron Company, firme appartenant aux Rockefeller. Le camp de Ludlow n'est plus qu'un amas de ruines calcinées, recouvrant des scènes d'horreur sans comparaison avec ce qui a précédé dans l'histoire de la guerre industrielle. Dans les trous creusés pour les protéger contre les tirs, des femmes et des enfants sont morts comme des rats pris au piège, quand les flammes déferlèrent au-dessus d'eux. Le dégagement d'un de ces trous a permis de trouver les corps de dix enfants et de deux femmes.

L'écœurement national qui suivit atteignit de telles proportions que JDR décida d'engager les services du plus talentueux agent de presse de tout le pays, Ivy Lee, qui se vit confier la tâche écrasante de blanchir l'image du magnat.

Lorsque Lee apprit que la jeune Fondation Rockefeller disposait de 100 millions de dollars inemployés, il présenta un projet de donations de fortes sommes : jamais moins d'un ou plusieur millions à la fois, à des instituts meritoires – des hôpitaux, des églises, des oevres de charité. Le projet fut accepté. Les millions aussi. Et ils firent la une de tous les journaux du monde, car une maxime — valable dans toutes les rédactions — dit qu' «un million de dollars, c'est toujours une nouvelle».

Ceci fut le début des anecdotes savamment élaborées, distribuées aux principales rédactions de presse, procédé encore en vigueur à présent. Le public frivole oublia rapidement ou du moins pardonna le massacre des immigrants étrangers, devant les éblouissantes largesses ruisselant des coffres, chaque jour plus remplis des Rockefeller, pour garnir les caisses de quelques «très méritantes» institutions, le tout au son assourdissant des trompettes journalistiques. Les années suivantes virent Rockefeller non seulement soudoyer des journalistes, mais acheter des journaux entiers, financés ou fondés avec son argent. Ainsi le magazine *Time*, lancé en 1923 par Henry Luce, avait été racheté par J.P. Morgan quand la publication éprouva des difficultés de trésorerie. Lorsqu'à la mort de Morgan, l'empire financier de ce dernier s'écroula, la Maison Rockefeller n'hésita pas un instant à reprendre ce juteux morceau de choix, ainsi que ses revues-soeurs *Fortune* et *Life,* ni à construire pour ces journaux un coûteux logis de 14 étages dans son propre Rockefeller Center - le Time & Life Building. Rockefeller était également co-propriétaire du magazine «rival» du *Time*, le *Newsweek*, qui avait été fondé, au début du «New Deal», avec des fonds fournis par Rockefeller, Vincent Astor, la Famille Harrimann et d'autres membres et alliés de la Maison, l'homme de paille étant le Professeur Raymond Moley, Président du Brain Trust de Franklin Delano Roosevelt.

Comme les millions de Rockefeller eux-mêmes ne sont pas inépuisables, Ivy Lee eut une nouvelle idée lumineuse destinée à conserver éternellement pure aux yeux du public l'image du généreux magnat au coeur tendre : «distribuer des centimes tout neufs et brillants à tous les gosses qui le suivaient dans la rue». Pas un ne partait les mains vides et ses gorilles eurent rapidement fort à faire pour coltiner les sacs contenant les pièces de monnaie nécessaires.

Les Intellectuels (une bonne affaire)

En dépit de son cynisme inné, JDR a dû constater — avec un grand étonnement — avec quelle facilité les soi-disant intellectuels pouvaient être achetés. Et, en effet, ils devinrent l'un de ses meilleurs placements.

En fondant et en dotant richement ses œuvres d'Education dans le pays et à l'étranger, Rockefeller s'assura non seulement le contrôle des gouvernements et de politicards, mais également celui des milieux intellectuels et scientifiques, en commençant par le Pouvoir Médical, l'organisation qui forme ces prêtes de la Nouvelle Religion que sont les médecins modernes. Aucun Prix Nobel ou Pulitzer, ou autre prix doté d'argent et auréolé de gloire, n'a jamais été décerné à un ennemi déclaré du système Rockefeller.

Ce système, mis au point par le Fondateur de la Dynastie, est toujours en vigueur aujourd'hui, et il est même constamment amélioré par ses successeurs. En distribuant chaque année de l'argent, provenant d'une source intarissable de fonds, le donneur est à même de maintenir les bénéficiaires éventuels — Dirigeants d'Universités, Professeurs, Scientifiques, Chercheurs, Rédacteurs en chef, Journalistes, etc. — dans une attente heureuse, toujours assis en rond comme des chiens agitant la queue en attendant la prochaine distribution. De bénéficiaires pareils, on ne doit pas attendre qu'ils formulent des idées socio-économiques susceptibles de déconsidérer, d'une façon ou d'une autre, une organisation aussi lucrative.

Prenons le cas du fameux microbiologiste, le Professeur René Dubos, lauréat du Prix Pulitzer et Professeur à l'Institut Rockefeller de Recherche Médicale. Il a, à de nombreuses reprises, exprimé des doutes sur la valeur de l'expérimentation animale, mais en termes choisis et prudents car il dépend des largesses de Rockefeller et travaille dans ses institutions où ce genre d'expérimentations est chose courante.

Souvenons-nous que Henry Kissinger, lui-même, a dû reconnaître publiquement en 1978, avoir bénéficié — alors qu'il était Secrétaire d'État — d'un «don» de $50.000 offert par Nelson Rockefeller pour des raisons qui ne furent pas divulguées, portant ainsi, et pour la première fois, à l'attention du public ce que tous les gens bien informés savaient : que Kissinger, tout comme le troupeau des autres membres importants du zoo politique, ne sont que le produits issus de la fabrique Rockefeller.

Henry Luce, officiellement fondateur et rédacteur du *Time*, mais dépendant constamment de la publicité faite par la Maison Rockefeller, s'était également distingué dans l'adulation de ses commanditaires.

JDR Junior avait porté une lourde responsabilité dans la tuerie de Ludlow et avait été un partenaire docile dans la plupart des activités les plus douteuses et les moins ragoûtantes de son père. Néanmoins, en 1956, Henry Luce afficha Junior en première page du *Time* et dans l'article, portant le simple titre : «The Good Man» (L'Homme Bon). On y trouvait des commentaires hyperboliques :

> C'est grâce au fait que la vie de John D. Rockefeller Junior est consacrée à une générosité socialement constructive, qu'il doit être considéré comme un authentique héros américain, tout autant que les généraux qui ont mené l'armée américaine à la victoire ou les diplomates qui ont assuré le triomphe de la diplomatie américaine.

Il est clair que l'équipe de rédaction du *Time* n'a pas pu changer de ton, même après la mort de Junior et celle de Henry Luce, car le *Time* dépend toujours, dans la même mesure, des annonces publicitaires payées par la Maison Rockefeller. C'est ainsi que lorsque le fils de Junior, Nelson A. Rockefeller, trépassa en 1979 — lui qui avait été l'un des faucons les plus agressifs lors de la guerre du Vietnam notamment, et qui était responsable, entre autres scandales, du massacre des prisonniers et des otages à la prison d'Attica — le *Time* dit de lui dans sa nécrologie :

> Il était motivé par la mission de servir, d'améliorer et d'élever son pays.

LES BIOGRAPHES

Lorsqu' Ivy Lee enregistra son retentissant succès en accomplissant la mission de relations publiques qui lui avait été confiée, Junior était obsédé par le projet de faire écrire une biographie de son père qui constituerait un ouvrage de référence destiné à effacer la mauvaise impression laissée par les ouvrages classiques d' Ida Tarbell et de John T. Flynn qui avait remué trop de boue.

Ivy Lee devait d'abord vaincre les réticences de Senior, dues à la maladive obsession du secret cultivée par le vieillard. Lee y parvint quand il suggéra de prendre William O. Inglis comme biographe. Ce dernier, reporter au *New York World*, était également un excellent joueur de golf. En fait, Lee n'avait pas tellement cherché à trouver un bon biographe, mais plutôt un bon golfeur. Les interminables parties, sur le parcours privé à 18 trous de Rockefeller à Pocantico, étaient suivies d'entretiens au cours desquels le vieil homme racontait sa vie à son astucieux partenaire — une association qui dura de 1915 à 1925 — quand Inglis remit son manuscrit terminé.

Il est intéressant de relever que ni Senior ni Junior ne se sentirent de taille à estimer la valeur de l'ouvrage et qu'ils le confièrent pour examen aux intellectuels «qualifiés» de sa Fondation.

Les $8.000 qu' Inglis recevait annuellement pour son travail — une somme considérable en ce temps-là quand un pain ne coûtait que cinq cents — doivent avoir émoussé son sens de la critique à un point tel que les Cerveaux du Groupe Rockefeller furent unanimes à déclarer que cette biographie était trop flatteuse pour convaincre qui que se soit. Inglis tomba en disgrâce à la Cour de Rockefeller et son nom disparut des états des dépenses. Ivy Lee décida de faire appel à l'Allemand Emil Ludwig, le biographe à succès, qui venait de terminer sa monumentale œuvre sur Napoléon.

Il peut y avoir d'autres biographes qui refusèrent l'offre de Rockefeller, mais Emil Ludwig est le seul connu pour l'avoir fait. Il accepta que Lee paie son voyage pour l'Amérique mais, après avoir rencontré Rockefeller et après avoir appris ce qu'on attendait de lui, il perdit tout intérêt à l'affaire et regagna ses pénates. Une fois de plus, Lee dut se remettre à réfléchir.

Winston Churchill venait d'accéder à la renommée littéraire en écrivant la biographie de son ancêtre, le Duc de Marlborough, aussi Lee se rendit-il en Angleterre afin de s'informer du prix que Churchill réclamait pour subir l'humiliation de devenir le biographe de JDR. Lorsque Lee rapporta que Churchill demandait un acompte de £50.000 — un quart de million de dollars durant les années de la Grande Crise — Rockefeller se souvint soudain que l'opinion de la postérité sur son compte ne l'intéressait pas tellement et refusa. Et, quand il mourut en 1930, son fils n'avait toujours pas résolu le problème de trouver un biographe digne du Fondateur de la Dynastie.

Mais l'académie américaine comptait suffisamment d'intellectuels se mettant déjà sur les rangs pour gagner renommée et argent. Le choix des Cerveaux du Groupe Rockefeller se porta sur Allan Nevins, Professeur à l'Université de Columbia (subventionnée par Rockefeller), et dont la biographie de Grover Cleveland venait de se voir décerner un Prix Pulitzer (payé par Rockefeller).

Nevins n'avait en rien le style brillant d'un Ludwig ou d'un Churchill, mais, faisant partie de la Maison, on pouvait avoir toute confiance en lui. Le titre de la biographie qu'il rédigea suffit déjà à montrer qu'il avait compris sa leçon : *John D. Rockefeller : The Heroic Age of American Entreprise* (John D. Rockefeller : l' Âge Héroïque de l'Entreprise Américaine). Son ouvrage était saupoudré d'une quantité bien dosée de critique, de façon à rendre plus digestes certaines parties de son ouvrage écoeurantes de flatterie, et c'est alors que le Professeur Nevins alla jusqu'au bout. Il affirma, sans la moindre vergogne, que Rockefeller «n'avait, à aucun moment de sa vie, mélangé intérêts commerciaux et gestes philanthropiques», le comparant à rien de moins que Richelieu, Bismarck et Cecil Rhodes.

* * *

Au fil des années, un vrai flot de biographies et d'histoires sur la Famille et sur la Maison fut publié par les éditeurs les plus respectables de New York. Elles présentaient cependant toutes, une particularité qui en disait long, mais qui ne sautait aux yeux que du lecteur attentif. Il était redevenu possible d'évoquer, sans courir de risques, les traits de caractère les moins plaisants et les premières activités illégales du Fondateur — mais pas de dire quoi que ce soit pouvant ternir l'image lumineuse de ses successeurs encore en vie ou pouvant menacer, d'une façon ou d'une autre, les intérêts financiers de la Maison.

Même certains des passages les plus accablants du livre d' Ida Tarbell firent leur réapparition — comme dans l'ouvrage, apparemment critique, du Professeur Lundberg : *The Rich and The Super Rich* (1968) et dans celui de Peter Collier et David Horowitz : *The Rockefellers* (1976). Lundberg, historien formé à l'Université de Columbia, devenu ensuite membre de l'Université de New York, faisait également partie de l'Establishment Rockefeller et pouvait impunément révéler, ainsi que Collier et Horowitz, bon nombre de tortueux procédés commerciaux malhonnêtes utilisés dans le passé par la Famille. Il leur était même possible de fournir, dans leurs divers «exposés courageux et impitoyables», les preuves que les «bonnes l'œuvre» de Rockefeller étaient pour la plupart des moyens d'évasion fiscale et, qu'en réalité, elles étaient très lucratives, rapportant beaucoup plus d'argent aux donateurs que ceux-ci semblaient en avoir donné. Tous ces «exposés courageux et impitoyables», publiés par des éditeurs prestigieux, oublient tous cependant de mentionner un fait d'importance capitale.

Quelle est cette omission ?

Les auteurs mentionnent *toutes* les multiples et diverses entreprises industrielles et commerciales du Cartel Rockefeller, *sauf une*. Ils se souviennent du pétrole et de ses dérivés, du charbon, du gaz naturel, de l'électricité, des chemins de fer, des autos, de l'acier, du caoutchouc, de l'immobilier, des arts, de l'édition, de la radio et de la TV. Mais une activité — des plus rentables — est systématiquement omise, même dans les écrits qui, en apparence, attaquent les Rockefeller le plus violemment. C'est précisément celle qui a toujours le plus tenu à cœur aux Rockefeller, depuis qu'«Old Bill», le papa de Senior, avait commencé à ratisser la campagne américaine vendant de l'huile de serpent et des flacons de pétrole aux paysans crédules en leur faisant croire qu'il s'agissait d'un remède contre le cancer et contre les maladies : cette activité oubliée par tous, c'est la production de médicaments.

Citer la participation de Rockefeller dans 200 firmes produisant des médicaments aurait signifié que l'on révélait les motifs ayant présidé à la fondation, en premier lieu, du General Education Board et, ensuite, des autres «Fondations charitables» du même genre dans le monde entier, largesses qui constituaient les instruments les plus efficaces pour augmenter les bénéfices de la Maison et son pouvoir en imposant à une population innocente et sans défense la Nouvelle Religion, une croyance dogmatique dans les pouvoirs miraculeux de l'actuelle médecine officielle, ce qui conduit à une consommation sans cesse accrue de médicaments nocifs, entraînant de nouvelles thérapeutiques toujours plus onéreuses et plus préjudiciables.

Ces livres contenaient-ils cette révélation qui n'aurait dû apparaître ? Ou, du moins, qu'ils n'auraient pas été longtemps assez disponibles sur le marché ?

LE MINISTERE DE LA PROPAGANDE ET DE LA DÉSINFORMATION

1967

Dans les années 60, les opposants américains à la vivisection, reprenant du poil de la bête, se mirent à parler un peu trop fort au goût du Cartel médico-chimique — une interpellation avait eu lieu au Sénat — donc, les Puissances en question estimèrent le temps venu de faire publier un article percutant dans le journal le plus prestigieux du pays, celui qui donne traditionnellement le ton à tous les autres rédacteurs en chef importants.

La «National Society for Medical Research» chargea un de ses fidèles, Lawrence Galton, de rédiger cet article. Galton était présenté comme «un écrivain indépendant, spécialisé dans les sujets scientifiques» et le *New York Times* conféra crédibilité et prestige à son papier, en le publiant dans son supplément au *Sunday Magazine*. Lorsque peu après, la NSMR distribua gratuitement ce texte sous la forme d'une superbe brochure de grand format contenant des illustrations, sa couverture portait la prestigieuse recommandation, imprimée en grands caractères : reproduit avec l'aimable autorisation du *New York Times Magazine* 26 février 1967.

La technique employée par l'auteur était bien connue à l'époque. Son premier souci était de donner aux lecteurs l'assurance que les animaux de laboratoire non seulement ne souffrent pas, mais qu'ils connaissent une mort plus douce que la plupart des autres animaux. Nous citons Galton :

> La dissection nécessaire aux études est pratiquée sur des animaux qui sont sous anesthésie générale ; les animaux sont euthanasiés après l'opération, sans avoir repris connaissance. Lorsqu'ils doivent être gardés en vie, les procédés appliqués sont comparables à ceux des interventions sur l'homme, asepsie durant l'opération, soins attentifs en vue de la guérison, soulagement aussi complet que possible des douleurs post-opératoires.

Et bien, alors, pourquoi ces «antivivisectionnistes» font-ils tant de raffut ? Il serait grossier de demander comment il se fait que Lawrence Galton, l'auteur de cet article, qui a reconnu avoir visité des laboratoires de vivisection dans tout le pays durant 21 ans, n'ait jamais entendu parler ou n'ait jamais été le témoin des dizaines de milliers d'expériences neurophysiques, faites à coups d'électrochocs, se terminant généralement par la complète destruction mentale et physique du sujet à cause de la souffrance, expériences pratiquées de préférence sur des primates si le budget le permet. Ou, encore, qu'il n'ait jamais entendu parler ou n'ait jamais été témoin des expériences, que l'on menait déjà en 1967 dans de nombreuses écoles médicales américaines, sous le prétexte «d'étudier la vie sexuelle des chats» ; par exemple l'expérience «au finish» dans laquelle le nerf de la verge du chat, mis à nu au bistouri, est soumis à des excitations électriques ininterrompues jusqu'à la fin, en d'autres termes, jusqu'à sa mort.

Ayant administré son somnifère, l'association des bonimenteurs Galton / NSMR / *Times* nous sert un autre des poncifs habituels de l'Establishment. Qui est le principal coupable des mauvais traitements généralement infligés aux animaux ? Mais les sociétés de protection, bien sûr, comme tout le monde devrait le savoir ! Laissons la parole à Galton :

«Au Massachussetts, l'année dernière, moins de 10.000 chiens furent utilisés par toutes les écoles de médecine et par les hôpitaux effectuant des recherches. 35.000 autres, en revanche, furent tués, selon leurs propres données, par les SPA.» Mais, mais, mais... remarquez la délicate distinction sémantique faite par Galton dans son choix entre «utiliser» pour les laboratoires de vivisection, et «tuer» pour les SPA qui «endorment à jamais» les animaux malades, errants ou indésirables, afin de leur éviter d'autres souffrances inutiles.

Quand on a réussi à embrouiller complètement le lecteur et à le rendre «groggy», on lui donne ce qui peut-être considéré comme le coup de poing qui l'envoie au tapis :

> La maladie est cruelle. Des millions d'êtres humains doivent la santé — et dans bien des cas, la vie — à la recherche faite sur l'animal. Les victimes d'atroces brûlures, de blessures graves, de traumatismes sévères ; par exemple, ceux qui ont dû se faire opérer, ceux qui ont été vaccinés, à titre préventif contre diverses maladies, ceux qui utilisent des médicaments contre le diabète, l'hypertension et les autres maladies chroniques ; citons encore, plus de 10.000 personnes à qui l'on a implanté des régulateurs cardiaques dans la poitrine pour venir à bout d'une arythmie quelconque.

Galton a oublié les transplantations. Toutes ses sont dénuées de preuves et une réfutation totale est aisée. Par exemple, la peau d'un animal réagit aux brûlures de manière différente de la peau humaine, développant un oedème alors que la réaction typique humaine est la formation d'ampoules. Et, tout comme il y a un siècle, les gens meurent encore de nos jours quand un certain pourcentage de surface cutanée est brûlé. Lors d'un congrès médical, tenu à Sorrente en octobre 1980, le Professeur Luigi Sprovieri, un des pères des organes artificiels, très longtemps collaborateur du Professeur Dubost de Paris, déclara ce qui suit aux centaines de collègues venus de dix pays différents : «La recherche biomédicale ne doit plus faire appel aux animaux, mais devrait utiliser l'ordinateur. Il est inutile et dangereux de continuer à utiliser les méthodes traditionnelles, car la différence entre l'homme et l'animal est telle qu'elle nous induit en erreur la plupart du temps. Nous admettons de plus en plus que les organes artificiels peuvent être directement utilisés sur l'être humain, sans passer d'abord par l'expérimentation animale. Les valvules du coeur, par exemple, et même le régulateur cardiaque ont d'abord été mis au point sur l'homme et on s'est aperçu ensuite qu'ils fonctionnaient également chez l'animal.» (*La Nazione*, Florence, 5 octobre 1980)

Une longue lignée de célèbres chirurgiens, depuis Lawson Tait qui, vers la fin du siècle dernier, mit au point la plupart des techniques chirurgicales encore utilisées aujourd'hui — jusqu'au Professeur R.J. Belcher qui pratique toujours — ont infligé le démenti le plus formel aux affirmations gratuites de Galton sur la chirurgie. Ceci vaut également pour tout ce qu'il a dit d'autre. Le *New York Times* n'a pas publié le flot de réfutations qui lui furent envoyées.

1978

Le 27 mars 1978, le magazine *Newsweek* publiait un long article, signé Peter Gwinne et Sharon Begley, qui s'efforçaient de trouver de nouveaux arguments en faveur de pratiques indéfendables, sous le titre : «Animals in the Lab». Voici des extraits de cet article :

> L'utilisation d'animaux dans les laboratoires fait partie du cours naturel des choses pour la majorité des scientifiques. Cela remonte à la tradition Judéo-Chrétienne qui dit que «Dieu a donné aux hommes le pouvoir sur les animaux», déclare le Dr. Thurman Grafton de la National Society for Medical Research.
>
> Les scientifiques du domaine biomédical nient également le fait que

leurs animaux seraient maltraités : «La moitié des chats de tout New York ne bénéficient pas du traitement humain dont bénéficient les nôtres» affirme le Dr. Bruce Ewald de la Faculté de médecine de l'Université Cornell.

La majorité des expériences pratiquées sur les animaux sont utiles et soigneusement pratiquées... Comme les contrôles sont sévères, la douleur infligée est en voie de disparition... Sous la triple menace des coûts qui augmentent, d'une législation protectrice (inexistante ou inapplicable - H.R.) et d'un durcissement des critiques, les chercheurs prennent toutes les précautions voulues pour s'assurer que leurs travaux sont à la fois valables et humains.

1980

Jusqu'en 1978, les Ministères de la Propagande et de la Désinformation, opérant par le biais des médias les plus en vue, ceux qui forment l'opinion publique, a maintenu sa position à savoir que l'ensemble de la vivisection serait indispensable au bien-être de l'humanité et qu'elle ne causerait pratiquement aucune souffrance aux animaux utilisés, ces derniers étant bien protégés par l'humanité innée des expérimentateurs eux-mêmes.

Lorsque *Honte et échecs de la médecine* parut — apportant des témoignages écrasants qui, preuves à l'appui, démontraient le contraire — les Pouvoirs en place réussirent en peu de temps à faire interdire l'ouvrage. Mais la communauté antivivisectionniste possédait, enfin, une solide base scientifique en plus des arguments moraux et éthiques bien connus qui lui ont permis d'engager efficacement le combat.

La NSMR commanda alors un nouvel article fracassant. Afin d'exorciser le spectre de l'Abolition, une fois de plus grâce aux bons offices du *New York Times*, il fallait quelque peu revoir les affirmations catégoriques décrivant les fantastiques bénéfices de l'expérimentation animale.

L'article, sous la plume d'une certaine Patricia Curtis, fut — comme de coutume — publié par le *Magazine,* supplément au *New York Times* du 31 décembre 1978. Le titre, lui-même, devait démontrer que l'Establishment faisait machine arrière depuis 1967. Cette fois, il annonçait : «The Case Against Animal Experimentation» (Le dossier contre l'expérimentation animale). Le dossier ne dépassa pas le stade du titre. Les rédacteurs du NSMR avaient fait le nécessaire afin que cela ne se produise pas. Afin de désarmer le mouvement antivivisectionniste qui prenait de l'ampleur, on attribua le mérite du changement d'optique uniquement à la communauté des chercheurs.

Voici un extrait de cette incroyable affirmation tiré de l'article de Patricia Curtis : «Les causes de cette croissante préoccupation chez beaucoup de scientifiques découlent des découvertes faites par la science elle-même.»

Il ne sera donc pas surprenant d'y trouver d'autres informations comme :

«Aucun doute ne peut subsister sur le fait que beaucoup de découvertes médicales importantes, allant du vaccin antipolio à la physiologie du stress, ont, en effet, été mis au point grâce à l'utilisation d'animaux.»

Après avoir énoncé ce poncif dont la stupidité a été démontrée avec succès par des autorités médicales dont beaucoup sont citées dans *Honte et échecs de la médecine*, Patricia Curtis a la permission de faire une révélation, mais en prenant bien garde de ne faire aucune critique négative :

> Les expériences psychologiques sur l'«apprentissage de la passivité» sont aujourd'hui courantes. Des animaux en cage sont soumis à des chocs électriques jusqu'à ce qu'ils découvrent de plus en plus de moyens de les éviter. Pour finir, les animaux se couchent et reçoivent les chocs sans réagir. Les chercheurs ont tenté d'établir un parallèle entre ce comportement et la dépression chez l'être humain.

Ce type de reportage, froid et impersonnel «d'apparence scientifique», présente une certaine analogie avec les rapports pondus par les soi-disant chercheurs eux-mêmes.

Comme d'habitude, l'article ne contient pas une seule ligne sur l'intérêt porté à la vivisection par le Trust de la Pharmacie et encore bien moins sur le mécanisme qui a fait que l'expérimentation sur les animaux a entraîné une expérimentation croissante sur l'homme — principalement sur de jeunes orphelins ou sur des vieillards recueillis dans les institutions publiques — en général grâce aux subventions octroyées par des organisations à la solde du Trust Rockefeller.

L'article du *New York Times* a été ensuite repris par cet autre partenaire commercial de la Maison Rockefeller qu'est le *Reader's Digest*, qui s'enorgueillit d'avoir un tirage mondial de 20 millions d'exemplaires chaque mois et qui est lu par 100 millions de lecteurs. Le numéro de mars 1980 en sa version internationale, édition de février aux Etats-Unis, dans lequel est reproduit l'article sur la vivisection, est révélateur.

Avant tout article, on trouve une introduction de six pages pleines de publicités pour l'industrie chimique, pour les spécialités pharmaceutiques et la meilleure page pour les cosmétiques ; la première, étant attribuée à un produit qui, soi-disant, «soulagerait le rhume», *Comtrex*, produit par la Bristol-Myers, une des firmes pharmaceutiques appartenant à Rockefeller. La septième page fait la publicité pour un séchoir et ce n'est qu'alors qu'apparaît le premier véritable texte, un article de deux pages portant le titre — vous pouvez vous en douter — «News from The World of Medecine» (Nouvelle du Monde de la Médecine) qui chante les louanges de la communauté des chercheurs et des «nouveaux» médicaments et thérapeutiques.

Suivent vingt-sept nouvelles pages pleines de publicités pour des produits en rapport avec l'industrie chimique comprenant quelques produits pétro et agro-chimiques, mais surtout des médicaments et des cosmétiques. Ces pages contiennent la plus grande partie des annonces publicitaires de ce numéro. Les rares petites publicités pour d'autres produits n'ayant rien à voir avec la chimie sont reléguées aux dernières pages du magazine.

Une page, cependant parmi les premières, a été réservée à cet autre cheval de bataille et organe efficace du Ministère de la Propagande et de la Désinformation, l'*Encyclopaedia Britannica* dont les rédacteurs, ces dernières années, ont effectué une révision totale des articles médicaux au bénéfice du commerce des médicaments, et cela depuis qu'elle est devenue la propriété de la Maison Rockefeller.

LE VIOL DE L'OPINION PUBLIQUE

Une propagande basée sur une dénaturation systématique soigneusement mise au point, sur une déformation des faits, ou sur la suppression d'informations par les médias, est un phénomène plus sinistre dans nos soi-disant démocraties où elle passe presque inaperçue de la majorité, que dans les dictatures où les médias ne peuvent prétendre à la liberté d'expression et où la population sait que les nouvelles officielles doivent être interprétées avec une bonne dose de scepticisme. Dans nos régimes démocratiques cependant, la majorité des citoyens est persuadée que, si les divers médias du pays diffusent la même information, c'est que celle-ci doit refléter la vérité pure. Mais ces gens sont actuellement gravement induits en erreur.

Le refus du *New York Times,* du *Reader's Digest* et d'autres journaux à grands tirages de publier les réfutations des mensongères énoncées par les partisans de la vivisection, a son pendant dans la plupart des pays qui sont, sans le savoir, soumis aux ordres du Pouvoir Chimio-Médical.

Par exemple, le Dr. Christiaan Barnard écrit, dans le *Cape Times* du 28 juin 1977 : «Je mets les antivivisectionnistes au défi de démontrer que la Science Médicale ait pu faire des progrès dans le passé ou pourrait espérer en faire dans le futur, sans expérimentation animale.» La SAAAPEA (l'Union Sud-Africaine contre la Vivisection) a relevé le gant et a envoyé sa réponse mais le *Cape Times*, qui n'avait pas censuré Barnard, s'empressa de censurer la réponse, l'expurgeant de tous ses passages les plus pertinents.

Tous les journaux européens à la solde de l'Establishment suivent la même politique et les informations les plus valables fournies par les mouvements antivivisectionnistes sont régulièrement censurées.

Par exemple, le journal parisien, le *Figaro* du 29 juillet 1977, a publié un article rédigé par un certain Professeur J.P. Cacherra, ayant pour titre : «Le cobaye ou l'homme». L'article était un véritable hymne à la louange de la vivisection, bourré de faux rapports et de clichés en commençant par son titre. On pouvait en déduire que l'humanité devait son salut à la vivisection ; les plus sanglants échecs de la médecine moderne y devenaient des succès éclatants.

J'appris que le *Figaro* fut submergé sous le flot des réfutations, mais il n'en publia que deux après y avoir pratiqué des coupes sombres. Une des deux émanait du Président de la Ligue Française contre la Vivisection, l'autre de moi-même. Bien que j'eusse limité mon texte au strict minimum, les plus importantes parties en avaient été supprimées ; notamment le fait que j'avais offert d'envoyer une copie de mon Rapport Technique sur la Vivisection, récemment publié en français, à tout lecteur du *Figaro* qui en ferait la demande. Ce rapport contient, parmi d'autres informations de première importance, les déclarations faites — preuves à l'appui — par 150 sommités médicales du monde entier qui ont dénoncé la vivisection comme une erreur scientifique.

En règle générale, les autres journaux européens à fort tirage n'ont pas adopté une attitude différente jusqu'à présent et sont, sous cet aspect, très semblable à leurs confrères américains.

Nulle part cependant, la collusion entre les gouvernements et le Cartel Chimio-Médical n'est aussi apparente que dans ces pays où le moyen de propagande le plus efficace ; la TV, qui est un monopole de l'Etat comme en France et en Allemagne, ou bien subit fortement l'influence du gouvernement comme en Italie. Les pseudodébats sur la vivisection ne sont pas seulement truqués lors de l'émission, ils sont franchement falsifiés.

Le débat, ayant bénéficié de la plus grande publicité, a eu lieu en France en mai 1981. Les quelques personnes capables de réfuter les arguments des «scientifiques» invités en avaient soigneusement été exclues. En revanche, parmi les invités figuraient des «experts» comme Brigitte Bardot, un journaliste, un cinéaste et un médecin homéopathe qui ignorait tout — ou ne voulait rien connaître — des faits et de la tragédie de la Thalidomide, et qui resta silencieux durant la plus grande partie de l'émission, permettant aux vivisectionnistes d'énoncer, devant les 16 millions de téléspectateurs, tous les mensonges possibles et imaginables.

Sixième partie

KALÉIDOSCOPE

Le Dr. Anna Kingsford, la première femme à pratiquer la médecine en Grande-Bretagne, écrivait :

«La maladie mentale qui perturbe l'âme du vivisecteur est déjà suffisante en elle-même pour l'empêcher d'acquérir les connaissances les meilleures et les plus élevées. Il lui est plus aisé de propager et multiplier la maladie que de découvrir le secret de la santé. Cherchant les germes de la vie, il ne fait qu'inventer de nouvelles méthodes de tuer.»

* * *

La Science, qui promettait de délivrer l'humanité des superstitions, s'est muée en la plus sanguinaire et prétentieuse de toutes les superstitions de l'histoire... La Science, qui dans le passé fut l'expression la plus brillante du bon sens, s'est réincarnée en une déité. Le peuple (les laïcs) et les scientifiques (les prêtres) ont tous reçu d'en haut les instructions : la Science affirme ceci, la Science exige cela. La Science n'était cependant qu'un dieu mécanique... D'autres dieux ont exigé que leurs prêtres se châtrent. Seule la Science impose de rejeter les sentiments humains. (Brigid Brophy dans *The Listener*, 1969)

* * *

La longévité n'a guère évolué. Les personnes âgées sont de plus en plus sujettes aux maladies. Tous les médicaments qu'on peut leur prescrire, tous les soins qu'elles peuvent recevoir, rien ne changera le fait que la durée de vie n'a pas évolué durant le siècle passé.

La médecine ne peut faire grand-chose contre la maladie combinée avec la vieillesse et encore moins contre la sénescence elle-même. Elle ne guérit pas les maladies cardio-vasculaires, ni la plupart des cancers, ni l'arthrite, ni la cirrhose avancée ou le rhume commun. Il est vrai que les douleurs endurées par les personnes âgées peuvent être, parfois, atténuées. Malheureusement, cependant, la plupart des traitements donnés à ces personnes nécessitant des interventions spécialisées, non seulement accroissent les douleurs, mais si elles réussissent, les prolongent également. (Ivan Illich dans *La Némésis médicale* (Le devenir, la destinée médicale), Ed. Le Seuil, Paris 1974).

* * *

Le célèbre exemple de la rigoureuse logique de l'ancien Président Hoover disant : «Quand beaucoup de travailleurs sont sans travail, le chômage suit», est sans cesse présent dans les déclarations des scientifiques : «Quand un organisme vivant est privé de nourriture, l'inanition suit. Nous l'avons démontré, de façon statistiquement irréfutable, sur un grand nombre de chiens, de chats, de singes, d'ânes, de porcs et d'autres animaux et nous sommes prêts à refaire cette démonstration si nous continuons à obtenir des subsides.»

Aujourd'hui cependant, même ces maigres et fragiles prétextes ne sont pas invoqués par ces personnes qui se livrent à ce qu'elles appellent la «recherche élémentaire». Cette recherche consiste essentiellement à prendre des animaux sains et à les détruire physiquement et psychiquement, en leur faisant subir des tortures inutiles qu'un être mentalement équilibré ne saurait même pas concevoir et donc certainement pas mettre en pratique.

La triste vengeance de l'animal

Selon les données de l'Organisation Mondiale de la Santé (OMS), le nombre de handicapés physiques ou mentaux a atteint, en 1980, dans le monde entier, les 450 millions, soit 10 % de la population mondiale. Dans ces chiffres on trouve 136 millions de personnes de moins de 15 ans : ce qui prouve que la situation se dégrade ; les jeunes, en nombre toujours croissants sont soumis, par le biais du Service International de l'Éducation, qu'ils le veuillent ou non, à des interventions médicales nuisibles telles que la thérapie prénatale de la femme enceinte et aux diverses actions postnatales, comme les vaccinations, les irradiations et l'administration de vitamines synthétiques et aux autres thérapeutiques chimiques. La faillite de l'OMS est révélée par le fait qu'il y a 11 millions d'handicapés en Europe, 6 millions en Amérique du Nord, 13 millions en Amérique Latine, 18 millions en Afrique et 88 millions en Asie.

* * *

Le médecin anglais Dr. Robert Sharpe nous fournit une information basée sur *Clinical Pharmacology & Therapeutics* de T. Koppanyi et M.A. Avery, Vol. 7, 1966, P. 250/270, confirmant un rapport cité dans *Honte et échecs de la médecine* :

> ... Fleming se tourmentait au sujet de la pénicilline (découverte accidentellement, sans expérimentation animale - H.R.), craignant que son effet ne soit neutralisé par le sang et ses pires appréhensions semblèrent confirmées lorsqu'il en injecta à des lapins. Ce résultat le découragea tellement qu'il perdit progressivement tout intérêt en la pénicilline et en limita l'application à des infections superficielles.
>
> Les scientifiques d'Oxford, Florey et Chain, ressortirent la pénicilline plus tard et découvrirent qu'elle guérissait des souris infectées. Mais le programme des travaux ne nous dit pas si le choix des sujets ne résultait pas d'un autre «coup de chance». Si les habituels cobayes avaient été utilisés pour le test (ils étaient tous morts, dans le laboratoire de Florey et de Chain, quand le test fut entrepris - H.R.), la pénicilline aurait été rejetée à jamais, car elle tue ces animaux, communs dans les laboratoires, même quand elle est administrée à de très faibles dose (les hamsters en meurent aussi).
>
> La chance ne s'arrêta cependant pas en si bon chemin. Afin de sauver un patient dangereusement malade, Fleming voulait lui injecter de la pénicilline dans la moelle épinière, mais les résultats d'une opération de ce genre étaient inconnus. Florey tenta l'expérience sur un chat mais, le temps pressant, il était impossible d'attendre les résultats si on voulait sauver le patient. Celui-ci reçut son injection et guérit mais le chat de Florey mourut. Il semble que les leçons ne soient pas encore comprises !

* * *

Le 23 avril 1981, trente personnalités anglaises, comprenant des docteurs en médecine, des chercheurs scientifiques, des écrivains et des artistes, signèrent une pétition adressée au Premier Ministre, Margaret Thatcher, demandant qu'une partie du budget annuellement alloué à la recherche médicale soit consacrée à la mise au point de techniques de remplacement, afin de supprimer l'utilisation d'animaux vivants dans les laboratoires.

Comme cela avait été le cas pour d'autres questions posées précédemment, Margaret Thatcher répondit par un dédain glacial et un NON catégorique, dans une lettre datée de Downing Street, le 14 mai 1981 :

«... je crains qu'aucun fonds gouvernemental ne soit disponible pour subventionner le développement spécifique de méthodes alternatives à l'utilisation d'animaux vivants dans la recherche biomédicale. Le Medical Research Council (Conseil de la Recherche Médicale) estime que les projets de mise au point de méthodes alternatives doivent, de préférence, être réalisés par des scientifiques au cours de leurs propres programmes de recherches...»

Doit-on dire que le Conseil de la Recherche Médicale est composé de vivisectionnistes convaincus ? En ce qui concerne Margaret Thatcher, dont on sait qu'elle a poursuivi des études à base «scientifique» et qui, à plusieurs reprises, a manifesté sa sympathie pour les méthodes de recherches impliquant la vivisection, on peut soupçonner qu'elle aurait, elle-même, à un certain moment trempé dans l'expérimentation animale. D'ailleurs, il ne semble n'y avoir aucune raison interdisant à un partisan de la vivisection de s'y livrer lui-même.

* * *

On retrouve la même attitude que celle de Mme. Thatcher chez le Ministre de la Santé de la République Fédérale Allemande, Antje Huber qui, lors d'une interpellation à Bonn, le 25 juin 1981, déclara sèchement que l'expérimentation animale ne pouvait être supprimée et que même une abolition partielle des tests, comme les cosmétiques ou du cruel et trompeur L.D.-50, était hors de question. (Sa collègue, Mildred Scheel, amassait entre-temps des millions de Deutsche Marks pour son «programme annuel du cancer», qui semblait être aussi lucratif que ses contreparties américaines, anglaises, françaises et italiennes).

Antje Huber s'esquiva quelques minutes, prétextant d'autres engagements, et une de ses aides Ministérielle prit la relève. Elle déclara :

«...qu'une réduction des expériences serait difficile à réaliser, le Ministère ne connaissant même pas l'étendue réelle des expériences en cours. Nous ne savons pas, par exemple, ce qui se fait dans nos universités». Lorsqu'il lui fut demandé pourquoi le Ministère n'interdisait pas le test notoirement trompeur L.D.-50 : « ... parce qu'alors la République Fédérale n'exporterait plus de médicaments.»

Elle se référait apparemment à la loi américaine Delaney, tombée en désuétude et qui rend ses tests obligatoires et qui est, de ce fait donc, responsable de la majorité des désastres pharmaceutiques à l'échelle mondiale. Elle a ainsi démontré jusqu'à quel degré Thatcher et Huber et les autres politiciens sont liés aux intérêts du Trust de la Pharmacie.

* * *

D'un article paru dans *The Globe*, un journal de Rouses Point, N.Y., le 27 mai 1980 :

> Un psychologue qui a participé à des recherches secrètes sur la guerre chimique et sur le laser comme arme dans une base de la Force Aérienne Américaine a révélé au *Globe* que des singes rhésus sont aveuglés et torturés sans pitié pars des rayons lasers mortels et par des générateurs de chocs électriques. Certains singes furent tellement traumatisés par ces expériences, faites à la base de Brooks, San Antonio, Texas, qu'ils sont devenus des cannibales autodestructeurs. Ils s'enlevaient des lambeaux de chair, des bras à coups de dents et s'arrachaient de grandes touffes de poils de la poitrine.
>
> Barnes, diplômé de l'Ohio State University, ayant 16 ans de carrière irréprochable dans la recherche scientifique à la base de Brooks, déclara avoir été renvoyé en janvier, après avoir menacé de rendre publique les tortures pratiquées sur les singes...
>
> Un porte-parole de la Force Aérienne, Salvatore Giammo, affirma que pas plus tard que le 15 mars 1979, un inspecteur de l'American Association for the Accreditation of Laboratory Animals (Association pour le contrôle de l'utilisation des animaux dans les laboratoires) avait examiné les lieux et n'y avait rien trouvé de répréhensible.
>
> Barnes, cependant, affirma : «... y avoir vu trois singes morts par strangulation, les colliers métalliques qu'ils portaient autour du cou étaient trop serrés. D'avoir également vu des singes tenter désespérément de se libérer des barres placées en travers de leur poitrine pour les immobiliser sur des

chaises. Ils se débattaient tellement que le métal leur entaillait la paroi abdominale.»

Les singes rhésus sont les animaux préférés des laboratoires car ils sont doux et remarquablement confiants...

Barnes poursuivit : «... Comme la plate-forme devait tanguer et rouler, nous devions apprendre aux singes à actionner le levier stabilisant celle-ci. Pour leur inculquer ce geste, nous leur attachions des plaques métalliques sous la plante des pieds et nous leur envoyions des chocs électriques quand leurs réactions étaient mauvaises ou trop lentes... Nous punissions également ceux qui étaient lents à apprendre en leur envoyant une soudaine décharge dans le corps. L'animal reçoit décharge après décharge, parfois une centaine par jour... Les expériences que nous menions étaient, pour la majeure partie, totalement dénuées de valeur et ne faisaient que répéter celles qui avaient déjà été pratiquées dans le passé.»

* * *

D'un article du journal Londonien *Star*, du 24 septembre 1979 :

«...Des centaines de singes transportés vers un centre d'expériences hurlèrent tellement dans leur agonie, causée par leur entassement, que leur gorge enfla hideusement, leur coupant toute respiration. Des 650, expédiés d'Indonésie, seulement 140 survécurent à l'horrible voyage les menant en Suède...»

Voici les commentaires de Dick van Hoorn qui vit la cargaison à l'Aéroport d'Amsterdam :

«Le 8 septembre, une cargaison de plusieurs centaines de singes (des macaques de Java), en provenance de Djarkata (Indonésie) à destination de Stockholm, Suède, fit un arrêt de plusieurs heures en transit de l'Aéroport d'Amsterdam... Un contrôleur ordonna l'ouverture de deux cages. L'une contenait 15 macaques, presque tous blessés, l'autre 11 dont 7 morts. Ils étaient apparemment morts par suite du manque d'air frais, les yeux étaient exorbités et ils s'étaient tranché la langue. Le contrôleur examina les autres cages avec une lampe de poche, découvrant encore plus de cadavres et de blessés...»

* * *

Glané dans les rapports, toujours dignes de confiance, établis par le

Dr. Shirley McGreal, directrice de l'International Primate Protection League (Ligue pour la protection des primates) :

«L'Inde a interdit, en 1977, l'exportation de singes pour protester contre leur utilisation dans d'horribles expériences de radiations. En dépit des vives pressions exercées par les Etats-Unis et par l'Organisation Mondiale de la Santé et bien qu'un changement de gouvernement ait eu lieu, ce pays a maintenu son interdiction.»

En Janvier 1979, le Bangladesh a annulé une licence qui aurait permis l'exportation de près de 70.000 singes par un marchand américain. Selon le *Wall Street Journal* du 26 mars 1981, l'ambassade des Etats-Unis à Dacca aurait fortement fait pression sur le gouvernement du Bangladesh, allant jusqu'à menacer de bloquer toute aide à ce pays si l'exportation de singes n'était pas reprise. Le *Journal* rapporte également des rumeurs selon lesquelles le marchand en question aurait soudoyé des membres de l'ambassade afin qu'ils poussent à la réouverture du commerce.

Un des membres les plus tenaces du groupe de pression était le Dr. Frank Perkins, Chef du Département de Biologie de l'OMS et dont la fille, Jay Perkins Ingram, tient un commerce de singes aux Etats-Unis, sous la raison sociale de Jacchus Primates.

* * *

Morarji Desai qui avait, en tant que Premier Ministre de l'Inde, imposé le premier embargo sur l'exportation de singes, bien que son pays eût un pressant besoin de devises étrangères, donna le 21 juin 1978 une superbe leçon d'humilité, d'éthique et de médecine à des journalistes abasourdis, réunis au National Press Club de New York :

Question : «Monsieur le Premier Ministre, connaissant le grand intérêt que vous manifestez pour les besoins des êtres humains, pouvez-vous nous expliquer votre prise de position contre l'exportation de singes rhésus destinés à la recherche ?»

Réponse : «Si nous sommes de véritables êtres humains, il ne nous est pas permis d'infliger des traitements cruels à un être vivant. C'est la philosophie éternelle de l'Inde. C'est pour cette raison que nous refusons de soumettre des animaux à des sévices et c'est donc pour cela que nous en interdisons l'exportation. La recherche n'est pas la seule voie pour parvenir au bien-être de l'homme. Le bien-être de l'homme, ou sa santé, peuvent être beaucoup mieux obtenus par le respect des lois de la nature : pour cela les médicaments sont inutiles. Je n'en ai pas pris durant des années et des années et je n'en prends toujours pas.»

* * *

Exemples d'expériences de routine, tacitement acceptées par l'ensemble de la communauté des chercheurs et par les soi-disant Organisations s'occupant de la Santé :

Des expériences faites sur des dauphins dont l'intelligence pourrait surpasser, peut-être, celle de l'homme, provoquèrent une frustration et une angoisse telles, que les animaux se suicidèrent.

Rien qu'aux Etats-Unis, près de 90 millions d'animaux sont, chaque année, torturés à mort ; 34 millions par l'industrie pharmaceutique américaine qui est également responsable de la mort de plusieurs dizaines de milliers d'êtres humains, conséquence directe de ces expériences «alibi».

Lorsqu'au cours d'expériences au Huntington Research Center anglais, on a versé du shampooing dans les yeux des lapins, la douleur a été si intense que ces animaux, ordinairement silencieux, se sont mis à hurler. Parmi les firmes qui ont admis pratiquer ces méthodes, on note : Revlon, Wella, Elizabeth Arden, Fabergé, Gillette, Coty, Germaine Monteil, Helena Rubinstein, Johnson et Johnson et bien d'autres. Yardley prétend avoir mis un terme à cette pratique depuis quelque années.

Afin d'étudier les effets de la douleur, des chiens et des chats ont été placés sur des plaques chauffantes chauffées ; les animaux dansaient et essayaient de souffler sur leurs pattes brûlées.

Lors de tests de toxicité habituels bien que non fiables, on a fait avaler de force à des chiens beagles divers produits ; lorsque ces chiens sont morts, après des jours d'agonie, on a constaté que leur sang avait pris une couleur brun chocolat.

Différentes sortes d'animaux furent immobilisés dans des camisoles de force ou dans des appareils semblables à des étaux, jusqu'à la paralysie ou la folie.

Des singes, immobilisés dans des appareils de contention, ont été soumis à des secousses électriques données à intervalles réguliers, durant 23 jours, jusqu'à ce que le dernier meure d'ulcères à l'estomac.

On a percé des trous à la base des dents de certains chiens afin de voir comment ils réagiraient à la douleur au moment de manger.

Répétant continuellement ce genre d'expériences, déjà pratiquées dans d'autres pays, des chercheurs ont cousu les paupières de chatons, afin d'étudier le comportement de ces animaux, plongés dans une obscurité complète et permanente.

Des rats furent jetés dans une citerne pour voir combien de temps s'écoulerait avant qu'ils se noient. Certains moururent immédiatement, se laissant couler «de désespoir». D'autres ont nagé durant près de 60 heures avant de se noyer.

Des animaux ont été placés dans des tambours Noble-Collip et on les a secoués pour étudier les effets de l'insomnie. Certains sont restés en vie 30 jours, projetés dans tous les sens, avant de mourir.

Le «chevalet de viol»

Alors que la Presse Mondiale fait en général preuve de beaucoup de répugnance lorsqu'il s'agit d'exposer la vérité sur la vivisection, un journal au moins, le *Toronto Sun* (Canada), s'est ces dernières années, violemment et à plusieurs reprises, attaqué — sous des titres audacieux — au sujet. Peter Worthington écrit dans un article intitulé «Scientific Sadism in Labos» (Sadisme scientifique dans les laboratoires) :

> «Les secrets les plus jalousement gardés au Canada et aux Etats-Unis n'ont aucun rapport avec les espions, les taux d'intérêts pratiqués par les banques ou avec les piscines des premiers ministres, mais cachent ce qui est pratiqué en fait de recherches sur les animaux dans les diverses Universités, les Laboratoires ou dans les Centres d'expériences.»

Worthington poursuit en décrivant des atrocités telles que des chiens secoués à mort dans des cylindres rotatifs, des ours polaires nourris de pétrole brut, des guenons immobilisées sur des «chevalets de viol» et inséminées afin que, plus tard, elles maltraitent éventuellement leurs petits, les démembrant, leur fracassant le crâne à coups de dents, leur écrasant la face sur le béton, cela pour démontrer que des humains maltraités au cours de leur vies sont susceptibles de maltraiter plus tard leurs propres enfants. Et, quand tout est fini, les sadiques recommencent leurs expériences. Comme d'habitude, et prétextant la prévention de la douleur et de la souffrance, de nouvelles méthodes causant douleur et souffrance, à une échelle sans précédent, sont mises au point par des personnes au cerveau malade, c'est tout à fait évident, mais protégées par des législateurs tout aussi évidemment incapables de légiférer de façon civilisée.

* * *

Colin Blakemore, qui est établi à Cambridge et poursuit avec d'autres scientifiques ses expériences — décrites dans *Honte et échecs de la médecine* — a fait pivoter de 102 degrés l'un des yeux d'un chat appelé Albert et celui d'un autre, appelé Victoria, de 77 degrés. L'opération fut pratiquée quand les animaux n'étaient que des chatons de 12 jours. Par la suite, ils ont été gardés dans un local éclairé chaque jour durant 18 heures. Au bout de 9 mois, ils ont été soumis à des «tests de comportements» qui ont duré 10 mois. On nous apprend qu'ils étaient «capables d'éviter le contact avec les objets lorsqu'ils se déplaçaient le long d'un parcours d'obstacles, en n'utilisant seulement l'œil que l'on avait fait pivoter». (*Experimental Brain research*, Vol. 25, 1976.)

Et voici, en plus, la propagande officielle destinée à aveugler l'opinion publique.

Dans le *British Journal of Experimental Pathology*, 1980, p.61-68, H.B. Stoner, A. Hunt, J. Hadfield et H.W. Marshall de l'Unité de Traumatologie de l'Université de Manchester écrivent : «Par ci par là, il est possible que l'on pratique une expérience bizarre qui n'emporte peut-être pas l'adhésion de certains, mais la grande majorité des expériences est vraiment indolore.»

D'autres comme H.M.H.Wu, W.G. Holmes, S.R. Medina, G.P. Sackett du Department of Psychology & Regional Primate Center Research de l'Université de l'Etat de Washington à Seattle écrivent dans *Nature*, 285, 1980, p. 225-227 : «Nous ne pouvons évidemment pas oublier que les animaux eux-mêmes peuvent profiter des expériences.»

D.F.J. Rowe, G. Gedeon, J. Broom et A. Fleck, du Department of Pathological Biochemistry, Western Infirmary de Glasgow, écrivent dans le *British Journal of Experimental Pathology* 60, 1979, p. 589 :

«Nous devons reconnaître que ceux qui sont autorisés à pratiquer des expériences sur les animaux aiment les bêtes, mais qu'ils ont réussi à modifier leur point de vue, lorsqu'il le faut.»

Lorsqu'en 1980 des membres du «Britain's Animal Liberation Front»

(Front anglais de Libération des animaux) ont fait irruption près de Cambridge dans une ferme expérimentale où on sectionne le pis des chèvres pour le leur greffer dans le cou, la police a arrêté le photographe sur le champ, lui confisquant appareil et pellicules car les vivisectionnistes doivent être protégés avant tout et toutes les preuves doivent être supprimées en vertu du Britain's Official Secrets Act (Loi anglaise protégeant les secrets officiels), qui permet également au gouvernement d'inculper toute personne prenant des photos dans un laboratoire de vivisection. L'article du Guardian (1/7/80) rapportant le raid, disait :

> L'Agricultural Research Council dont dépend Babraham Hall a publié une déclaration condamnant le raid. Elle déclara que les animaux de la ferme expérimentale de Babraham sont accoutumés à des traitements doux et gentils de la part de gardiens familiers, dans un environnement où règne le calme. Le bris de vitres, le fracas de bois brisés et les éclairs des flashes ont dû leur causer une grande angoisse.

Comparée à de tels exemples de l'hypocrisie anglaise qui foisonne, la franchise de leurs collègues américains moins complexés apporte une bouffée d'air frais, comme la déclaration du Professeur Georges Wakerlin de l'Université de Chicago, rapportée par le *National* de juin 1954 : «Je ne veux rien avoir à faire avec le terme 'humain' quand il s'agit de cela.» Ou celle du Dr. Harry F. Harlow, directeur du Centre de Primatologie de l'Université de Wisconsin, au cours d'une interview donnée au *Pittsburg Press*, le 27 octobre 1974 : «Je n'aime vraiment pas les animaux. Je déteste les chats, je hais les chiens. Comment pourrais-je aimer les singes ?» C'est lui qui, sous prétexte de mesurer «l'amour», arrachait des chimpanzés nouveau-nés à leur mère, pour enfermer chaque bébé dans une solitude et une obscurité totales, pendant des périodes allant jusqu'à 8 ans, afin de voir comment ils se développaient.

* * *

En 1950, le vétérinaire Henry Foster, né à Boston, se lança dans le commerce des animaux de laboratoire, sous l'emblème Laboratoires Charles River. L'affaire s'avéra des plus lucratives. En 1977 la firme avait enregistré un bénéfice de 11 millions de dollars en vendant des chiens Beagles aux vivisectionnistes et, depuis, les bénéfices n'ont fait que croître et embellir. Selon le Magazine *Time* du 28 avril 1980 dont les rédacteurs ne manquent pas d'humour, même quand il s'agit de vivisection :

> La firme a fait, en 1979, un bénéfice net de 3 millions de dollars sur un chiffre global de ventes de 30 millions. Cette année la firme enverra dans le monde entier plus de 18 millions de ses animaux bien élevés qui, au nom de la science, vont se conduire en débauchés, en engloutissant de la saccharine, en ingurgitant des alcools et en fumant des cigarettes.

Bien que figure de proue de la vivisection, les Etats-Unis n'occupent que la 17ème place mondiale en ce qui concerne l'espérance de vie, malgré le fait que de grands efforts soient faits pour prolonger l'existence de patients à la dernière extrémité. Les dernières années de nombreux Américains ne sont qu'une longue agonie, interminablement prolongée dans les unités de soins intensifs.

En chiffres ronds, le taux de mortalité provoquée par les maladies cardiaques s'est élevé en Amérique de 400.000 en 1949 à 800.000 en 1973. Celui du cancer a fait une envolée ; de 68 personnes sur 100.000 à 170 sur 100.000. Toujours dans ce pays, le taux de décès causés par le diabète était de 12.2 sur 100.000 en 1900, mais, après 7 ans de «progrès» durant lesquels on a mutilé le pancréas de millions de chiens au cours d'expériences, pratiquées à une cadence toujours plus effrénée, ce taux a atteint 18,5 pour 100.000, soit une augmentation de 52 %.

Un millénaire de vivisection n'a pas permis de trouver un seul traitement permettant de guérir une maladie humaine, au contraire, il a créé tant de nouveaux maux chez l'homme qu'il n'est pas possible de les dénombrer.

* * *

Du moment que la plupart des expériences ne sont même pas publiées, il est difficile de soutenir l'affirmation selon laquelle la recherche satisferait les besoins les plus impératifs de l'humanité, autres que l'ambition et la curiosité des chercheurs :

> Alors que des personnes âgées meurent de froid dans cette société d'abondance parce qu'elles n'ont pas les moyens de se chauffer par suite de la hausse constante du coût des combustibles, la campagne pour la recherche sur le cancer a trouvé moyen de donner l'année dernière £7,5 mil-

lions à des scientifiques. Des sociétés accréditées reçoivent les dons d'un public superstitieux qui croit pouvoir échapper au mauvais sort en apportant ses offrandes aux grands-prêtres de la recherche médicale...

A la Spastics Society (Société s'occupant de la paraplégie), £3 millions sont puisés dans ses fonds pour aider les scientifiques à fonder leurs repaires. Cette dernière société a alloué £2 millions à un programme de recherche au Guy's Hospital, et on se souvient de la description faite par la mère d'un jeune scientifique qui a renoncé avec dégoût à sa carrière, quand, ayant entendu les plaintes d'un animal provenant de l'étage supérieur d'une grande Faculté de l'Université de Londres, il s'était introduit dans les locaux du laboratoire et y avait vu divers animaux se traîner douloureusement sur le sol, les pattes postérieures paralysées car ils avaient fait l'objet d'expériences sur des maladies comme la dystrophie musculaire. (*Clarion*, publication de l' Animal Rights Association, Londres, février 1980).

* * *

Et le manège médical...

Une nouvelle étude américaine conteste les affirmations énoncées ces 35 dernières années, disant que les femmes peuvent prévenir le cancer du sein en prenant régulièrement des pilules d'œstrogène... Le rapport semble indiquer que le produit pourrait en réalité provoquer le cancer... Des médecins ont prescrit des œstrogènes à environ 5 à 6 millions de femmes d'âge moyen, rien qu'aux Etats-Unis. (*International Herald Tribune*, 17 août 1976).

«Our Ailing Health System» (Notre système de santé est malade), article paru dans *The progressive* de janvier 1977 :

... Le fonctionnement du système américain de protection de la santé de ces dernières années permet de susciter, à juste titre, des appréhensions, et pas seulement au sujet de la grippe porcine. Lorsque ce programme fut lancé en septembre, une commission spéciale de la «Food and Drug Administration» des E.U. (FDA) exposa dans son rapport le fait suivant : alors qu'il n'existe aucun médicament permettant de guérir ou de prévenir le rhume commun, les fabricants américains de produits pharmaceutiques ont réussi à commercialiser quelques 25.000 remèdes divers contre cette affection pour lesquels les consommateurs déboursent chaque année 350 millions de dollars...

La course aux profits privés impose ces priorités. Les principaux producteurs de médicaments ont suspendu la fabrication du vaccin contre la grippe porcine, jusqu'au moment où ils ont eu la certitude que les contribuables les protégeraient contre de possibles procès de dommages et intérêts.» Ce qui signifie que les producteurs étaient parfaitement au courant des effets secondaires indésirables du vaccin qui ont, en réalité, paralysé et tué un bon nombre de vaccinés, provoquant ainsi la mise en accusation du gouvernement américain. - H.R.

Le système de protection de la santé est devenu une des principales sources de bénéfices personnels ou privés de notre économie... Les hôpitaux continuent à s'agrandir, malgré le fait que, selon des relevés récents, 25 % des 900.000 lits d'hôpitaux existants seraient inoccupés.

* * *

Alors que, chaque année, près de 400 millions d'êtres humains meurent de faim et que, dans le monde entier, des médecins s'enrichissent en pratiquant des avortements mettant au monde des fœtus parfaitement sains, alors que d'autres médecins réclament des fonds pour financer la production de bébés-éprouvettes.

* * *

Les méthodes alternatives...

The province de Vancouver (Canada) du 22 juin 1980 décrit une méthode utilisée par le Dr. Hans Stitch du Centre de Recherche sur le cancer de la Colombie Britannique : «Elle permet de tester des produits chimiques susceptibles d'être cancérigènes et cela en une seule semaine et au prix de $600 par produit, alors que les tests sur les animaux demandent jusqu'à trois ans et coûtent $200.000 par produit.»

Mais pour la majorité des chercheurs actuels, formés dans les laboratoires de vivisection, l'expérimentation animale est une fin en soi. De plus, l'application de méthodes alternatives fiables dans la recherche médicale nécessite une formation scientifique approfondie, de l'imagination et de l'intelligence, alors que n'importe quel imbécile est capable d'empoisonner ou de dépecer des animaux vivants et de décrire ce qu'il voit, sans arriver à des conclusions utiles.

*   *   *

Malgré la très large publicité faite récemment aux horreurs inutiles perpétuées dans les laboratoires pseudoscientifiques, ni l'Eglise Catholique, ni aucune des Eglises Protestantes, ni aucune des autres Eglises Occidentales, n'a officiellement élevé de protestations contre la vivisection. Pire, certains dirigeants de ces organisations ont approuvé publiquement cette pratique aberrante, prétendant que «l'être humain est prioritaire», mais en réalité parce que toutes les institutions cléricales Judéo-Chrétienne se déclarent Eglises des pauvres, alors qu'en pratique elles sont Eglises des riches. (Voir Chapitre «Religion» dans *Honte et échecs de la médecine*). La vivisection enfreint gravement les principes primordiaux du Christianisme : humilité, générosité et compassion. Il ne faut donc pas s'étonner que la jeunesse se détourne des religions occidentales fossilisées, pour s'adresser aux religions orientales, particulièrement au bouddhisme, qui enseigne la compassion pour *tous* les êtres et qui nous avertit que : «Tout le mal que l'homme inflige aux créatures humaines ou autres sur la terre retombera sur l'ensemble de l'humanité».

*   *   *

Des médecins, en nombre toujours croissant, semblent s'éveiller à la réalité et l'aimer de moins en moins. Voici quelques extraits complémentaires du livre du Dr. Keith Alan Lasko, *The Great Billion Dollar Medical Swindle* (La grande escroquerie médicale d'un milliard de dollars) :

> Si les patients étaient au courant que même une seule gélule de chloromycétine peut provoquer la destruction irréversible de toute la moelle osseuse ou déclencher la leucémie, croyez-vous qu'ils prendraient ce médicament de leur plein gré ? Cependant, les ventes de Chloromycétine ne font qu'augmenter.
>
> En 1976, les médecins ont rédigé plus d'un demi-million d'ordonnances pour ce produit. Je me souviens d'un enfant mort des suites d'une anémie aplasique (défaut de production de globules rouges) provoquée par la chloromycétine prescrite pour un rhume par un médecin généraliste. (Pour un

rhume ! Une infection virale ! La chloromycétine est impuissante à guérir une infection virale comme le rhume). Les parents étaient en larmes, l'enfant faisait une hémorragie. Plusieurs médecins m'avertirent que j'aurais de graves ennuis si je révélais aux parents que leur bel enfant mourait des suites d'une prescription faite à la légère par un confrère...

Malgré son prestige, son égocentrisme et sa folie des grandeurs, une fois dépouillé de ses attributs, le chirurgien n'est qu'un homme riche avec le symbole représentatif du Dollar à la place des yeux. Malgré l'adoration que le public lui porte, il s'avère que le chirurgien n'est pas un être si formidable, après tout. Dans la vie de tous les jours, il n'est qu'un technicien pas tellement différent, au fond, des autres artisans, tels que les ébénistes, les sculpteurs ou des commerçants spécialisés, tels que les entrepreneurs de pompes funèbres ou les bouchers.

... et les anges déchus

Quand, voici quelques années, les haut-parleurs du stade Maracana de Rio annoncèrent un visiteur étranger dont la présence rehaussait le match de Football, les 235.000 spectateurs déclenchèrent une tempête d'applaudissements, comme si leur équipe nationale venait de marquer le but de la victoire. Ils ne pouvaient se douter qu'ils acclamaient le père du plus grand échec médical depuis que le Prof. Serge Voronoff avait annoncé, dans les années 20, qu'il avait la possibilité de rendre une virilité juvénile aux petits vieux frustrés, en leur implantant des testicules de chimpanzés.

En réalité, les amateurs de Football de Rio faisaient une ovation au Dr. Christiaan Barnard du Cap, le jongleur qui s'amusa avec les cœurs, acclamé dans le monde entier en 1967 par des millions de gogos comme le Nouveau Sauveur de l'Humanité ; on pouvait alors croire qu'il venait de rendre réalisable le vieux rêve d'une vie éternelle, en remplaçant les coeurs usés, et probablement d'autres organes peu après, par des organes frais, à la longévité assurée.

Beaucoup d'autres chirurgiens du coeur dignes de confiance ont, depuis lors, effectué des transplantations de ce genre, mais y ont ensuite renoncé, en déclarant qu'ils les considéraient comme une folie ; c'est le cas du meilleur chirurgien américain dans ce domaine, le Dr. Michael De Bakey. D'autres chirurgiens, possédant une connaissance plus approfondie de la biologie, avaient eu l'intelligence de ne pas tenter du tout l'expérience en connaissant d'avance les conséquences.

Que le système naturel d'immunité présent dans tout organisme vivant rejette, tôt ou tard, un organe étranger, est un fait médical bien connu. Pour forcer un organisme à garder en son sein cet organe étranger durant un certain temps, il faut agir sur le système d'immunité naturelle qui préserve la santé et conserve la vie, donc le paralyser, ouvrant ainsi toute grande la porte à chaque maladie existante, des infections mortelles au cancer.

Malgré ce fait médical bien connu, Barnard rejette toute responsabilité quant aux décès prématurés de tous ceux qui ont subi une transplantation. Une dépêche de l'agence Reuter du Cap le cite comme ayant fait une incroyable déclaration :

«Le rejet ne constitue pas un gros problème (*sic* !). Nous n'avons pas perdu un seul de nos patients à cause du phénomène de rejet. Trois sont morts d'une infection, un d'une embolie pulmonaire et un s'est suicidé.» (*The Vancouver Sun* du 2 février 1978)

* * *

De tous les journalistes anglais, Malcolm Muggeridge est le plus fameux et le plus franc. Tellement honnête même, que certains de ses articles ne peuvent pas être publiés dans son propre pays où il tomberait sous le coup des bizarres lois anglaises sur la «calomnie». Lois qui interdisent la publication d'informations pouvant mettre quelqu'un dans l'embarras, même si la véracité de l'information peut être démontrée. Muggeridge, par conséquent, doit se tourner vers les Etats-Unis, seul endroit possible pour la publication de ses articles.

Dans la *Humane Life Review*, éditée à New York (numéro de l'hiver 1980, Vol. VI, N°1), il publie une analyse approfondie des expériences de transplantation faites par Christiaan Barnard et de la mentalité de l'homme.

Parlant de Washkansky, le premier patient de Barnard à avoir subi une greffe du coeur, Muggeridge nous dit :

> Le coeur fonctionnait et le patient, si l'on peut dire, vivait...
>
> Des flots de félicitations déferlèrent ; les caméras de télévision ronronnèrent, des droits exclusifs de prises de vues avaient été accordés, provoquant des scènes indécentes à l'hôpital. Washkansky fit son entrée en scène ; les projecteurs étaient braqués sur lui, une rencontre avec ses chers parents était organisée et il parvint à prononcer quelques joyeuses paroles.

Au bout de dix-huit jours, la mort miséricordieuse le délivra.

Peu avant de mourir, il réussit à dire : «Ils sont entrain de me tuer, je ne peux pas dormir, ni manger, je suis incapable de la moindre chose. Ils sont toujours sur moi avec des aiguilles et des sondes... Jour et nuit... Cela me rend fou.»

Le successeur de Washkansky, le Dr. Philip Blaiberg, dentiste, parvint à survivre deux ans, bien qu'il racontât en privé des choses sur ses conditions de vie qui ressemblaient beaucoup à celles de son prédécesseur.

Dans la version publiée de son histoire — les droits en avaient également été réservés — il fut obligé d'afficher une façade courageuse et seulement 3 semaines après l'opération, il était à même d'annoncer à un monde avide de nouvelles qu'il était parvenu à avoir des rapports sexuels...

Depuis les premières expériences de Barnard qui avaient bénéficié d'une grande publicité, et bien qu'il n'ait pas été le premier à réaliser ces greffes mais seulement le premier à les annoncer publiquement,— ce qui était bien dans les habitudes de cet homme avide de publicité — d'indescriptibles souffrances ont été infligées à des patients mal conseillés.

Le Dr. M.H. Pappworth, éminent médecin londonien et professeur de renommée internationale en médecine clinique, écrivait dans *Human Guinea Pigs* (Cobayes humains), Pelican Books, 1969 :

> Aucun médecin, aussi expérimenté soit-il, ne peut estimer avec précision la durée de survie sans transplantation et établir une comparaison entre celle-ci et la période qui s'écoulera entre l'acceptation apparente de la greffe et son rejet définitif.

Il est regrettable que le Dr. Philip Blaiberg n'ait pas eu la possibilité de lire ces lignes avant de consentir à l'expérience qui consacra la grande renommée de Barnard mais qui, probablement, ne fit qu'augmenter grandement ses souffrances à lui, car il n'est nullement prouvé que l'opération ait prolongé sa vie, mais il est très probable qu'elle l'ait abrégée.

Dans une dépêche UPI du Cap, la propre fille de Blaiberg, Jill, âgée de 22 ans, décrivait comme infernaux les 19 mois de survie de son père avec un nouveau coeur :

«Je ne sais si c'est à cause des médicaments ou à cause de la greffe, mais il était devenu un tout autre homme. La vie de mon père était devenue physiquement un véritable enfer après la transplantation, il souffrait tout le temps terriblement, mais il ne voulait pas que cela se sache...»

Barnard, non plus, ne le voulait pas !

Alors que les médias tentaient encore de le présenter comme une espèce de faiseur de miracles, ils omirent soigneusement de rapporter l'information donnée par l' *Hospital Medicine*, à savoir que Blaiberg avait eu, après la greffe, deux graves attaques, une sérieuse jaunisse due aux médicaments et une méningite découlant d'un affaiblissement de ses capacités de résistance. Tout ceci n'était que l'inévitable conséquence de l'interférence de la médecine avec son immunité naturelle dans le but d'empêcher le rejet du coeur étranger, ce qui fit de lui un malade chronique et un candidat à une mort prématurée.

Le Dr. Pappworth poursuit dans *Human Guinea Pig* :

> Je suis loin d'être convaincu que cet état de chose soit plus facile à supporter par le patient que la maladie ayant nécessité la greffe... Le public devrait savoir que la chirurgie de la transplantation ne guérit jamais la maladie originelle et ne fait jamais du receveur une personne en bonne santé... Chaque greffe est l'aveu d'une faillite, d'un échec au niveau du premier diagnostic et du traitement.

Mais, hélas !, si prévention égale santé pour l'individu, il s'agit d'une santé obtenue à peu de frais. Ce qui signifie qu'il n'y aurait plus de parution d'articles sensationnels dans les journaux, plus d'ovation jaillissant de la poitrine de 235.000 passionnés de football, plus de récompense sous forme de gloire et d'espèces sonnantes et trébuchantes pour les chercheurs, les expérimentateurs, le médecin traitant et le Cartel Chi-Me-Vi. Donc les expériences sur les animaux et sur les êtres humains doivent continuer— jusqu'à ce que la vérité commence à apparaître au public qui s'insurge en exigeant de nouvelles lois.

* * *

Le 22 juin 1977, une information venue du Cap rapporta qu'une Italienne de 25 ans était morte à l' Hôpital Groote Schuur du Cap, deux heures et demie après que Barnard lui eût implanté un coeur de babouin dans la poitrine, le raccordant à son propre coeur.

Ceci n'était qu'une expérience faisant partie d'une horrible série d'autres du même genre, que Barnard avait entamée de nombreuses années auparavant sur toute une variété d'animaux sans défense — y compris le renversement complet du processus de la mise-bas sur des douzaines de chiennes, comme cela est décrit dans son autobiographie — expériences étendues peu après comme la majorité des vivisectionnistes ont tendance à le faire pour peu qu'ils en aient l'occasion, à des patients confiants.

Reprenons ce qu'a écrit le journal le plus important d'Italie, le *Corriere della Sera*, sur le décès rapide de la jeune femme :

> La dernière opération pratiquée par Barnard est plutôt déconcertante, surtout quand on sait que la patiente lui avait été confiée pour la greffe d'une valve du coeur, ce qui est une intervention de simple routine, même dans notre pauvre Italie...
>
> Un pionnier dans ce domaine est le Dr. James Hardy de l'Université du Mississippi qui, le 21 janvier 1964, implanta le coeur d'un singe dans la poitrine d'un homme de 68 ans sur le point de mourir. L'homme, un certain Rush, mourut deux heures plus tard. Hardy en tira la conclusion qu'un coeur de singe est trop faible pour assurer la circulation sanguine d'un être humain.

Le journal italien poursuit : «Barnard a indirectement reconnu avoir commis une erreur. Cet échec a été une leçon pour nous... La prochaine fois, nous utiliserons un coeur de chimpanzé». Mais ces expériences ont déjà été faites, il y a dix ans, par le Dr. James Hardy.

(À lire sur les échecs des greffes cardiaques réalisées par le Dr. James Hardy, l'article «Transplantation humaine chez l'homme» dans le *Journal of American Medical Association*, 1964, 188, 1132/40 et le livre *Ethics and the New Medicine* par Harmon L. Smith, Abington Press, 1970.)

L'indignation mondiale exprimée par de nombreux médecins après la mort de la jeune italienne en juin 1977 provoqua une enquête qui, conduite par une commission de confrères locaux, lava Barnard de tout soupçon, comme il fallait s'y attendre. Barnard fit alors cette lamentable déclaration : «Je suis accusé d'avoir tenté de sauver une vie humaine.»

Son nouvel échec ne sembla pas l'avoir beaucoup impressionné, tout comme les précédentes expériences du Dr. Hardy ne lui servirent guère de leçon de biologie car il annonça sur le champ que, du moment qu'il était prouvé qu'un coeur de babouin était trop faible pour assurer la circulation dans un corps humain, il utiliserait désormais un coeur de chimpanzé, cet organe étant plus puissant que celui du babouin — en dépit du fait que le Dr. Hardy avait fourni la démonstration que le coeur d'un chimpanzé ne convenait pas mieux.

Une dépêche de l'AP du Cap, reprise dans le *Vancouver Sun* du 22 juin 1977, était intitulée : «L'époux d'une patiente ayant subi une transplantation attribue sa mort à l'opération»

> L'époux d'une jeune italienne, morte après la greffe d'un coeur de babouin, déclare que sa femme serait encore en vie si l'intervention n'avait pas eu lieu...
>
> Dans une interview au journal de langue anglaise *The Citizen*, Portello a déclaré :
>
> «Si l'équipe de chirurgiens n'avait pas pratiqué ce genre de greffe, ma femme vivrait encore aujourd'hui. Je ne veux accuser personne en particulier, mais je le répète une fois de plus, je suis persuadé que quelque chose a mal tourné dans cette intervention.» Le journal cite ses paroles.
>
> Le Dr. Barnard a déclaré aujourd'hui à Londres :
>
> «... qu'au moment de l'intervention il n'y avait pas de donneur. Il s'agissait d'un cas d'extrême urgence et aucun coeur humain n'était disponible. J'ai donc utilisé celui d'un babouin, espérant que le coeur de la patiente se serait rétabli ou que le coeur du babouin l'aurait aidée, jusqu'au moment où j'aurais eu un coeur humain à ma disposition.»

L'édition du 7 juillet 1977 de l'hebdomadaire national italien *Stop* donne cette information supplémentaire :

> Selon des personnes qui l'ont vu dernièrement (Barnard), c'est un homme au bord de l'effondrement psychique et physique... Le mari de Marilena est au désespoir et il accuse ouvertement le célèbre chirurgien sud-africain, affirmant : «Ils ont voulu faire une expérience sur ma femme.» Le père de Marilena porte également des accusations amères. Comme son gendre, il est convaincu que Barnard s'est fourvoyé...
>
> Dans ces terribles moments, quand une vie humaine ne tient plus qu'à un fil, le docteur doit avoir des réflexes et des nerfs solides, ce que, hélas !, Barnard n'a plus.

De fait, Barnard a avoué que ses doigts déformés par l'arthrite, à l'âge relativement jeune de 53 ans, ne lui ont pas permis de manier le bistouri durant toute l'opération et qu'il avait dû le remettre plusieurs fois à un de ses assistants.

Les termes utilisés par l'influent journal français *Le Monde* pour dénoncer la folle expérience de Barnard sont : «Absurdité clinique» ; mais le héros sud-africain est resté inébranlable et, quatre mois après, il récidivait prenant d'autres espèces de singes et répétant ses échecs.

Le 4 décembre 1977, deux psychiatres allemands, les Dr. Herbert

Stiller et Margot Stiller, écrivirent une lettre au *Hamburger Abendblatt*, disant :

«Trop de déférence a été témoignée jusqu'à présent à l'âme indescriptible et avide d'approbations du Dr. Barnard. Ce n'est un mystère pour personne qu'il soit pris de crises d'asthme chaque fois qu'il est critiqué... Nous voudrions suggérer qu'on accorde un peu moins d'attention à la délicate sensibilité du Dr. Barnard et un plus à tous ses futurs patients trop confiants.»

Un certain nombre de personnes des milieux médicaux ont exprimé leur étonnement de ce que les autorités sud-africaines n'aient rien entrepris pour empêcher Barnard de jouer de son néfaste bistouri sur des patients humains, au cours d'autres expériences. Barnard lui-même a, quelque temps après, confirmé par inadvertance ce qui avait été écrit sur lui dans l'article du *Stop*, à savoir qu'il était possible que son raisonnement fût altéré ; en effet, au cours d'une interview, il déclara qu'à son avis l'Afrique du Sud devait «assassiner ses ennemis.» La majorité des journaux de l'Establishment passèrent la nouvelle sous silence.

Mais elle parut dans quelques journaux européens, comme le *Bild* allemand du 27 juillet 1979 et également dans le *Toronto Star* du 7 août de la même année, sous la forme d'une dépêche spéciale en provenance du Cap, ayant pour titre : «Le Dr. Barnard veut voir «assassiner» les ennemis de l'Etat». L'article disait :

> Le Professeur Christiaan Barnard, le chirurgien mondialement connu des greffes cardiaques, a choqué ses concitoyens en préconisant «l'assassinat des ennemis» de l'Afrique du Sud.
>
> Barnard a déclaré avoir personnellement fourni au gouvernement sud-africain les noms des personnes dont il estimait l'élimination nécessaire. «L'Afrique du Sud doit absolument assassiner ses ennemis», déclara Barnard à un journaliste qui l'interviewait pour le journal dominical *Rapport*, publié en afrikaans.
>
> Ce chirurgien qui adore la controverse et a énoncé beaucoup d'affirmations surprenantes depuis qu'il a réalisé la première greffe mondiale du coeur, pourrait bien cette fois avoir dépassé les bornes.
>
> Des membres du Corps Médical scandalisés ont déclaré hier :
>
> «Qu'aucun médecin ne peut s'associer à l'appel au meurtre lancé par Barnard...»
>
> Un éminent médecin a déclaré : «Ce que le Professeur Barnard a dit va à l'encontre du serment d'Hippocrate qui lie tous les médecins. Par la déontologie de leur profession, les médecins se doivent de préserver la vie».

Mais pour les autorités sud-africaines Barnard est un héros national et elles répugnent à formuler une quelconque désapprobation à l'égard de leur fils préféré, même s'il est hyper-dangereux.

Certains signes, cependant, laissent entrevoir que l'attitude du public pourrait être en train d'évoluer, même en Afrique du Sud. Le Professeur G.A. Doyle, chef du Centre de Recherches sur les primates de l'Université de Witwatersrand à Johannesbourg, a qualifié la seconde greffe manquée d'un coeur de singe, faite par Barnard, «d'acte totalement immoral», mais selon une autre dépêche du Cap, parue dans le *Toronto Star* du 15 octobre 1977, qui remarquait : «Il y a quatre milliards d'êtres humains et il ne reste que très peu de chimpanzés sur la planète.»

Le même article disait en outre :

> Des scènes pathétiques se sont déroulées dans la cage aux singes proche de l'unité de soins cardiaques de Barnard à l'hôpital Groote Schuur du Cap. Un chimpanzé solitaire — le compagnon de celui dont le coeur avait été utilisé dans l'intervention d'hier — s'agitait continuellement dans une cage métallique clamant sans arrêt son désespoir à la suite de la disparition de son compagnon. Un infirmier a dit : «Je ne peux pas supporter ceci plus longtemps. Cet animal rend tout le monde malheureux ici et nous donne des sentiments de culpabilité.»

Et quels sont les fruits de toutes ces horreurs ? Selon un article du Cap, publié par le *Toronto Star* d'août 1970 :

> «Des 159 greffes pratiquées dans le monde, seulement 21 receveurs vivent encore. L'unique greffé de Tchécoslovaquie n'a vécu que cinq heures. Le seul receveur russe d'un coeur a vécu un jour.
>
> Trois équipes de transplantation françaises n'ont chacune qu'une seule transplantation à leur actif : aucun des trois patients n'a survécu plus de deux jours.
>
> La seule opération du genre pratiquée en Espagne, a permis une survie de deux jours. Une même équipe a pratiqué deux greffes en Allemagne ; les deux patients sont morts au bout d'un jour. Un autre receveur allemand est décédé le jour même. En Inde, deux greffes furent faites par la même équipe : un patient vécut trois heures, l'autre quatorze. Le seul receveur du Vénézuéla a tenu six heures.
>
> Une équipe argentine n'a eu qu'un seul patient qui n'a survécu que quinze heures. Le seul greffé australien est mort au bout de quatorze heures.

En 1968, aux Etats-Unis, une équipe du Southwestern Medical Center de Dallas a vu mourir son premier patient au bout de 1 heure 1/2 ; le second a survécu cinq jours. L'équipe n'a plus pratiqué de greffes depuis. Au Billings Hospital de l'Université de Chicago, l'unique receveur est mort au bout de cinq heures.

La seule transplantation pratiquée au Veteran Administration à Hines dans l'Illinois n'a donné que quatre heures de vie au patient. L'unique receveur du Allegheny General Hospital de Pittsburg a encore respiré durant deux jours...

De belles réussites à porter au crédit des faiseurs de miracles chirurgicaux ! Il est clair que les divers gouvernements soigneusement conditionnés par la machine de propagande du Pouvoir Médical, appuyé par le Trust de la Pharmacie, n'ont pas emprisonné ceux qui auraient dû l'être et qu'un grand nombre de patients crédules, morts à présent, seraient peut-être encore en vie aujourd'hui, si quelques chirurgiens avaient conservé une bribe de décence, ou peut-être, tout simplement un peu de bon sens.

Il est à remarquer que l'article date de 1970 et que depuis, dans quelques cas, la durée de survie a été prolongée dans certains des pays cités. Ceci, cependant, ne pourrait que signifier une prolongation des souffrances endurées par le patient dont on sait qu'en de nombreux cas elles sont très vives. J'ai eu moi-même l'occasion de voir, en 1979, le malade français qui a battu le record de survie de tous les greffés du coeur. Bourré de médicaments pour combattre le rejet, la tête et le reste du corps enflés, son état physique ne m'a pas semblé très enviable. Personne d'ailleurs ne pourrait affirmer avec certitude qu'il ne serait pas encore en vie et en bien meilleure santé, sans ce coeur étranger qui bat dans sa poitrine.

Ce qui s'est passé en Allemagne est très significatif, selon l'article écrit pour la revue scientifique *Bild der Wissenschaft* (Stuttgart, N°1, 1976), par le Dr. Lothar Reichenbacher, médecin et auteur d'articles médicaux. Après la première greffe cardiaque effectuée par Barnard, des chirurgiens de Berlin et de Munich clamèrent «Moi aussi !» et sautèrent sur leur bistouri. Les trois premiers «cobayes» allemands perdirent, tous trois, la vie dans les vingt-quatre heures qui suivirent l'opération. Le quatrième parvint à échapper de justesse à un «effet secondaire» aussi radical. Le 4 décembre 1968, les chirurgiens commencèrent, après avoir obtenu le consentement du patient, en lui affirmant qu'il n'avait plus que vingt-quatre heures à vivre. Mais, au tout dernier moment, la famille du donneur formula des objections et l'opération fut décommandée et il en résulta que le receveur en puissance était toujours en vie, et vivait très bien même, au moment où le Dr. Reichenbacher rédigeait son article sept ans après !

Et les poumons par dessus le marché

Les échecs répétés des transplantations cardiaques ont-ils persuadé tous les chirurgiens de suivre l'exemple du Dr. Michael DeBakey et de tourner le dos à ces folles expériences ? Et, peut-être, de se remettre à l'étude des enseignements d'Hippocrate, visant la protection de la santé et du bien-être, au lieu d'infliger souffrances et mort ? Certainement pas ! Les expérimentateurs ont décidé d'élargir l'éventail de leurs entreprises chirurgicales hasardeuses au lieu de le restreindre en s'attaquant aux essais de greffes pulmonaires pour voir ce qui pourrait arriver. Voici ce qui arriva :

«Le 11 mars 1981, la presse mondiale rapporta qu'une transplantation combinée coeur-poumons avait été effectuée, pour la quatrième fois dans l'histoire de la médecine, à l'Hôpital de l'Université de Stanford, Californie. La patiente, âgée de 45 ans, était Mme. Mary Gohlke de Mesa, Arizona, dont les chirurgiens dirent, deux jours après, qu'elle était «consciente, mais en condition critique». La nouvelle signifiait que les trois patients qui avaient subi précédemment des opérations similaires, entre 1968 et 1971, avaient survécu entre huit et vingt-trois jours. Selon le porte-parole de l'hôpital, Mme. Gohlke avait cependant plus de chances de survivre, grâce à un «nouveau» médicament au nom mystérieusement prometteur de Cyclosporine A.»

Et pourquoi pas la moelle ?

Extrait d'un article paru le 30 janvier 1981, dans le *Evening Tribune* de Hornell (Etat de New York) et intitulé :

MORT D'UN RECEVEUR DE MOELLE OSSEUSE.

CLEVELAND (UPI) - Le décès d'un enfant ayant fait l'objet de la première greffe mondiale de moelle osseuse, prise sur un donneur sans liens de parenté, pour le guérir d'une maladie rare, n'empêchera pas l'application de cette nouvelle technique dans les futurs tentatives de guérison de la maladie.

Kamran Fazili, 10 mois, fils d'un couple d'Indiens vivant actuellement à Williamsville, N.Y., est mort mercredi au Rainbow Babie's and Children's Hospital. Il était atteint d'ostéopétrose infantile maligne, maladie connue sous le nom de «maladie des os de marbre» (maladie héréditaire rare, très grave pour l'enfant, fermant le canal médullaire des os, les rendant très fragiles - N. D. Tr.).

Le Dr. Peter Coccia, conduisant l'équipe de 10 chirurgiens qui a effectué la greffe, a déclaré :

«L'enfant avait souffert de complications provoquées par les techniques destinées à préparer son corps à la transplantation et pour empêcher le rejet de la moelle greffée.

Le décès est survenu à la suite de complications provoquées par la chimiothérapie intensive et par les irradiations qui s'imposaient pour préparer le patient à la transplantation. La mort est survenue trop tôt après la transplantation pour qu'on puisse savoir si la nouvelle moelle fonctionnait.»

Comme la prévention du phénomène de rejet ne peut avoir lieu que par la neutralisation de l'immunité naturelle, moyen de défense de la santé, et que ceci est un fait biologique bien établi, ce genre d'expériences n'est qu'une impasse dont seuls les aveugles ne voient pas la réalité.

Un nouveau plongeon dans la folie

LE COEUR ARTIFICIEL EST ENFIN PROCHE DU STADE DES ESSAIS SUR L'HOMME.

Ce titre couvrait toute une page de la rubrique scientifique du *New York Times*, le 3 février 1981. Ce qui promet, à coup sûr, un lot toujours accru de souffrances à venir pour la crédulité humaine : beau résultat après toutes les douleurs et misères infligées, ces 25 dernières années, à des milliers d'animaux, sur lesquels un énorme arsenal de coeurs artificiels a été expérimenté.

Comme ce fut inévitablement le cas dans chaque branche de la médecine expérimentale, il se trouvera des médecins, dénués de tout scrupule pour convaincre un patient que la seule possibilité de lui sauver la vie est de lui implanter un de ces nouveaux coeurs et, tout aussi inévitablement, plus d'un y consentira.

Un article du *Times* a ressuscité quelques nouvelles tombées dans l'oubli :

> Le Dr. Denton Cooley de l'Institut du Coeur du Texas a implanté un coeur artificiel chez un homme de 47 ans sur le point de mourir. Ce coeur pouvait lui donner une survie de soixante heures, temps suffisant pour trouver un donneur pour une greffe cardiaque. Trente-deux heures après l'implantation cependant, le patient fut emporté par une pneumonie et par les effets nocifs des produits devant aider son corps à tolérer le coeur étranger. Pour autant que les spécialistes le sachent, plus personne n'a tenté pareille aventure depuis.

Quelques médecins ont eu la possibilité de faire des prévisions intelligentes et réalistes dans des journaux de moindre importance, ne dépendant apparemment pas du Centre Rockefeller. «Greffes cardiaques - une impasse» est le titre d'un article paru dans le *Lethbridge Herald* du 11 février 1981 : Cet article en provenance de Calgary (Canada) disait :

> L'espoir de remplacer les parties malades de coeurs humains s'est heurté à quelques faits biologiques très coriaces, a déclaré le chirurgien du cœur, le Dr. John Callaghan, chirurgien chef du service de chirurgie cardiaque et thoracique de l'Hôpital de l'Université d'Edmonton. L'opération est quasiment impossible, dit-il, car elle peut aisément coûter $300.000 par patient et ne prolonger sa vie que d'une ou deux années.
>
> Le coût énorme provient de la nécessité d'une surveillance permanente du patient afin de déceler les symptômes du rejet et de lui administrer les préparations nécessaires à la neutralisation de ce phénomène, pour lui permettre de conserver l'organe greffé.
>
> Selon Callaghan, les coeurs artificiels produisent trop de chaleur. Ceci est vrai pour toutes les pompes fabriquées actuellement, aussi perfectionnées soient-elles... Les gens doivent comprendre qu'ils assument, en personne, la responsabilité majeure de la prévention des troubles cardiaque, affirme-t-il. *Des changements dans le mode de vie sauveraient plus de gens que tous les scientifiques, tous les chirurgiens et tous les hôpitaux du pays !*

Après le cœur, la tête !

Extrait d'un article, publié par le journal anglais le *The Guardian* du 15 novembre 1979 : TWO HEADS ARE WORSE THAN ONE (Deux têtes sont pires qu'une seule).

Le Dr. Robert White de la Western Reserve University de l'Ohio (USA), a déclaré que, dans un an, il serait à même de transplanter une tête humaine intacte d'un corps à un autre, sans que les fonctions cérébrales soient atteintes...

Des expériences, comme celles décrites dans *Science* de 1962, impliquent une isolation chirurgicale du cerveau — dans ce cas, d'un singe — pratiquée sous anesthésie. Placé sous perfusion permanente, le cerveau peut retrouver ses fonctions, sa survie et ses réponses étant contrôlés par des mesures de l'activité électrique corticale...

Le professeur White annonça en 1969 que plus de 100 cerveaux de singes avaient été gardés en vie plus de 12 heures à l'aide d'un appareillage simulant coeur et poumons et, durant plusieurs jours, quand ils étaient raccordés à la circulation d'un autre animal... Durant la dernière décennie, des transplantations directes ont été effectuées sur des singes, des chiens et des chats aux Etats-Unis, en RFA et peut-être au Japon et en Russie. Il est clair que les expériences sur des cerveaux d'animaux isolés sur des têtes transplantées ont été poursuivies à une grande échelle. Elles le sont toujours.

L'aspect profondément choquant de telles expériences réside dans le fait que, étant donné que ces travaux ont progressé et que les techniques se sont perfectionnées, les images reproduites sur les écrans des encéphalographes qui renvoient à l'activité cérébrale de ces têtes isolées sont devenus de plus en plus «normales». Le cerveau semble fonctionner d'une façon telle que toutes les sensations sont enregistrées comme si l'animal était encore entier...

Si ceci est vrai, alors les sensations enregistrées par ces cerveaux doivent dépasser tout ce qu'on peut imaginer dans le domaine de l'horreur. Ce n'est pas simplement une question de perturbation, de détresse ou de traumatisme, tels ceux ressentis par un animal affreusement mutilé, mais toujours vivant : c'est une situation de souffrances artificiellement et volontairement accrues ou d'autres terrifiantes sensations, déconnectées du système naturel de soulagement.

Un animal, soumis à des douleurs extrêmement aiguës ou à une terreur mortelle, perdra connaissance ou entrera dans le coma, par suite d'une insuffisance de l'irrigation sanguine du cerveau. Mais cette délivrance de la douleur et de la peur est refusée aux têtes nourries par des donneurs ou par des appareils. La pompe continuera à fonctionner, quelles que soient les sensations enregistrées par le cerveau ou quel que soit le niveau de souffrance atteint.

Pour ceux qui possèdent une certaine imagination et sont doués de sensibilité, tout ceci représente une perspective terrible, un acte barbare, totalement inacceptable quel que soit l'être vivant auquel on l'inflige.

La réalité de l'existence de ces sensations dans les têtes isolées est confirmé par des rapports en provenance du Japon, décrivant des réactions oculaires normales à la lumière chez des têtes de chats après plusieurs heures de perfusion, et des réponses musculaires locales à la stimulation de têtes de singes...

Comme l'objectif de ces expériences a une valeur douteuse et que la pratique en est barbare, je propose que les expériences sur les cerveaux isolés ou sur les têtes coupées complètes, soient prohibées par les lois dans le monde civilisé...

Références :

— *Science* : Vol. 141 ; N° 3585 ; p. 1060-1061 : «Isolation of the monkey brain in vitro» (Conservation du cerveau de singe in vitro)

— *Nature* : Vol. 212 ; octobre 1966 ; p. 268-270 : «Viability of long-term frozen cat brain in vitro» (Faisabilité du cerveau surgelé à long terme du chat in vitro)

— *Kobe Journal of Medical Science* : Vol.2 ; 1969 : «Studies on the isolated cat's brain» (Études sur le cerveau isolé du chat)

— *Transplantation of the head of a monkey on to the body of a monkey* : Dr. R. White (Transplantation d'une tête de singe sur le corps d'un autre).

Fifth International Congress of Neurochemistry, Tokyo 1976.

* * *

En 1980, des millions de téléspectateurs européens ont pu voir avec dégoût, et n'en croyant pas leurs yeux, un programme montrant le Dr. Robert White se promenant dans son musée des horreurs, parlant joyeusement, fumant et buvant, pendant qu'un singe à l'agonie, solidement ligoté et pleinement conscient, le regardait tremblant de terreur, avec le sang qui lui dégoulinait du nez et de la bouche.

«C'est bien agréable de pouvoir collaborer une fois de plus» tel était le mot de la fin du transplanteur de têtes.

La scène rappela à un journaliste le proverbe :

«Si les animaux croyaient au diable, celui-ci revêtirait certainement à leurs yeux l'image de l'Homme »

SUPPLÉMENT
A L'ÉDITION DE 1986

Dans l'intervalle compris entre la première parution de ce livre, au cours de l'été 1982 et la fin de l'année 1985, époque à laquelle une réimpression était devenue nécessaire, on a vu s'accumuler à une vitesse vertigineuse les preuves montrant comment le public était systématiquement induit en erreur par la hiérarchie des organisations médicales avec la complicité de la grande industrie et des instances gouvernementales.

Pas un seul des faits pouvant paraître incroyables au moment où le livre a fait sa première apparition n'a été réfuté depuis lors, et beaucoup d'entre eux, d'ailleurs, ont reçu leur confirmation officielle. Ces mêmes considérations sont valables en ce qui concerne «*Honte et échecs de la médecine*», le premier ouvrage à avoir fait voler en éclats le mythe selon lequel l'expérimentation animale serait indispensable à la recherche médicale, alors qu'en fait elle lui est préjudiciable.

Dresser l'inventaire des nouvelles preuves qui se sont accumulées jusqu'à la fin de l'année 1984, tel est le but que se propose le présent supplément.

NOUVELLES FRAUDES EN MATIÈRE DE VACCINATION

En 1978, notre ouvrage *Honte et échecs de la médecine* (p. 288) a exposé les dangers mortels présentés pour l'homme par le virus SV-40 trouvé dans les reins des singes utilisés pour la fabrication des vaccins anti-polio. Malheureusement, ce que nous avons appris récemment à ce sujet est encore plus alarmant, comme nous le montre ce qui suit.

Voilà ce que l'on pouvait lire dans un hebdomadaire américain, le *Weekly World News*, de Lantana, Floride, du 28 Mai 1985, dont voici un extrait :

98 MILLIONS D'AMÉRICAINS SONT-ILS CONDAMNÉS ?
DÉCOUVERTE DU VIRUS DU CANCER DU CERVEAU DANS LE VACCIN ANTI-POLIO

> Des experts déclarent que 98 millions d'Américains, vaccinés contre la poliomyélite dans les années 1950 et 1960, risquent d'être les victimes d'un cancer du cerveau à l'issue fatale, dont ces inoculations pourraient bien être la cause.

Des chercheurs du Centre Médical de l'Université de Chicago révèlent que le vaccin anti-polio était contaminé par un virus et qu'ils viennent de découvrir des traces du matériel génétique de ce dernier chez un grand nombre de victimes du cancer du cerveau.

Selon le Dr Jacob Rachlin, chef de cette équipe de chercheurs, le virus en question, appelé SV-40, n'a jamais été découvert dans des cerveaux humains normaux, pas plus que dans d'autres atteints de métastases en provenance de tumeurs développées dans d'autres parties du corps.

«Ces résultats laissent supposer que le SV-40 peut être considéré comme une cause possible des tumeurs du cerveau chez l'homme» a-t-il déclaré lors d'une réunion de l'Association Américaine des Neurochirurgiens. Il a affirmé que les résultats qu'il avait obtenu étaient «tout à fait provisoires».

Le Dr Rachlin et ses collègues ont identifié le matériel génétique du virus chez plusieurs victimes de tumeurs du cerveau et, parmi elles trois enfants dont les mères avaient été vaccinées contre la poliomyélite durant leur grossesse.

Cette information confirme, une fois de plus, que la recherche basée sur l'expérimentation animale est non seulement impuissante à préserver l'humanité de graves catastrophes médicales, mais qu'elle est — en outre — directement responsable de celles-ci, comme dans les cas de la tragédie de la Thalidomide et de bien d'autres semblables qui, toutes, sont à mettre au compte de la pratique de «tests-alibi» préventifs sur animaux.

A la une du *Daily Mail*, de Londres, à la date du 28 juin 1985, voici un extrait de l'article : TOLLÉ GÉNÉRAL CONTRE LE VACCIN TRAGIQUE

On est en train de tester deux lots de vaccins pour enfants à la suite du décès mystérieux de deux jumeaux de cinq mois. Ceux-ci sont morts quelques heures seulement après avoir été inoculés contre le tétanos, la diphtérie et la coqueluche au moyen d'un vaccin triple. Ils avaient pris en même temps le morceau de sucre anti-polio...

GUERRE DE LA POLIO : RENOUVEAU DE LA CONTROVERSE

Tel était le titre d'une étude approfondie en date du 1er juin 1985, de la plume de Bill Curry, éditorialiste au *Los Angeles Times,* qui écrivait :

De nos jours, aux Etats-Unis, la seule origine de la polio est le vaccin anti-polio oral administré systématiquement aux enfants en bas âge dans le cadre de notre campagne d'éradication de cette maladie.

Dans son étude longue et approfondie, Bill Curry oublie de faire remarquer que *seuls* les individus *prédisposés* contractent la polio lorsqu'ils sont en contact avec les porteurs du virus. La plupart des gens ne sont pas prédisposés et, en fait, la poliomyélite reste une maladie très rare, comme elle l'a toujours été d'ailleurs, jusqu'à ce que quelqu'un, au sein du pouvoir médical, ait eu un jour l'idée de truquer les statistiques.

Tant qu'ils ne sont pas vaccinés, les individus prédisposés ne contractent pas la polio, à moins d'être en contact avec l'un des porteurs du virus, et ces derniers sont très rares. Mais, une fois vaccinés, *les individus prédisposés contractent la polio à cause du vaccin.*

Voici un extrait du *People's Doctor*, le bulletin d'informations médicales bien connu à l'usage des consommateurs (Vol. 8, N° 12 - 1984), écrit par le pédiatre Robert S. Mendelsohn, MD Professeur de Médecine Préventive à l'Université de l'Illinois, à Chicago, Président du Comité d'Attribution des Diplômes Médicaux de l'État et auteur de plusieurs best-sellers médicaux :

> Il nous est donné aujourd'hui de voir le Docteur Salk attaquer le vaccin Sabin. Les années passées, c'était le Docteur Sabin qui attaquait le vaccin Salk. Je pense qu'ils sont tous les deux dans le vrai...
>
> Vous avez parfaitement raison de m'interroger sur le vaccin antitétanique puisqu'il s'agit du dernier auquel j'ai renoncé. Il ne m'a pas été très difficile d'abandonner ceux contre la coqueluche, la rougeole et la rubéole en raison de leurs effets secondaires pouvant entraîner des infirmités et, parfois, la mort. Quant au vaccin contre les oreillons, qui présentait de hauts risques pour des avantages minimes, il nous frappa, dès la sortie, mes confrères et moi-même, par son caractère stupide. Les arguments en faveur du vaccin contre la diphtérie ont été rendus caducs par les épidémies des quinze dernières années qui ont fait apparaître le même taux de mortalité et les mêmes ravages causés par la maladie chez ceux qui avaient été vaccinés et ceux qui ne l'avaient pas été. En ce qui concerne la variole, le gouvernement lui-même a fini par abandonner ce vaccin en 1970 et, personnellement, j'ai renoncé à celui contre la poliomyélite lorsque Jonas Salk a démontré que le meilleur moyen de contracter cette dernière maladie aux Etats-Unis était d'approcher un enfant qui avait reçu récemment le vaccin Sabin. Toutefois, celui contre le tétanos a, longtemps encore, exercé son attrait sur moi, et ce n'est que peu à peu que je n'ai plus eu confiance en lui...On a commencé à se rendre compte qu'aucune étude sous contrôle scientifique n'avait été menée afin de prouver l'innocuité et l'efficacité du vaccin antitétanique ...

On s'intéresse de plus en plus, actuellement, sur le plan théorique, au problème de la relation entre les vaccinations et l'énorme accroissement, au cours des dernières décennies, des maladies auto-immunes telles que l'arthrite rhumatismale, les diverses scléroses, le lupus érythémateux, les lymphomes et la leucémie. Il y a même un cas où la relation entre la paralysie de Guillain-Barre et le vaccin contre la grippe porcine s'est avérée ne pas être simplement théorique.

Voici maintenant un extrait du *Sunday Times* de Londres, du 14 juillet 1985 :

Richard Bonthrone a neuf ans. Il ne sait ni marcher, ni parler. Il ne peut même pas rester assis ni relever la tête. Il est incapable de mâcher ni de prendre de la nourriture solide et on doit le nourrir à la cuillère. Son incontinence d'urine est totale.

Or Richard n'est pas un handicapé de naissance. Sa mère se souvient de lui comme un bébé heureux, resplendissant de santé. Richard était un adorable petit bout d'homme qui «souriait toujours», nous raconte-t-elle.

Mais, en 1976, Iris Bonthrone a emmené son jeune enfant au dispensaire de quartier de Dumferling (Ecosse) pour l'injection habituelle de DPT (Disphtérie-Tétanos-Coqueluche) tout comme elle y avait conduit le frère aîné de Richard deux ans auparavant.

Une semaine environ après sa seconde injection, Richard a été pris de convulsions. Il en a eu jusqu'à trente par jour. On a diagnostiqué à la fin, chez lui, de graves lésions du cerveau de caractère irréversible...

Richard est l'un des 700 enfants dont on attribue les lésions du cerveau au vaccin contre la coqueluche. Leur triste condition a été connue du public en 1973, quand Mme Rosemary Fox a créé l'Association des Parents d'Enfants victimes des Vaccinations (Association of Parents of Vaccine Damaged Children), destinée à lutter en faveur de ces derniers.

Les membres de cette association rendent différents vaccins responsables des infirmités occasionnées aux enfants. Mme Fox, par exemple, croit que c'est le vaccin anti-polio qui a provoqué des lésions du cerveau chez sa fille Helen. Mais la plupart des parents accusent celui contre la coqueluche.

Le 7 décembre 1985 Albert Sabin a donné une conférence devant un très grand nombre de médecins italiens à Plaisance (Piacenza). Interrogé au sujet de son affirmation selon laquelle les vaccins anti-grippe étaient inutiles et que l'abus des antibiotiques présentait des dangers, il a déclaré, d'après le quotidien à grand tirage *La Stampa* de Turin du 8 décembre :

«Les données officielles font ressortir que les vaccinations à grande échelle entreprises aux Etats-Unis n'ont pas fait reculer de façon sensible les maladies contre lesquelles ils étaient sensés procurer l'immunité.»

LE CANCER PROGRESSE

On peut dire que la lutte contre le cancer n'a cessé de faire des progrès, non pas dans le domaine des guérisons, bien sûr, mais dans celui de la mortalité qui ne cesse de croître et, encore plus, dans celui de la collecte de fonds.

Voici un gros titre du *New York Times*, du 13 août 1985 :

«Don de 36,2 millions de dollars à l'Institut Sloan-Kettering». Le paragraphe d'introduction disait :

> Le Centre de Recherches sur le Cancer Sloan Kettering a reçu un don de $36,2 millions de Laurance S. Rockefeller et envisage la construction d'un nouveau centre de recherches...

Dans le même temps, les associations de recherches européennes, à l'instar de leurs consœurs américaines, ont trouvé des «ficelles» originales pour leurs campagnes de collecte de fonds auxquelles les experts de Madison Avenue eux-mêmes n'avaient pas pensé. En 1984, elles se sont assuré le concours des banques pour que celles-ci envoient à leurs clients, en même temps que leurs relevés de compte habituels, un appel de fonds en faveur de la recherche avec, comme arguments de poids, l'assurance donnée par la banque elle-même, que plus ses clients offriraient d'argent, plus vite le problème du cancer serait résolu. S'assurer du concours des banques était chose d'autant plus facile que celles-ci prélèvent une commission sur les donations.

Le dernier prospectus édité par l' «Associazione Italiana per la Ricercca sul Cancro» en vue d'une collecte de fonds et envoyé à ses clients par le Banco di Roma avait pour titre «Investissez dans la Santé», et son «boniment» était le suivant :

> On pourrait vaincre le cancer l'année prochaine. Ou alors dans trois, cinq ou dix ans. Cela dépend de l'argent dont la recherche dispose. Cela dépend aussi de vous, de votre contribution.
>
> Même si les fonds sont affreusement insuffisants, on a déjà enregistré quelques résultats. Entre 1960 et aujourd'hui, le nombre des chercheurs est passé de 500 à 1500 et celui des guérisons de 28 % à 58 %.

Comparons maintenant ces chiffres optimistes avec d'autres qui, eux, ne sont pas fournis par des organismes chargés de collecter les fonds, mais proviennent de sources indépendantes.

Voici un extrait du *Hamburger Abendblatt*, l'un des quotidiens les plus importants d'Allemagne de l'Ouest, en date du 15 août 1984 :

> Le Ministre Fédéral de la Recherche, Heinz Riesenhuber, se trouve devant un bilan effrayant : le nombre des décès dus au cancer est en constante augmentation en Allemagne Fédérale.

Le cancer progresse dans tous les autres pays «civilisés» à peu près parallèlement à la situation rencontrée en Allemagne Fédérale.

Des millions de tests sur animaux n'ont pas réussi à mettre le public en garde contre un seul nouveau risque de cancer. Seules des études épidémiologiques sur des cas individuels ont réussi à mettre en évidence ces nouveaux risques comme, par exemple, en ce qui concerne la pilule contraceptive.

C'est ainsi que l'on peut lire, dans un rapport public, le 29 mars 1985, en première page du *Guardian*, le quotidien britannique faisant autorité, les extraits que voici :

> La pilule contraceptive risque de provoquer le cancer du col de l'utérus : tels sont les résultats, publiés hier, de l'enquête internationale la plus importante à avoir été menée à ce jour.
>
> Une étude de l'Organisation Mondiale de la Santé, en effet, montre que les femmes qui ont pris la pilule pendant plus de cinq ans courent deux fois plus de risques de développer un cancer.
>
> Chez celles qui l'avaient prise pendant une période comprise entre deux et cinq ans, ceux de développer un cancer de l'utérus se sont accrus de 25 % et même, dans certains cas, de 73 %. Quant aux femmes qui avaient pris la pilule pendant plus de cinq ans, ces risques oscillaient entre 53 % et 200 %.
>
> L'équipe de l'OMS a fait la déclaration suivante : «Les derniers résultats de trois études prévisionnelles montrent une augmentation des risques, en particulier en ce qui concerne les métastases du cancer du col de l'utérus chez les femmes utilisant des contraceptifs par voie orale.
>
> Ces découvertes, qui s'ajoutent aux nôtres, ne peuvent pas être rejetées hâtivement en les qualifiant de fausses ou de truquées.»

Extrait du même *Guardian*, du 30 avril 1985 :

En 1972, moins de 2000 femmes au-dessus de 34 ans souffraient d'un cancer du col de l'utérus, soit 15 % des cas. En 1982, (ce sont les derniers chiffres dont nous disposons), leur nombre s'était élevé à 5000, ce qui représente plus de 25 % des cas.

Augmentation du nombre des cas de cancer par le DES

Comme il est dit en page 39, l'auteur de ce livre avait prédit que les cas de cancer provoqués par le DES (Diéthylstilbestrol) devraient fatalement augmenter pendant longtemps encore. Cette prédiction s'est réalisée, malheureusement.

Comme le montre un rapport de l'Associated Press de Boston, paru dans le journal londonien *Evening Tribune* du 29 novembre 1984, où le Dr E. Robert Greenberg, du Centre Médical Dartmouth - Hitchcock de Hanover (New Hampshire), qui a dirigé cette étude, a déclaré :

> Des millions de femmes qui avaient pris du DES pendant leur grossesse, il y a plus de vingt ans de cela, devraient être encouragées à se soumettre à un examen des seins, suite à un rapport récent selon lequel elles courent un risque anormalement grand de voir se développer un cancer dans cette partie du corps.

En attendant, on ne compte plus le nombre de procès gagnés à l'encontre des fabricants du DES et des médecins qui — par ignorance — ont prescrit ce «gadget» mortel, et il est impossible de prévoir à quel moment cela va cesser. En fait, ces procès gagnés d'avance vont se multiplier, du moment que le DES qui s'était avéré inoffensif chez des «modèles-animaux» de toute sorte, s'est révélé non seulement cancérigène chez les filles des femmes à qui l'on avait prescrit ce médicament pendant leur grossesse, mais encore chez leurs petites filles. Par ailleurs, ainsi qu'on l'a découvert récemment, les organes sexuels des garçons peuvent être affectés eux aussi.

Malgré tout, le DES continue à être employé partout dans le monde car on retrouve celui-ci dans la viande depuis que l'on a découvert que l'addition de ce produit aux rations animales favorisait la croissance du bétail.

Pendant ce temps, des Groupements d' Action des Consommateurs Victimes du DES se sont créés ici et là, depuis les Etats-Unis jusqu'à l'Australie. Malheureusement, leur action se borne à poursuivre les fabricants de ces «hormones-poison» dans le but d'obtenir des dommages et intérêts, en omettant toujours de faire ressortir que c'était à l'expérimentation animale que l'on devait la maladie, expérimentation qui avait déclaré le DES exempt de contre-indication.

L'information suivante provient de l'Australian DES Action Group in Camberwell, Victoria :

Appellations sous lesquelles ont été vendus le DES et les substances qui y sont apparentées :

Ambigen
Amenorone
Amenorone forte
Antigeront
Barboestro
Clinestrol
Climatost
Cyrogene A
Cyrogene B
Dienobarb
Dienoestrol
Diesavite
Dihydrostilboestrol
Diesecron
Duogynon Injection
Dougynon Oral
Enavid
Estigyn
Estigyn Elixir
Estinyl
Ethidol
Eticyclin
Euvalerol M
Femandren
Hexoestrol
Hextrol
Honvan
Lut-Ovocycin
Menoclimax
Mepilin
Mepilin Elixir
Mixogen
Neo-Oestranol
Neo-Oestrogenine
O.C.P.
Oestroform
Oestroform Aqueous
Oestrogenine
Oestrogenine Compound
Oramen
Orasecron
Ovestin
Ovocyclin
Pabestrol
Pabestrol D
Pausandryl
Premarin
Premarin with Meprobamate
Premarin + Methyltestosterone
Primodian
Primodian Depot
Primogyn C
Primogyn Depot
Stilboestrol
Stilboestrol Diphosphate
Stilboestrol Diproprionate
Synthovo
Tace

Menoform Injections
Menotone
Menstrogen Injections
Menstrogen Tablets
Menstrone
Theelin
Thyboestrol
Vallestril
Viraxasterol

(Cette liste est loin d'être exhaustive, car il n'existe aucune nomenclature complète des produits de ce genre se trouvant sur le marché pour la période concernée dans l'étude)

ENCORE UN MOT AU SUJET DES COBAYES HUMAINS

Nous avons indiqué (page 116 et suivantes) que la très sujette à caution expérimentation sur des êtres humains, principalement des bébés et des sujets sans défense, tout comme le sont les animaux de laboratoire, progresse constamment.

Cette progression, tant dans les chiffres que dans l'horreur, a atteint un nouveau sommet — pour le moment, du moins — avec les cas de Hollie Roffey en Grande Bretagne et de Baby Fae aux Etats-Unis.

Une nouvelle, transmise par l' Associated Press et publiée dans l'*International Herald Tribune*, les 18 et 19 août 1984, sous le titre :

UN BÉBÉ MEURT À LA SUITE D'UNE TRANSPLANTATION EN GRANDE-BRETAGNE

L'article disait, in extenso :

> Hollie Roffey, qui est devenue la plus jeune greffée du coeur au monde après une transplantation pratiquée le 30 juillet à l'âge de 10 jours, est décédée vendredi dernier, a-t-on déclaré au National Heart Hospital. A sa mort, elle était âgée de 28 jours.
>
> Le bébé a eu des problèmes respiratoires puis est mort peu après, avons-nous appris de même source.
>
> A sa naissance, il manquait à Hollie tout le côté gauche du coeur. Avant de recevoir celui d'un bébé hollandais décédé à la suite d'une lésion du cerveau, le plus jeune greffé du coeur du monde avait été un autre enfant en bas âge de deux semaines et demie, mort peu après l'opération, en 1967 à Brooklyn, New York.
>
> Deux jours après la transplantation, Hollie a dû subir une intervention chirurgicale pour une perforation intestinale. Par la suite, elle a eu des problèmes du côté des intestins et des reins. Le 9 Août, ces derniers ont cessé de fonctionner et on a dû placer le bébé sous dialyse rénale.

Le *Times* de Londres a annoncé l'événement sur un ton de critique acerbe dans un long article intitulé : HOLLIE : EXPÉRIENCE PRÉMATURÉE.

L'article, rédigé par Thomas Stuttaford, dans lequel l'auteur faisait remarquer que l'on ne savait même pas, à l'heure actuelle, quelles doses de substances immunodépressives il est possible d'administrer à de si jeunes enfants.

Même Christiaan Barnard a semblé enchanté, pour une fois, d'être du nombre de ceux qui formulent des critiques plutôt que de ceux qui en reçoivent, à en juger d'après un communiqué de presse de l' Agence UPI, paru dans l' *International Herald Tribune*, du 16 août 1984, et dans lequel on peut lire :

> Les médecins ont commis une «grave erreur» en implantant un nouveau coeur à Hollie Roffey, a affirmé celui qui a réussi la fameuse première greffe du coeur.
>
> Le Dr Christiaan Barnard a déclaré, en effet, que l'opération pratiquée au National Heart Hospital de Londres le 30 juillet dernier sur un bébé de 10 jours, a laissé trop de questions sans réponses... Personne ne sait si le nouveau coeur de Hollie se développera en même temps qu'elle, et il est impossible de deviner quelles sont ses chances de survie.

Qu'on le croie ou non, quelques semaines plus tard, au mépris de toutes les critiques formulées par des personnes compétentes, de toutes les considérations logiques, des réactions anatomiques particulières à chaque malade, des différences biologiques, des enseignements du métabolisme et des nombreux constats d'échec, les chirurgiens américains ont décidé de tenter une greffe, encore plus «contre-nature» que la précédente, sur un bébé de douze jours né avec une anomalie identique à celle de Hollie, en ayant recours, cette fois, à un procédé bien plus hasardeux (ce bébé souffrait du syndrome d'aplasie du coeur gauche).

Le 26 octobre 1984, au Centre Médical Universitaire de Loma Linda (Californie), un bébé de sexe féminin, surnommé Baby Fae, et dont les parents ont souhaité conserver l'anonymat, a été soumis à une intervention chirurgicale sans précédent : son coeur a été remplacé par celui d'une jeune femelle babouin pour une expérience qui, dans le jargon scientifique, a pour nom «recherche sur la transplantation interspécifique».

Dès le départ, des chirurgiens expérimentés ont émis des doutes quant au bien-fondé d'une telle opération.

Comme l'indique le *Time* du 12 novembre 1984 :

«Aucune transplantation interspécifique n'a réussi à ce jour.»
a déclaré le chirurgien John Najarian de l'Université du Minnesota, l'un des spécialistes les plus en vue du pays en matière de transplantation chez des enfants, et il a ajouté : «L'essayer dès à présent équivaut tout simplement à prolonger l'agonie.»

Le Dr Moneim Fadali, chirurgien cardio-vasculaire à l'Université de Californie, à Los Angeles, a laissé entendre, avec quelques autres médecins, que la décision d'utiliser un organe animal risque fort de n'avoir été que de la «forfanterie».

En fait, nul n'est besoin d'être un spécialiste des transplantations chez les enfants pour comprendre que l'aventure de Baby Fae était vouée à l'échec. Il suffisait pour cela de quelques notions élémentaires de biologie ou tout simplement d'un peu de bon sens, ce qui est justement la chose que l'on rencontre le moins dans les milieux médicaux.

La pauvre Baby Fae, née avec un coeur incomplet, était sur le point de mourir d'une mort naturelle au moment où l'on s'est mis à prolonger ses souffrances au moyen d'interventions chirurgicales «sophistiquées», et cela sans tenir compte de ce qui était arrivé à Hollie Roffey peu de temps auparavant, ni des explications lumineuses fournies par de véritables autorités dans le domaine médical, le Dr H. M. Pappworth entre autres, dans son ouvrage *Human Guinea Pigs* («Cobayes Humains») dès 1969. (cf. *Honte et échecs de la médecine* p.265)

Mais ce n'était pas tout, et il y avait pire. Les babouins, en effet, n'ont que deux artères principales partant de la crosse aortique, alors que l'homme en possède trois. Cela signifie que l'on a d'abord dû anastomoser deux des vaisseaux de Baby Fae avant de les aboucher avec l'une des deux ouvertures artérielles du coeur du babouin, et cela a compliqué encore davantage cette aventure chirurgicale par l'introduction de nouvelles difficultés.

Mais, au fait, quelles étaient les qualifications du Dr Leonard Bailey, le chirurgien qui avait conçu cette expérience abracadabrante ? Il avait pratiqué, auparavant, des greffes du coeur interspécifiques sur plus de 300 chèvres, moutons et babouins, avec un taux de survie égal à Zéro. Une chèvre ayant survécu 165 jours avec le coeur d'un agneau : voilà ce que l'on considère comme sa plus belle performance.

Mais, à l'instar de Christiaan Barnard, qu'une longue série d'échecs lors de ses expériences de greffes cardiaques sur des chiens n'avait pas découragé avant qu'il ne se mette à les pratiquer, avec une réussite égale, sur des êtres humains, le Dr Bailey — lui non plus — n'avait tenu aucun compte de ses constants échecs et s'était décidé hardiment à expérimenter sur ses semblables, en commençant par Baby Fae.

L'opération expérimentale sur ce bébé sans défense n'avait aucune chance de réussir. En effet, non seulement les problèmes de rejet dans le cas d'une greffe interspécifique étaient bien plus graves, et même réellement insurmontables, mais encore il n'y avait aucune raison de croire que le coeur du jeune babouin grandirait au même rythme que celui du bébé. Les babouins, effectivement, dont la durée de vie est plus courte et la taille moins élevée que celle de l'homme, parviennent à l'âge adulte (y compris tous leurs organes, dont le coeur) au bout d'un an seulement, c'est-à-dire beaucoup plus rapidement que lui. C'était le type même de l'expérience sauvage et absurde que certains seraient en droit de qualifier de criminelle, ou du moins d'idiote.

Néanmoins, la presse s'est empressée de présenter cette dernière folie expérimentale comme une nouvelle «percée victorieuse» en commentant les autres «percées» qui l'ont précédé... et se sont toutes soldées par des échecs.

Dans un communiqué spécial à l'intention du *New York Times*, daté du 29 octobre, soit trois jours seulement après l'opération, Lawrence K. Altman, docteur en médecine, écrivait sous le titre : «Les médecins déclarent que le bébé avec un coeur de babouin se porte remarquablement bien».

> Les médecins ont fait savoir que le bébé de 17 jours avait de belles couleurs et respirait facilement, sans l'aide du respirateur auquel il était relié depuis une semaine environ.

Cette information était erronée, comme cela s'est vu confirmé peu de temps après. Pourtant, une semaine plus tard, dans le *New York Times* du 6 novembre, le même Dr Laurence K. Altman n'hésitait pas à forcer la dose en affirmant, sans rire :

> ... A chaque battement de son coeur, le bébé qui se trouve en excellente santé entre dans l'histoire comme étant l'être humain qui a survécu le plus longtemps avec un coeur d'animal.
>
> Son cas est l'un des plus excitants et des plus instructifs de l'histoire de la médecine au cours de ces dernières années. Le Dr Leonard L. Bailey, le chef de l'équipe de chirurgiens ayant pratiqué cette opération audacieuse a déclaré : «Nous en savons davantage sur la pratique des greffes du coeur chez les nouveaux nés et sur l'immunologie à présent que n'importe qui au monde.»

Et le *Time* du 12 novembre d'enchaîner :

> En cette fin de semaine, la remarquable amélioration de l'état de santé de Baby Fae a amené beaucoup de ceux qui avaient critiqué l'opération à modifier leur point de vue.

Dans la même édition du *Time*, on pouvait lire le morceau de roi de la part de l'enfant prodige déchu Christiaan Barnard : après avoir désapprouvé l'opération à haut risque de Hollie Roffey quelques semaines auparavant, notre fameux «philosophe-chirurgien» avait, on ne sait trop pourquoi, changé d'avis pour se faire le fervent partisan de la transplantation cardiaque de Loma Linda, pourtant plus contestable encore que la précédente.

L'article disait :

> Barnard est néanmoins enthousiaste au sujet du cas de Baby Fae et n'a aucun scrupule en ce qui concerne l'usage des babouins lesquels sont tirés à vue par les fermiers sud-africains qui les considèrent comme nuisibles...«Un de ces jours, nous pourrons peut-être commencer à en élever dans ce but.»

Pendant ce temps, l'affaire prenait un tour de plus en plus grotesque à mesure que les jours passaient. Les médecins pratiquaient des tests sur chaque organe du bébé cobaye, y compris sur le coeur du babouin. Au même moment, ils essayaient de reproduire ce qu'il se passait dans le corps du nouveau-né en greffant des coeurs chez des bébés babouins et en leur administrant les mêmes produits qu'à Baby Fae : ils n'avaient peut-être jamais entendu dire que les animaux ne réagissent pas de la même façon que les hommes aux médicaments et que, dans de nombreux cas, les réactions des singes diffèrent encore plus de celles des humains que de celles des autres espèces. Mais toute cette mise en scène n'avait pour but que de tromper le public en lui faisant prendre ces plaisantins pour des «savants» engagés dans une «recherche» sérieuse destinée à sauver des vies humaines.

Il fait peu de doute que, tandis que les écrivains scientifiques, les commentateurs médicaux, les rédacteurs, les philosophes et Christiaan Barnard en personne, discutaient le cas de Baby Fae, le petit paquet de chair saignante et d'os de deux kilos et demi, nourri par perfusion, percé d'aiguilles de partout, manipulé avec des gants en caoutchouc, parsemé de points de suture, garni de canules, bourré de produits chimiques, branché à un respirateur, soumis à des dialyses et exposé aux rayons X, subissait un martyre que dans notre civilisation, endurent généralement seuls les animaux de laboratoire.

Beaucoup de tout cela a commencé à transpirer des bulletins de santé ultérieurs qui contredisaient les premiers, bien plus optimistes. Le porte-parole du Centre Médical, June Ochs, a révélé au *New York Post* du 16 novembre que le bébé était toujours relié au «respirateur» et continuait à être alimenté par perfusion 22 jours après l'opération. De plus, le même journal, dans sa rubrique hebdomadaire, a fourni le compte-rendu suivant de la journée du Lundi 12 Novembre, soit trois jours avant le décès de Baby Fae :

> Les efforts du bébé pour rejeter le coeur du babouin sont plus intenses qu'on ne l'avait cru tout d'abord. Les médecins administrent actuellement un stimulant cardiaque à Baby Fae et ajoutent à la cyclosporine et aux hormones stéroïdes une autre substance anti-rejet : une immunoglobine lymphocytaire. L'allaitement artificiel a été interrompu, les perfusions reprennent et le bébé est de nouveau branché à un respirateur afin qu'il conserve ses forces.

L'abattement des médecins et des folliculaires a commencé à se manifester vingt jours et demi après l'opération, lorsqu'il a enfin été permis à Baby Fae de trouver le repos éternel. Le compte-rendu du *New York Post*, du 16 novembre 1984, qui citait Ed Wines, le porte-parole de l'hôpital, disait :

> Baby Fae est décédée à neuf heures du soir. L'état de santé du bébé avait été jugé sérieux mais stationnaire au cours de la journée. Mais les reins ont commencé à ne plus fonctionner durant l'après-midi et il a fallu recourir à la dialyse péritonéale vers sept heures du soir. Deux heures plus tard, le coeur qui lui avait sauvé la vie lors de l'opération historique du 26 Octobre a lâché.

Par la suite les «journalistes scientifiques» ont quelque peu mis de l'eau dans leur vin. Le *Time* lui-même, farouche partisan de l'expérimentation animale et de toutes les grandes premières médicales à but lucratif du cartel de la chimie et de la médecine, a émis quelques doutes dans l'«Essai». Par ailleurs très flatteur, l'article de l'éditorialiste Charles Krauthammer paru dans l'édition du 3 décembre 1984 disait :

> Après la mort de Baby Fae, on a prétendu, après coup, qu'en fait l'opéra-

tion avait permis d'alléger ses souffrances et qu'elle avait le teint rose et respirait au lieu d'être bleue et de haleter. C'est possible. Mais les caméras n'étaient admises que lorsque le bébé allait bien. On ne pouvait pas le voir lorsque cela n'était pas le cas et qu'il devait supporter d'être branché à des respirateurs, subir injections, points de suture et souffrir d'arythmie ainsi que d'urémie. Le bébé a-t-il réellement moins souffert que si la mort naturelle était venue le délivrer quelques semaines plus tôt ?

Voyons, voyons, Monsieur Krauthammer ! Pensez un peu aux convenances de votre profession ! Et, effectivement, notre Krauthammer ajoutait, comme pour s'excuser :

> Non ! Baby Fae a été un moyen ; un moyen utilisé en vue d'un but élevé. Cette expérience a été entreprise non pas pour alléger ses propres souffrances mais celles, un jour prochain peut-être, d'autres enfants. Cela est-il vraiment répréhensible ? N'avons nous pas des devoirs envers les bébés qui souffriront après elle ?

Voilà qui est mieux, Charlie ! Aide-nous à maintenir grands ouverts les portails d'accès à une expérimentation de plus en plus délirante sur les hommes et les animaux pour la plus grande gloire de cette religion moderne baptisée «Miracles de la Médecine», laquelle consiste à pratiquer de sensationnelles et toujours nouvelles «percées victorieuses» tout aussi éphémères, les unes et les autres, que la rose au matin éclose...

De même que Barnard, l'homme qui jonglait avec les coeurs, avait coutume de dire après chacun de ses échecs : «Le rejet n'est pas un problème !» (sic !) Le Dr Bailey, lui aussi, a déclaré : «Que sa patiente n'était pas morte à la suite d'un rejet mais pour «d'autres raisons», dans le cas de Baby Fae, le décès était dû à une insuffisante rénale consécutive à l'administration massive de cyclosporine et autres produits toxiques immuno-suppresseurs en vue de retarder ce rejet, lequel constitue un processus naturel et, donc, en définitive, inévitable.»

Il a fallu un an exactement aux membres du Brain Trust médical de Loma Linda pour mettre au point un solide alibi qui puisse leur permettre de renouveler leur essai. Le fait d'admettre que la mort du bébé était due à un rejet du coeur du babouin ou à l'administration des médicaments destinés à empêcher ce rejet aurait constitué un obstacle à la reprise de telles expériences. C'est pourquoi il fallait inventer une autre raison.

Le Brain Trust des médecins de Loma Linda s'est réuni et a fait fonctionner ses cellules grises pendant douze mois avant d'élaborer ce qu'il estimait être une très subtile explication résumée dans le gros-titre du *Los Angeles Times* du 16 octobre 1985 : «La mort de Baby Fae est due à une erreur de groupe sanguin.» L'article, écrit par le journaliste médical du *Los Angeles Times*, Robert Steinbrook, disait :

> Baby Fae est morte à la suite de la décision médicale «catastrophique» de lui greffer le coeur d'un babouin dont le groupe sanguin était différent.» a déclaré mardi le chirurgien qui avait pratiqué l'opération...
>
> «Le sang du nouveau-né du groupe O et celui du babouin du groupe AB. Si Baby Fae avait eu un sang du groupe AB, elle serait encore en vie.» a déclaré le Dr Bailey.
>
> «Au début, on avait pensé que le rejet du coeur ou les troubles rénaux causés par la substance anti-rejet appelée cyclosporine A pouvaient avoir été la cause de sa mort. Mais l'autopsie n'a révélé que des signes minimes de rejet au niveau du coeur et aucune lésion des reins.» déclarait-il encore.

Personne ne s'est donné la peine d'expliquer pourquoi il a fallu un an au Dr Bailey pour publier les résultats de cette autopsie, alors que n'importe quel amateur de films policiers sait que cela peut se faire en l'espace de quelques heures si besoin est. Personne, non plus, n'a jamais dit au public qu'aucun singe n'a exactement le même groupe sanguin que l'homme, ou que la cyclosporine détruit les reins. Il faut faire croire aux gens que, la prochaine fois, les «docteurs-miracle» n'auront qu'à assortir correctement les groupes sanguins pour que l'expérience réussisse.

L'article du *Los Angeles Times* continuait en expliquant que le Dr Bailey avait supporté les souffrances prolongées et la mort de son «bébé-cobaye» avec un sang-froid remarquable, et même avec bonne humeur. Dans cet article que l'on a présenté comme un vaste tour d'horizon renfermant des renseignements importants et inédits au sujet de cette greffe controversée, on pouvait lire ce qui suit :

> Le chirurgien, qui s'était longtemps abstenu de tout commentaire public sur ce cas, nous est apparu détendu et à même plaisanté plusieurs fois au cours de son exposé de 45 minutes devant plus de 200 médecins, infirmiers et autres membres des professions paramédicales. Après la réunion, il a refusé de développer ses observations devant les journalistes et de donner des renseignements à ce sujet.

Refuser de fournir des explications au sujet de ses déclarations aberrantes, voilà un moyen habile d'échapper aux controverses.

A qui le tour à présent sur le carnet de rendez-vous du Centre Médical de l'Université de Loma Linda ?

P.S. L'expérience sur Baby Fae a coûté plus de $100.000, non compris les honoraires des médecins, car les «chirurgiens-sorciers» qui avaient pratiqué l'opération avaient soi-disant offert gratuitement leurs services dans l'intérêt de l'expérimentation. Au lieu de servir à prolonger l'agonie d'un bébé, cette somme aurait été mieux employée à humaniser le traitement des grands malades hospitalisés, traitement qui, en règle générale, n'est pas des meilleurs dans les hôpitaux américains.

Au fait, comment les malades sont-ils traités à Loma Linda ?

Voici un extrait d'un article du *Washington Post* du 18 Octobre 1981 intitulé : «Médicaments expérimentaux : des décès consécutifs à la recherche de nouveaux traitements.»

> ... Une enquête menée pendant un an par le *Washington Post* fait état de 620 cas où le décès des cancéreux serait dû à l'administration de médicaments expérimentaux...
>
> A Boston, un hôpital a testé un nouveau médicament sur des enfants : leurs reins ont cessé de fonctionner au bout de quelques jours...
>
> Ces médicaments expérimentaux, outre le fait d'avoir provoqué centaines de décès, ont provoqué aussi un grand nombre d'effets secondaires, dont le blocage des reins, l'insuffisance hépatique, l'arrêt du coeur, des troubles respiratoires, la destruction de la moelle osseuse avec pour conséquence l'arrêt de la fabrication des globules rouges du sang, des lésions du cerveau, des paralysies, des attaques d'apoplexie, le coma ainsi que des hallucinations visuelles.
>
> C'est parce que l'on sait si peu de choses au sujet de ces substances chimiques que les médecins sont parvenus à des résultats grotesques de ce genre. Dans certain cas, le médicament expérimental activait réellement le développement de la tumeur cancéreuse au lieu de l'arrêter et, au cours d'autres tests, les médecins et les chercheurs ont trouvé que ces médicaments expérimentaux eux-mêmes provoquaient le cancer.

Ce qui précède n'est qu'un échantillon d'une longue série d'articles relatifs à l'expérimentation sauvage sur les êtres humains, principalement des enfants, publiés par le *Washington Post* au cours de l'automne 1981.

UN PAS DE PLUS VERS LA FOLIE

1983 : Barney Clark : le coeur artificiel

A la page 204, nous annoncions que l'adoption imminente de nouveaux appareils très sophistiqués pour les soins de santé se traduirait par davantage de souffrances pour un public crédule. Nous mentionnions en particulier le coeur artificiel qui, après des années d'expérimentation sur des animaux, semblait sur le point d'être essayé sur des êtres humains. C'est bien ce qui s'est réalisé entre-temps avec des résultats conformes à ceux que nous avions prédits — ils étaient faciles à prévoir d'ailleurs — à savoir : des gros-titres hâtivement triomphants, une alternance en dents de scie de folles expériences et de cruelles désillusions avec, pour couronner le tout, l'échec.

Voici un extrait du *New York Post*, du 16 novembre 1984 :

> L'année dernière, la recherche de nouveaux médicaments destinés à prolonger la vie des cardiaques a pris une direction entièrement nouvelle lorsque le Dr William De Vries a placé un coeur artificiel dans la poitrine du Dr Barney Clark, dentiste de l'Utah, qui était sur le point de mourir.
>
> Clark est décédé après avoir été branché à un appareil en acier et matière plastique pendant 112 jours.
>
> Après sa mort, on a révélé au public que le courageux dentiste avait énormément souffert et déliré presque tout le temps qu'il était resté branché à cet appareil.
>
> Le cas a soulevé de graves problèmes sur le plan de l'éthique médicale. Lorsque tout a été terminé, De Vries, le seul médecin américain à avoir été autorisé par le gouvernement à pratiquer une telle opération, a déclaré qu'il n'en entreprendrait point d'autre dans un avenir proche.

Extrait du *Time* du 4 avril 1983 :

> La semaine dernière, la longue lutte a pris fin. Atteint d'un blocage des reins, souffrant de troubles respiratoires chroniques, d'inflammation du colon et présentant une chute de la tension artérielle, Clark s'est éteint doucement à l'âge de 62 ans. La cause officielle de sa mort est la suivante : «collapsus circulatoire consécutif à un arrêt du fonctionnement de divers organes».
>
> L'expérience tentée sur Clark aidera sans nul doute à l'avenir les chirurgiens à fabriquer un coeur de meilleure qualité.
>
> Harris Hastings, spécialiste des pompes cardiaques à l'Université, a

déclaré : «Nous avons davantage appris avec Clark en quelque mois que pendant les neuf dernières années avec des animaux ! ! !»

Les «grands penseurs» médicaux des journaux de l'ensemble du pays s'exprimaient de façon analogue lorsqu'ils présentaient les vues du cartel de la Médecine Moderne avec ses concepts mécanistes en matière de santé comme paroles d'évangile au sujet desquelles il serait blasphématoire d'élever le moindre doute. Qu'ils le fassent par ignorance, par bêtise ou de propos délibéré, là n'est pas la question.

Ce qu'il importe de savoir, c'est qu'un coeur artificiel n'apportera jamais la moindre solution à des problèmes d'ordre physiologique. Il a fallu à nos technocrates puérils, pleins de mépris pour la biologie ou même ignorants de celle-ci, des années d'expérimentation sur des animaux pour mettre au point un coeur artificiel et quelques heures seulement pour découvrir qu'il ne fonctionnerait pas sur des hommes. Pourquoi ?

Tout d'abord, parce que ces expériences ont été pratiquées sur des animaux, principalement des veaux, c'est-à-dire des quadrupède dont l'anatomie, la physiologie, le métabolisme et le psychisme ont peu de rapports avec ceux des êtres humains.

Mais, même lorsqu'il est mis au point sur ces derniers, un coeur artificiel ne peut fonctionner longtemps de façon satisfaisante car le coeur naturel, lui, est sensible aux influences subtiles d'origine psychosomatique et à la complexité changeante des processus métaboliques de l'organisme vivant. Et, ce qui est le plus important, ce coeur naturel réagit aux *émotions*, mot à éviter s'il en est ! totalement absent du vocabulaire des chercheurs car il est impossible de le mesurer en grammes ou en millimètres.

La peur ou la colère, par exemple, accélèrent les battements d'un coeur naturel, tandis que le sommeil ou le repos les ralentissent. Mais un coeur artificiel, lui, continue à fonctionner à la façon d'une pompe suivant un rythme identique, sans tenir compte des continuelles impulsions d'origine émotionnelle émises par le système nerveux et des subtiles variations du métabolisme. Et ce fait biologique incontournable n'a aucune chance d'être modifié, à l'avenir, par des coeurs artificiels aussi «sophistiqués» soient ils.

Si le coeur ne réagit ni aux impulsions d'origine psychologique ni à l'influence du métabolisme — ce dont sera toujours incapable un coeur artificiel — le malade aura à souffrir de graves psychoses, de délire et de troubles biologiques qui ne lui permettront pas de vivre très longtemps.

La recherche basée sur l'expérimentation animale, de même que toute médecine faisant appel à la technologie moderne, se trouve dans une impasse absolue. Les quelques cobayes humains qui ont succédé à Barney Clark ont servi à confirmer ce qui vient d'être dit.

Néanmoins, et cela est presque incroyable, au milieu du foisonnement des éditoriaux ineptes et de l'auto satisfaction des membres du cartel médico-chimique à propos de l'affaire Barney Clark, quelques paroles sensées ont réussi à se glisser. Dans un extrait du *Time* du 4 avril 1983 :

> Il serait préférable de développer les moyens de prévention de certaines maladies chroniques, telles celles des artères coronaires et la cardiomyopathie. Le Dr Lewis Thomas, chancelier du Centre Anticancéreux Sloan Kettering, a écrit : «Si nous ne le faisons pas, nous nous fourvoierons éternellement avec cette technologie approximative qui coûte les yeux de la tête et pose un véritable problème moral.» Le Dr William Friedewald, directeur adjoint du National Heart, Lung and Blood Institute (Institut National du Coeur, des Poumons et du Sang), a déclaré : «Bien sûr, notre but est la prévention et nous souhaitons ne plus avoir de Barney Clark dans l'avenir, mais pour l'instant, c'est pure utopie.»

Pourquoi la prévention est-elle pure utopie ? Tout simplement parce qu'elle n'apporte ni gloire ni fortune à quiconque. Elle n'apporte que... la santé.

Qui peut acquérir de la gloire en donnant un bon conseil ? Alors qu'il est possible de parvenir à celle-ci, et de s'enrichir par la même occasion, en fabriquant un coeur à la Frankenstein qui fera les gros-titres des journaux en dépit du fait qu'il ne pourra jamais remplacer un coeur naturel.

1985 : Jack Burcham, William Schroeder et les autres.

Extrait du *Time* du 6 mai 1985 :

> Le joyeux père de quatre enfants de Leroy (Illinois) ne s'est jamais vraiment remis de sa première intervention chirurgicale. La semaine dernière, soit dix jours seulement après être devenu le cinquième receveur d'un coeur type Jarvik-7, et le plus âgé aussi, Burcham est mort à l'âge de 62 ans. *Comme De Vries l'a admis par la suite, on n'a pas su exactement si le coeur artificiel avait prolongé ou raccourci la vie du patient.*

L'article continuait ainsi : «Le déclin rapide de Burcham et sa mort sont les derniers en date dans une série de déceptions et de désastres imprévus qui ont perturbé le programme d'essais du coeur artificiel. Clark ainsi que Schroeder, qui vit actuellement dans un appartement spécialement équipé juste en face de l'hôpital, ont eu de graves problèmes d'ordre neurologique qui en ont fait des êtres mentalement handicapés.»

Extrait du *New York Times* du 14 mai 1985 :

Excepté les premiers 18 jours sur les 178 pendant lesquels Schroeder a vécu avec un coeur artificiel, ce malade a souffert de graves lésions du cerveau. Et une seconde attaque, survenue la semaine dernière, a laissé William J. Schroeder, l'homme qui a battu le record de survie avec un coeur artificiel, incapable de parler et cloué au lit avec le bras et la jambe droite paralysés.

Extrait du *Time* du 16 septembre 1985 :

Parmi les premiers patients à avoir reçu, à ce jour, un coeur artificiel du type Jarvik-7, trois sont encore en vie. Mais tous ont eu à souffrir de graves complications. William Schroeder, âgé de 53 ans, qui a battu le record de survie avec, à ce jour, 42 semaines, a eu deux attaques d'apoplexie ; il présente des troubles du langage et sa mémoire est altérée. Murray Haydon, 59 ans, a eu lui aussi une attaque, et Leif Stenberg, l'homme d'affaires suédois, âgé de 59 ans, vient d'avoir à Stockholm, une sérieuse attaque lui aussi.

Extrait du *Los Angeles Times* du 14 novembre 1985 :

De Louisville, Kentucky (Agence UPI). La dernière attaque qu'a subie William J. Schroeder a été provoquée, apparemment, par un caillot de sang qui s'est détaché de son coeur artificiel, et elle a été accompagnée de complications à la suite de l'injection de substances destinées à fluidifier le sang pour empêcher la formation de caillots, a déclaré son neurologue mercredi dernier.

Selon le Dr Gary Fox : «Les troubles cérébraux provoqués par les deux attaques précédentes survenues au cours des onze derniers mois, y compris les difficultés d'élocution, n'ont pas facilité l'évaluation des effets du dernier accident.» Il a ajouté que Schroeder n'avait pas parlé ces derniers jours.

Lorsqu'on lui a demandé ce qu'il pensait de la vie que menait ce dernier, il a répondu : «Je crois que je n'aimerais pas vivre ainsi.»

Extrait du *Times* du 9 décembre 1985 :

Une année s'est écoulée depuis que William Schroeder s'est éveillé à Louisville et a entendu le bruit que faisait le coeur artificiel dans sa poitrine. Les espoirs nés ce jour-là se sont presque tous évanouis. L'homme qui a impressionné le monde entier par son courage n'est plus que l'ombre de lui-même. Trois attaques ont laissé le Schroeder plein de verve que nous connaissions, très affaibli et l'ont rendu presque incapable de parler, larmoyant et dépressif...

Les souffrances des patients porteurs d'un cœur artificiel du type Jarvik-7, auxquelles est venue s'ajouter la mort, survenue le mois dernier, du receveur suédois Leif Steberg, 53 ans, ont conduit un nombre toujours plus grand de médecins à exiger un moratoire en ce qui concerne les implantations permanentes.

Extrait de *Science News*, du 4 janvier 1986, Washington (District de Colombia) :

George Annas, professeur de droit médical à l'Université de Boston, a demandé à la commission si ce qui est arrivé aux quatre premiers receveurs n'était pas suffisamment dramatique pour *réclamer un arrêt des implantations de cœurs artificiels*. Qu'en est-il ? Le cœur artificiel, en effet, est incapable de sauver les malades. Il peut seulement modifier la manière dont ils mourront.

ENCORE DE NOUVELLES MALADIES

Le SIDA

S'il était besoin d'une preuve supplémentaire pour démontrer que la médecine moderne n'est pas une science mais un dogme religieux se prêtant de façon idéale à d'interminables débats philosophiques ou à des discours inspirés, sans compter le fait qu'il constitue un prétexte excellent pour extorquer des «fonds pour la recherche», le cas du SIDA tomberait à point.

La seule certitude que l'on puisse avoir à propos de ce dernier est qu'il s'agit d'une nouvelle maladie. Tout le reste demeure matière à discussion, sujet à controverse.

Nous donnons l'extrait suivant d'un article intitulé «Les germes du doute» paru dans le *Guardian* du 20 décembre 1985 :

L'épidémie du SIDA, d'après un spécialiste de Harley Street, a été provoquée par une expérience de guerre bactériologique qui s'est très mal terminée...

Le Dr John Seale, ancien médecin consultant spécialiste des maladies vénériennes à l'Hôpital du Middlesex et qui possède, actuellement, un cabinet privé, a affirmé hier que les Américains et les Russes pouvaient fort bien avoir produit le virus du SIDA à partir d'un autre, similaire, dénommé virus Visna, affectant les moutons...

L'affirmation du Dr Seale est basée sur des affirmations, diffusées par Radio Moscou, selon lesquelles le virus du SIDA proviendrait d'expériences, menées en secret par la CIA et le Pentagone, au cours desquelles des hommes auraient été contaminés par certains virus...

Dans le monde entier, des milliers d'articles et un grand nombre de livres ont déjà paru ces dernières années sur le sujet : tous contribuent à accroître la confusion existante au lieu de la dissiper.

Extrait d'un long article de la plume de John Langone et Sana Siwalop paru dans le numéro de Décembre de *Discover* :

Il semblerait que le SIDA soit une nouveauté pour le monde occidental seulement. Les preuves montrant que le virus était présent en Afrique dix ans au moins avant que les premiers cas de SIDA ne soient décelés aux USA et que ce virus est peut-être le résultat de l'évolution d'un autre virus existant chez les singes depuis au moins 50.000 ans, sont en train de s'accumuler.

Cette dernière affirmation est le type même de la spéculation extravagante montrant comment les «auteurs scientifiques» peuvent faire feu de tout bois. Au pays des aveugles, les borgnes sont rois. Sur quelles sources ces auteurs s'appuient-ils pour lancer de telles affirmations ? Il n'en existe aucune. Le vieil Homère, pour ses épopées, en disposait de plus sûres que les «poètes» de *Discover* pour leur fable, qui se continue ainsi :

Des chercheurs du Centre de Primatologie de New England à Southborough (Mass.) ont découvert le virus simien lorsque les singes rhésus utilisés pour la recherche ont commencé à mourir dans leurs cages des suites d'une mystérieuse maladie rappelant le SIDA. Comme les chercheurs ignorent de quelle façon le virus a pu s'introduire dans la colonie de singes, ils ont émis des suppositions sur la façon dont il s'est propagé. En effet, les relations homo et hétérosexuelles, ainsi que l'aspersion d'urine étaient chose courante lorsque les singes vivaient dans des cages communes. (La fréquence de la maladie a diminué une fois que les animaux furent logés séparément.)

Extrait d'un article du *International Herald Tribune* du 21 novembre 1985, intitulé «Existence d'une relation entre un nouveau virus simien et le SIDA» :

> ... Des virus apparentés ont été découverts chez d'autres singes. L'un d'eux, appelé STLV-3, est connu pour provoquer une maladie bénigne ressemblant au SIDA. La nouvelle variété de STLV-3 a été isolée chez sept singes verts récemment capturés. P. J. Kanki et Maw Essex, de l'Université de Harvard, et J. Alroy, de la Faculté de Médecine de l'Université de Tufts, ont déclaré que ces découvertes étaient inquiétantes car des singes verts étaient utilisés dans la préparation de vaccins à l'usage des hommes, dont la plupart de ceux dans la fabrication des produits pharmaceutiques, dans la recherche médicale et les diagnostics de maladies...

Extrait d'un article du Dr Gustave Mathieu, naturopathe français, paru dans le mensuel l'*Action Zoophile* (Paris) :

> Or, souvenez-vous que rien ne s'est jamais produit avant la mort — causée par une maladie semblable au SIDA — de 40 % des singes qui avaient subi des expérimentations génétiques au Centre des Primates de Davis en 1969. Quelles étaient ces expériences génétiques ? Tout simplement des manipulations de rétro-virus pour des recherches sur l'hérédité, nécessitant l'emploi de singes d'origine africaine ; l'un de ces rétro-virus, le *Pneumocytis Carinii*, issu de ces recherches était né, le SIDA aussi ; transmis ultérieurement en toute innocence en dehors des laboratoires par du personnel contaminé par des animaux infectés.
>
> D'autres apparemment sains, mais dont la race jugée trop fragile pour les expériences tentées, pourraient avoir été renvoyés dans leur pays d'origine qui se trouve être le Zaïre, mais c'est un mystère... En tout cas on constate curieusement que c'est à partir de 1971/72 que des cas isolés de SIDA sont découverts au Zaïre, avant que ne vienne la grande épidémie et la grande peur à Los Angeles, à partir de 1981.
>
> La conclusion ? Elle est simple. Le SIDA n'est autre qu'une maladie provoquée par des recherches de laboratoires. Cette invention humaine n'aurait jamais vu le jour si la vivisection n'existait pas, car sans les singes africains ayant servi de «matériel» de base pour ces pseudorecherches scientifiques sur les rétro-virus, le *Pneumocytis Carinii* ne serait pas né et nous n'en serions pas aujourd'hui à dénombrer pareil désastre...

Comme les accusations selon lesquelles le SIDA serait lui-même une création des laboratoires de vivisection sont relativement nouvelles, elles sont destinées à être combattues âprement par le lobby de la vivisection et tous les groupes d'intérêts qui gravitent autour de celui-ci. Mais il faut se rappeler que toutes les accusations concernant la Thalidomide, le DES, le SMON, le Bendictin, l'Oraflex et tous les autres désastres provoqués par les pseudo organisations de la Santé de notre époque ont été réfutées avec une égale énergie par ces mêmes porte-parole qui, plus tard, ont été obligés d'admettre qu'elles étaient fondées tout en essayant, dans l'intervalle, de détourner l'attention du public vers quelque autre «problème» créé dans les laboratoires ou de l'endormir avec la promesse de quelque «percée victorieuse» imminente... imaginaire évidemment.

Et le Cas de L'Oxychinol...

Extrait d'un article du *Guardian* du 3 avril 1984, sous le titre «Une firme de produits pharmaceutiques accepte des arrangements à l'amiable sous le manteau».

> Les plaintes contre la firme de produits pharmaceutiques E.R Squibb & Sons suite aux troubles causés par l'utilisation du médicament du nom de Halquinol ont abouti à un arrangement à l'amiable, mais à la condition expresse qu'il ne serait fait aucune mention de l'arrangement lui-même ou des modalités de celui-ci...
>
> Le Halquinol (vendu sous le nom de Quixalin) et le Clioquinol, appartiennent au groupe des médicaments dits hydroxyquinolines halogénées.
>
> Ceux-ci sont absorbés au niveau de l'intestin, et peuvent provoquer de graves troubles du système nerveux entraînant des paralysies, la cécité et parfois la mort...

A la page 36, nous avons expliqué comment la société Ciba-Geigy avait essayé de rejeter toute responsabilité en ce qui concerne les troubles provoqués par ses médicaments à base d'Oxychinol et Clioquinol (notamment le Mexaform, l'Entero-Vioform etc...) et de faire retomber celle-ci sur les consommateurs eux-mêmes afin de pouvoir laisser ces spécialités lucratives sur le marché. Toutefois, l'accumulation des preuves avait forcé la multinationale suisse à modifier sa stratégie.

Tout d'abord, la firme a fait savoir qu'au cours des cinq années à venir elle allait retirer du marché ses produits à base d'Oxychinol. Mais le nombre croissant de procès intentés par les consommateurs victimes de ces médicaments ou par leurs familles a obligé la Ciba-Geigy à avancer ce retrait, en se réservant toutefois une marge de temps suffisante pour écouler les stocks de ces produits dangereux encore existants.

Extrait d'un reportage publié dans le journal suisse *Berner Zeitung* du 27 novembre 1984 :

> La multinationale de la chimie Ciba-Geigy, qui a son siège à Bâle, a l'intention d'arrêter ses ventes de Mexaform et d'Entero-Vioform dans le monde entier, et cela à compter du mois de Mars de l'année prochaine.

ENCORE DES MALFORMATIONS

Avec une volonté délibérée d'ignorer des faits connus de tous, les tenants de l'expérimentation animale ne cessent de répéter que la tragédie de la Thalidomide aurait pu être évitée grâce à une multiplication des tests sur animaux, alors que c'est justement le contraire qui est vrai (voir à la page 38). En attendant, le nombre de ces tests préventifs sur animaux destinés à détecter tout effet nocif des nouveaux médicaments sur le fœtus continue à augmenter ... ainsi que celui des malformations.

Comme l'indique un article paru dans le *New York Times* du 18 juillet 1983 intitulé :

«Deux fois plus d'infirmités physiques et mentales chez les nouveaux nés au cours des 25 dernières années». Voici un extrait de cet article :

> Les médecins et les statisticiens qui étudient des échantillonnages de nouveaux nés aux USA ont été amenés à la conclusion que le nombre de bébés handicapés physiques et mentaux à la naissance a doublé au cours des vingt cinq dernières années. Ce qui, selon les calculs d'un groupe de chercheurs de l'Université de Californie, donne un chiffre approximatif de 140.000 bébés nés cette année qui souffriront de malformations physiques, d'arriération mentale ou bien auront des difficultés scolaires, alors qu'à la fin des années 50, leur nombre était de 70.000 environ.

Des questions ?

Le cas de L'Accutane

Extrait du *Daily Mail* de Londres du 29 septembre 1984 : «Nouvel avertissement à la suite d'une série de naissances tragiques en Amérique — CE MÉDICAMENT RISQUE DE FAIRE NAÎTRE DES BÉBÉS MALFORMÉS.» Tel était le gros titre à la une, et l'article, écrit par John Illman, correspondant médical, commençait ainsi :

> Des futures mères qui avaient pris un médicament très actif contre l'acné prescrit par ordonnance ont donné naissance à des enfants atteints de graves malformations...
>
> Le nombre des tragédies ne cesse d'augmenter depuis que le médicament en question, le Roacutane, a été lancé aux USA en 1982 et en Grande Bretagne l'année dernière.
>
> En Amérique, plus de 200 femmes sont tombées enceintes pendant la période où elles prenaient ce remède, fabriqué par la multinationale suisse Roche. Sur les 53 bébés auxquels elles ont donné naissance jusqu'à ce jour, 24 présentent de graves malformations, et on pense que la moitié de ces derniers sont morts de ce que l'on a décrit comme une «triade d'anomalies du système nerveux, des oreilles et du cœur.»
>
> Deux femmes, en Grande Bretagne, ont décidé de se faire avorter après avoir appris les risques terribles auxquels elles s'exposaient...

L'alibi des fabricants était «qu'ils étaient conscients des risques encourus par les femmes enceintes.»

AJOUTONS À CELA LE MASSACRE LÉGALISÉ

À la page 18 de *Honte et échecs de la médecine,* nous signalions au public dès 1980 (et quatre ans auparavant, d'ailleurs, dans l'édition originale de ce livre en Italien) les dangers du Paracétamol, analgésique «sûr» ... qui avait envoyé 1500 de ses utilisateurs à l'Hôpital en Grande Bretagne en 1971. Mais de tels avertissements semblent être sans effet, confirmant par là l'opinion selon laquelle la Médecine Moderne n'est pas une science basée sur la connaissance, mais sur la foi. En effet, depuis 1978, de plus en plus de gens ont pris le chemin de l'hôpital ou du cimetière grâce au Paracétamol.

Dans un article du *Daily Express* de Londres, en date du 5 Juillet 1985 et intitulé «Des médecins avaient exigé le retrait d'un médicament il y a quinze ans de cela». Nous pouvions lire ce qui suit :

En 1978, le Fonds National de la Recherche sur les Maladies des Reins mettait le public en garde contre le Paracétamol... En dépit des dangers, connus de tous, qu'il représentait pour les reins et le foie, le Health Education Council (Conseil pour l'Education Sanitaire) préconisait le Paracétamol comme remède contre la «gueule de bois» dans les années 70.

On aurait pu conseiller à juste titre de combattre ladite «gueule de bois» par une diminution de la consommation d'alcool plutôt que de vanter les mérites d'un poison «pour le lendemain matin», qui ne peut qu'aggraver les troubles rénaux et hépatiques causés par l'alcool. Mais les fabricants de médicaments, pas plus que ceux de boissons alcoolisées, n'apprécieraient cela et nous avons ainsi, une fois de plus, fait la preuve que nos gouvernants ne se sentent nullement dans l'obligation de veiller à la sauvegarde de la santé publique. Car cela, bien sûr, ne rapporte rien, mais se montrent pleins de prévenances pour les groupes d'intérêts, ce qui, évidemment, *rapportent gros.*

Le drame du diaphragme en DALCON et plusieurs autres

Le *Time* du 2 septembre 1985 faisait apparaître, dans sa rubrique «Économie et Affaires», un article de deux pages intitulé : «Robins demande à être protégé», dont voici un extrait :

> La firme de produits pharmaceutiques de Richmond A.H. Robins, fondée il y a 119 ans de cela, et qui a fait l'année dernière des ventes record atteignant le chiffre de $632 millions, se trouve au bord de la ruine financière à cause de son diaphragme en Dalcon, préservatif féminin intra-utérin vendu au prix de trois dollars. Submergée par une vague de plus de 120.000 procès accusant ce diaphragme en Dalcon d'être responsable de très nombreuses maladies et d'au moins 20 décès chez les femmes qui l'avaient utilisé, cette firme a déposé une demande de protection en vertu du chapitre 11 du Code des Faillites.
>
> Le cas du diaphragme en Dalcon risque de devenir le pire cauchemar judiciaire auquel un fabricant de produits pharmaceutiques ait eu à faire face en Amérique. En 1974, la firme Robins a suspendu les ventes de son moyen de contraception après avoir obtenu la preuve qu'il existait une relation entre le diaphragme en Dalcon et le décès de quatre femmes. Depuis cette date, le nombre des procès s'est accru régulièrement. A ce jour, la société a réglé 9.230 affaires pour une somme de $378 millions et a dépensé 107 millions en frais de justice. Plus de 5.000 procès sont encore en suspens et on en instruit une moyenne de 371 nouveaux chaque mois.

La firme Robins a encaissé l'année dernière un coup terrible porté par le juge Miles Lord de Mineapolis. Accusant la firme Robins de «malveillance monstrueuse» et de «manque de sérieux le plus méprisable qui soit dans l'exercice de sa profession», ce juge a ordonné une vérification des archives de la société. Après avoir passé au peigne fin les documents trouvés au siège de la Firme à Richmond, des officiers de justice désignés par le tribunal ont déclaré que cette société avait occulté de façon délibérée les dangers présentés par le diaphragme en Dalcon, dangers dont elle avait pourtant connaissance. Pour aggraver les choses, Roger Tuttle, ancien avoué de la firme, a affirmé sous serment qu'il avait détruit des documents secrets se rapportant au diaphragme en question sur ordre de ses chefs.

La firme Robins a repoussé catégoriquement le témoignage de Tuttle, mais cela a contribué à lui valoir le verdict le plus sévère prononcé à son encontre à ce jour, à savoir le versement de $9.2 millions, en Mai, à une femme de Wichita qui avait dû subir une hystérectomie après avoir utilisé le fameux diaphragme en Dalcon.

Les calamités qui se sont abattues sur les Firmes Robins et Manville ne sont que les deux exemples les plus frappants extraits du raz-de-marée de poursuites en responsabilité qui a submergé les tribunaux. L'année dernière, plusieurs fabricants de l'Agent Orange (le défoliant utilisé au Vietnam), et parmi ceux-ci la firme Dow Chemical, ont accepté de payer $180 millions à des anciens combattants qui attribuaient la cause de leur cancer, ou d'autres maladies dont ils souffraient, par une contamination due à ce produit chimique.

Merrell Dow, une filiale de Dow Chemical, a accepté l'année dernière de créer un fonds de $120 millions pour désintéresser les plaignants qui affirment que le Bendictin, une pilule prescrite contre les nausées matinales durant la grossesse, a provoqué la naissance d'enfants avec malformations. Mais les avoués ont refusé le règlement dans quelques cas et le débat au sujet du Bendictin a été renvoyé devant les tribunaux.

La firme A.H. Robins remplissait sa demande de mise en faillite à cause des retombées des procès en responsabilité qui lui étaient intentés d'un autre fabricant américain de produits pharmaceutiques, la firme Eli Lilly, devait à son tour faire face à la justice : cette firme plaidait coupable pour ne pas avoir informé les officiers fédéraux que son médicament contre l'arthrite, l'Oraflex, (nom générique Benoxaprofen) avait été accusé d'avoir provoqué des décès et des maladies à l'étranger avant d'obtenir l'autorisation de vente aux USA. La firme Eli Lilly avait aussi oublié de mentionner que l'emploi de l'Oraflex pouvait entraîner des effets secondaires au niveau du foie et des reins.

Les ennuis pour l'Oraflex ont commencé en 1980, après sa mise en vente en Grande Bretagne (sous le nom d'Opren) ainsi que dans huit autres pays et après avoir été soumis aux contrôles de la Food and Drug Administration aux USA qui lui a accordé l'homologation en Avril 1982. Les enquêteurs fédéraux affirment que l'Oraflex est responsable du décès de plus de 100 personnes, dont 26 au moins aux Etats-Unis, entre le moment où il a été mis en vente pour la première fois et le mois d'Août 1982, date à laquelle il a été retiré de la vente dans ce dernier pays.

En août 1982, quelques jours seulement après avoir été retiré de la vente par ses fabricants partout dans le monde, la filiale d'Eli Lilly à Bad Homgurg (Allemagne Fédérale) a été astucieusement rebaptisée Coxigon. Malgré le changement d'étiquette, les effets secondaires de ce médicament restent inchangés : ils entraînent la mort.

Vague de procès en Responsabilité

De plus en plus de gens commencent à douter de l'infaillibilité de leurs «prêtres-médecins» et le nombre de procès en responsabilité s'accroît chaque jour. Les primes d'assurances pour les fabricants ainsi que pour les médecins ne cessent d'augmenter, comme l'a rapporté un article du *Time* du 16 septembre 1985, dont voici un extrait :

> On estime que 18 % environ des gynécologues américains vont devoir se reconvertir dans d'autres spécialités cette année, car les primes atteignent, à l'heure actuelle, les $72.000 par an... Les compagnies affirment qu'elles n'ont d'autre choix que celui d'augmenter leurs tarifs, car elles sont obligées de se battre pour recouvrer $3.8 milliards restés impayés l'année dernière.

Toutefois, la presse et la justice ont beau demander avec insistance des comptes aux coupables, l'Establishment médical, soutenu par le cartel de la pétro-chimie, refuse toujours de reconnaître les vrais responsables de ces crimes : en premier lieu, la croyance selon laquelle les tests sur animaux constituent une méthode de recherche valable pour la médecine ; ensuite, le refus obstiné d'admettre que ces tests sont à l'origine de la fraude médicale qui envahit le monde entier.

Tout a commencé, bien sûr, avec la tragédie de la Thalidomide, lorsque l'inculpation du fabricant par une cour criminelle a été suspendue par un tribunal allemand suite aux témoignages, prononcés sous la foi du serment, de plusieurs chercheurs de renommée mondiale, tel que le lauréat du Prix Nobel Boris Chain, qui ont déclaré qu'aucun test sur animaux ne pourrait jamais être sûr à 100 % et que tous ceux que la législation exige avaient été consciencieusement pratiqués. Cet alibi a été invoqué à maintes et maintes reprises par les promoteurs de médicaments mortels, et les tribunaux qui sont obligés de faire confiance aux «experts médicaux», l'ont régulièrement accepté. La nature humaine semble décidément prendre un malin plaisir à persévérer dans l'erreur. C'est ce qui s'est produit, une fois de plus, avec le cas de l'Oraflex, dont il a déjà été question plus haut.

Dans un article de *The Economist* de Londres, en date du 12 février 1983, on trouve une fois de plus, le vieux poncif servi au public par des fabricants de l'Oraflex, vendu en Grande Bretagne sous le nom d'Opren, dont voici un extrait :

> Le député travailliste Jack Ashley fait campagne contre le refus de la firme Eli Lilly de verser des dommages et intérêts aux familles des victimes de l'Opren. **Eli Lilly déclare qu'elle a pratiqué tous les tests préalables obligatoires avant la mise en vente de ce produit et qu'elle ne peut en conséquence être poursuivie... pour négligence.** (souligné par nous.)

Est-il besoin de faire remarquer que ces «tests préalables obligatoires avant la mise en vente» mentionnés ci-dessus et destinés à servir d'alibi consistaient en une expérimentation massive portant sur des milliers d'animaux au moyen de la fameuse DL-50, que les chercheurs eux-mêmes ne cessent de qualifier de non fiable chaque fois que cela peut les aider à échapper à une condamnation devant une cour criminelle ?

Evidemment, les quelques cas mentionnés plus haut ne représentent que la fameuse partie cachée de l'iceberg, et cela prouve, pour ceux qui sont capables de distinguer ce qu'il y a au-dessous de la surface, que l'humanité accepte volontairement d'être victime de la plus grande supercherie de son histoire depuis que l'Église, au Moyen Âge, s'arrogeait le titre d'unique dépositaire de la science médicale, du progrès et de la culture.

Citons encore quelques exemples.

Lu dans *The Economist* (Angleterre) en date du 19 mars 1983 :

> La semaine dernière, le Drug and Therapeutics Bulletin a prétendu que le Distalgesic, l'analgésique utilisé depuis plus de vingt ans et fabriqué par la firme américaine Eli Lilly, risque d'être à l'origine de 269 cas de décès par accident ou suicide en 1980...

Les Ministères de la Défense des grands fabricants de produits pharmaceutiques travaillent à plein temps pour réfuter les accusations et essayer d'éviter la prison à leurs employeurs. La dernière fois que l'on a vu rougir le porte-parole de la Ciba-Geigy remonte au jour où, encore petit garçon, sa mère l'a surpris la main dans la boîte de biscuits. Il semble qu'il ait fait son chemin depuis cette époque... Lorsque, en 1982, on a révélé que la Ciba-Geigy avait répandu à titre expérimental sur des enfants égyptiens un pesticide qui s'était révélé cancérigène lors de tests pratiqués sur des animaux, la firme, sans chercher à nier les faits, avait calmement fait remarquer que les preuves accablantes concernant les expériences sur ces enfants lui avaient été dérobées... ce qui prouve que les Gros Bonnets qui commettent de mauvaises actions peuvent eux-mêmes être les victimes d'actes malveillants... (D'après le *St Galler Tagblatt* du 11 novembre 1982)

Une dépêche de l'agence AT en provenance de Syracuse (USA) et paru dans le *New York Times* du 5 mai 1983, sous le titre : «Nouvelle panique chez Johnson et Johnson : UN ANALGÉSIQUE VIENT DE FAIRE CINQ MORTS». L'article commençait en ces termes :

> Cinq personnes sont mortes de réactions allergiques après avoir pris un analgésique du nom de Zomax, mais des personnalités officielles ont déclaré hier que, ni les fabricants, ni la FDA, n'envisageaient de le retirer du marché sans une étude complémentaire préalable.

Evidemment, ce seront les éternels «gogos» de consommateurs qui feront les frais de cette «étude complémentaire», eux qui continuent à avoir foi en l'honnêteté et en la compétence de leurs prêtres-médecins jusqu'à ce qu'un nombre suffisant de ces mêmes «gogos» soient morts ou aient été atteints de troubles irréparables. C'est à ce moment-là seulement que l'on ajoutera le Zomax à la longue liste des médicaments préalablement testés sur animaux que les autorités se sont vues obligées de mettre hors-la-loi.

Si les médicaments contre l'arthrite et les rhumatismes, lesquels ne sont en fait que des analgésiques généraux, sont certainement les responsables du plus grand nombre d'effets secondaires, ils sont suivis de près par ceux destinés à combattre le rhume, car eux aussi sont consommés à grande échelle bien que les autorités officielles et d'éminentes personnalités dans le domaine médical, Albert Sabin lui-même entre autres, les avaient déclarés totalement inefficaces.

David Fletcher, responsable de la rubrique «Santé« du *Daily Telegraph*, a écrit en juin 1983 :

> D'après ce qu'a déclaré hier le pharmacien d'un hôpital, la consommation à grande échelle de médicaments destinés à soulager la muqueuse nasale risque d'entraîner des effets secondaires aigus, dont une augmentation de la tension artérielle.
>
> Sa mise en garde concernait des préparations renfermant de la Phénylpropanolamine, parmi lesquels certains médicaments contre le catarrhe et les comprimés Contac 400 et Mu-Cron.
>
> D'autres remèdes renfermant la même substance sont tous en vente libre. Ils ont pour nom : Day Nurse, Hot Measure, Owbridge's Cold Control, Procol, Secron, Sine-off, Mu-cron liquide (pour les enfants).

Ce journal mentionnait en outre, au cours du même mois :

> Une forte augmentation du taux de mortalité dans une unité de soins intensifs de Glasqow a amené le Comité pour la Sécurité des Médicaments à adresser un avertissement aux hôpitaux, destiné à les mettre en garde contre l'emploi du médicament du nom d'Hypnomidate lors du traitement de malades dans un état critique... Les médecins se refusent à faire la moindre estimation du nombre des patients décédés à la suite de l'absorption de ce médicament.

Nous lisons dans le *New York Post* du 24 janvier 1983, dans un rapport en provenance de Washington D.C :

> Le Représentant Mario Biaggi a exigé hier une enquête à grande échelle sur un certain «médicament de l'horreur» qui, d'après un rapport médical, serait responsable du décès de 852 cardiaques dans la ville de New York.
>
> Le député démocrate du Bronx Biaggi a déclaré au *Post* la nuit dernière, être «épouvanté» en apprenant que ce produit n'avait toujours pas été retiré de la vente : «Le médicament du nom d'Épinépherine, utilisé pour le traitement de certaines affections cardiaques, reste toujours à la vente en dépit de l'existence de rapports datant de huit mois, ayant établi un lien entre les 852 décès et les injections de ce produit pharmaceutique.»
>
> Le Dr John Feldschuh, médecin responsable du laboratoire de métabolisme cardiaque du New York Medical College concluait son rapport en déclarant qu'il était incapable de mentionner un seul cas de survie, parmi les 852 patients auxquels on avait injecté une variante de ce médicament fabriqué par les Laboratoires Abbott de Chicago... Biaggi exprima sa «consternation» (...)

Les analgésiques, répondant lâchement au désir des gens de trouver un soulagement rapide à un malaise (généralement de courte durée) dû le plus souvent à leur propre insouciance ou à des excès prolongés, sans le moindre souci des conséquences, sont les médicaments responsables du plus grand nombre de décès et de désordres de santé permanents. Un communiqué de l'agence CP, en provenance de Montréal et datée du 4 août 1984, disait :

> Dix canadiens au moins sont morts en 1984 des suites de complications après avoir utilisé un nouveau groupe d'analgésiques délivrés sur ordonnance, et les autorités médicales font savoir que ces décès ne sont que la partie visible de l'iceberg. Les responsables en seraient un groupe de 40 médicaments dénommés NSAIDs, c'est-à-dire médicaments anti-inflammatoires ne contenant pas de stéroïdes, et largement prescrits pour le traitement de l'arthrite et autres douleurs.
>
> Le Dr Michael Brennan, membre du comité pour les médicaments et la pharmacothérapie de l'Ontario Medical Association, déclare : «De toute évidence, nous sommes en face d'un problème de santé majeur dans ce pays, plus grave même que celui du SIDA.» Un éditorial du Canadian Medical Association Journal annonce dans son dernier numéro : «L'usage des NSAIDs a atteint des proportions presque incroyables.»

Au mois de Novembre 1983, le quotidien suédois *Dagens Nyheter* a publié un rapport confidentiel qu'un employé du Géant pharmaceutique suisse Ciba-Geigy lui avait fait parvenir, et dans lequel on pouvait lire que 1182 cas de décès au moins devaient être attribués à deux des médicaments anti-arthritiques de la firme, ayant pour nom Butazolidine et Tandéril. (Selon d'autres sources, le nombre de décès présumés dépasserait les 10.000)

Le porte-parole de la Ciba-Geigy, René Porchet, a déclaré à l'hebdomadaire Suisse *Sonntags-Blick* du 17 Novembre 1983 : «Il n'y a pas lieu de s'alarmer». Il ne comprenait pas l'exigence «absurde» du Professeur Hansson que les deux médicaments soient retirés de la vente.

Toutefois, moins de deux ans plus tard, Ciba-Geigy a décidé de retirer le Tanderil et de recommander la plus extrême prudence à l'égard de l'autre, la Butazolidine. Un rapport du *Guardian* du 4 Avril 1985 disait :

> La multinationale Ciba-Geigy a cédé hier devant la pression du public et des médecins, et a retiré de la vente dans le monde entier son médicament contre l'arthrite, le Tandéril. Elle a également imposé des restrictions en ce

qui concerne l'usage du produit apparenté, la Butazolidine. Le montant global de la vente de ces deux médicaments s'est élevé, l'année dernière, à £58 millions.

La Ciba-Geigy semble posséder le privilège particulier d'être traînée devant les tribunaux, d'avoir à retirer des médicaments du marché, de verser des dommages et intérêts à ses victimes ainsi que des amendes au gouvernement et, néanmoins, de continuer à réaliser des profits de plus en plus gigantesques : ses bénéfices ont augmenté de 53 % l'année dernière, principalement grâce à ses ventes à l'étranger, y compris le Tiers Monde.

Le *Guardian* titrait le 16 Mai 1984, relatant ce qui s'était passé en Grande Bretagne : «Des médicaments dangereux retirés du marché.»

Voici l'article :

Deux marques d'analgésiques doivent être immédiatement retirées du marché, a annoncé hier le Ministre de la Santé, Mr Kenneth Clarke. On attribue 400 cas de décès au Tandéril et au Tandacote en Grande Bretagne. Le comité de surveillance gouvernemental chargé de la sécurité dans le domaine des médicaments, le CSM (Commitee on Safety of Medicines), avait préconisé de les retirer, il y a dix semaines de cela. Ces produits à base d'Oxyphenbutazone étaient présentés par le CSM comme deux fois plus dangereux que les analgésiques à base de Phénylbutazone qui ont été interdits en mars dernier.

Durant leurs vingt années de présence sur le marché, on estime à 1500 le nombre de décès attribuables à ces médicaments d'une manière directe ou indirecte. Le retard en ce qui concerne le retrait des produits à base de Phénylbutazone est imputable au fabricant, la Ciba-Geigy, qui a fait usage de son droit d'appel en vertu des lois sur les médicaments.

Extrait du *New York Times* du 13 juin 1984 :

Quatre responsables de la firme SmithKline ont été inculpés pour avoir autorisé la mise en circulation du Selacryn, introduit en Mai 1979 et retiré par cette même firme au mois de janvier de l'année suivante... A l'époque, SmithKline avait déclaré avoir reçu des rapports faisant état de 510 cas de lésions du foie, dont cinq mortels, aux Etats-Unis et en France, attribuables à l'emploi de ce médicament.

Extrait du *Guardian* du 4 janvier 1985 :

Cinq patients sont morts et 77 autres ont souffert d'effets secondaires après avoir pris du Nizoral, largement utilisé pour le traitement des mycoses, a déclaré hier le CSM (Comité pour la Sécurité des Médications).

En 1985, les autorités des services de santé de la République Fédérale d'Allemagne ont fait apparaître dans la presse l'avertissement suivant :

> Des milliers de touristes ont absorbé le médicament anti-paludéen du nom de Fansidar, produit par la firme Hoffmann-Laroche, mais il semblerait qu'il puisse provoquer de graves maladies cutanées dont les suites risquent d'avoir une issue fatale. On suppose que ce produit est à l'origine de nombreux décès de par le monde. (*Neue Presse* du 23/24 Mars 1985)

Andrew Veitch, correspondant médical de ce journal, titrait dans le *Guardian* : «Vingt cinq millions de personnes atteintes de lésions du cerveau suite à l'absorption de médicaments.» Il continuait en disant :

> Des médicaments puissants tels que le Largactil, utilisés pour calmer les émotions de malades psychotiques dans les hôpitaux et les prisons, devraient être interdits, a-t-on affirmé hier, devant le Congrès Médical de la Santé Mentale.
>
> Le Dr David Hill, doyen des psychologues cliniciens de l'Hôpital Walton, à Chesterfield, a déclaré : «Plus de vingt cinq millions de malades ont subi des lésions du cerveau à caractère irréversible après avoir pris ces médicaments.»
>
> La plupart des psychiatres avouent que les tranquillisants puissants provoquent une dyskinésie tardive (TD) entraînant chez les malades la perte du contrôle de leurs muscles... On estime que 38 millions de personnes au moins ont présenté des symptômes de dyskinésie et plus de 25 millions sont devenues incapables de contrôler les muscles de leur langue ou, dans de nombreux cas, ceux de leur corps tout entier...

Un autre article du *Guardian* du 2 août 1985, écrit par le même Andrew Veitch et intitulé : «Mise en garde des médecins contre les dangers de l'hormone de croissance», disait entre autres :

> Cinq cents personnes, à qui l'on avait administré de l'hormone de croissance dans leur jeune âge peuvent, sans le savoir, se trouver en danger à cause d'un virus mortel à action lente qui attaque les cellules du cerveau, ont déclaré plusieurs médecins.
>
> On signale aujourd'hui une première victime en Grande Bretagne : il

s'agit d'une femme de Southampton, âgée de 23 ans, à qui l'on avait administré de l'hormone de croissance 13 ans auparavant. Cette hormone avait été interdite par le Ministère de la Santé américain et par la United States Food and Drug Administration en Mai dernier après le décès de trois malades aux USA.

Les effets de l'infection, remontant à la décennie (1970-80), commencent à se faire sentir à présent seulement car il faut des années pour qu'elle se répande dans les cellules du corps. Les Britanniques qui courent le plus de risques sont ceux auxquels on a administré l'hormone jusqu'aux environs de l'année 1974.

La plupart de ces personnes, qui ont à présent entre vingt et trente ans, n'ont pas été averties des dangers de la maladie car il n'existe aucun traitement pour la combattre...

L'hormone était extraite de glandes pituitaires de cadavres.

Le *Guardian* titrait, le 16 décembre 1985 : «Un avertissement concernant les dangers d'un médicament est traité par le mépris par une firme pharmaceutique.» L'article disait, entre autres choses déplaisantes :

Des rapports établis par des médecins ont incité le CSM à publier un avertissement relatif à un médicament ayant pour nom Merital. Le bulletin à l'usage des médecins, Drug and Therapeutics Bulletin, accuse aujourd'hui le fabricant, la firme Hoechst, de traiter l'avertissement par le mépris.

Les chiffres les plus récents annoncés par le CSM montrent que le Merital (nom générique Nomifensine) est accusé d'avoir provoqué un décès suite à des troubles sanguins, déclare la circulaire, qui ajoute que d'autres malades ont eu à souffrir de graves effets secondaires, entre autres de blocage total des reins, d'anémie et de pneumonie. Il est impossible de prévoir ou de prévenir les diverses réactions et il suffit d'un seul comprimé pour provoquer celles-ci chez les patients qui prennent à nouveau ce médicament au bout d'un certain temps, a-t-on déclaré aux médecins en guise d'avertissement.

Le temps passe, mais on laisse les médecins continuer à commettre des meurtres et à se livrer à des «voies de fait» sur des animaux, comme le montre cette nouvelle information. Le *Guardian* du 23 décembre 1985 :

Une enquête menée par le CSM a pu établir que 77 personnes sont mortes après avoir absorbé du Feldene (la plupart de perforation intestinale et d'hémorragie) et que plus de 2000 ont subi de graves effets secondaires depuis l'introduction de ce médicament en Grande-Bretagne, il y a cinq ans de cela.

Son fabricant, la firme américaine Pfizer, insiste sur le fait que ce produit est «bien toléré», et fait remarquer que le rapport d'un médecin sur un cas de décès ne prouve pas nécessairement que ce dernier ait été provoqué par le Feldene.

L'alibi boiteux de Pfizer omet de signaler que les médecins, généralement, répugnent à désigner comme responsable du décès d'un patient un médicament qu'eux-mêmes avaient prescrit, car cela les impliquerait dans l'un de ces innombrables procès pour incompétence professionnelle qui se traduisent régulièrement par une montée en flèche des primes d'assurances. Voici encore le titre du *Guardian* en date du 28 Décembre 1985 : «Falsification de tests de médicaments en Suisse».

Voici l'extrait de l'article :

> Le Géant Suisse Ciba-Geigy a reconnu avoir falsifié les résultats de tests concernant 46 antibiotiques et autres médicaments soumis à l'approbation des Services de Santé japonais. Ces résultats truqués, qui ont pu être découverts grâce à un renseignement confidentiel transmis au Ministère de la Santé japonais, constituent, pense-t-on, l'exemple le plus frappant d'admission d'irrégularités dans le domaine des tests de médicaments commis par une firme de produits pharmaceutiques.

DÉTÉRIORATION DE LA SANTÉ DES ENFANTS

Un article d'Ellen Hale, publié dans plusieurs journaux, fait savoir que les décès pour cause d'asthme ont augmenté de façon significative au cours de ces dernières années, en dépit du «nombre croissant des nouveaux médicaments et des thérapeutiques puissantes destinées à traiter ce trouble respiratoire chronique.» (On pourrait aussi bien utiliser les termes «à cause de» au lieu de «en dépit de»)

Dans une étude dont fait mention l'article d'Ellen Hale et publiée dans *Annals of Allergy*, le directeur du département d'immunologie et d'allergie de l'hôpital d'enfants du National Medical Center, Washington DC, a montré que le nombre d'enfants morts pour cause d'asthme a été plus élevé en 1980 qu'au cours de n'importe quelle autre année. Par ailleurs, celui des malades hospitalisés pour cause d'asthme également, s'est lui aussi accru dans la proportion de trois à dix-huit entre 1961 et 1981. Quant aux décès dus à cette affection, ils sont passés de 1187 en 1978 à 2598 en 1979 et à 2891 en 1980.

Une autre étude parue dans l'*Américan Journal of Diseases of Children* en Juin 1985 et intitulée : «Décès imprévus d'enfants pour cause d'asthme» laissait entendre que les médicaments pris par ces malades avaient été la cause principale de la mort dans 13 cas de décès imprévus, ce qui revêt une grande importance car plus de 10 % des enfants de moins de 17 ans aux USA ont subi une ou plusieurs crises d'asthme.

Quelques uns de ceux qui sont décédés avaient été traités à l'Isoprotérénol (voir à la page 19 de *Honte et échecs de la médecine*). Les appellations commerciales de cette substance sont : Aerolone, Duo-Medihaler, Isuprel, Norisodrine. Sur ces treize malades, neuf étaient traités par des stéroïdes, utilisant soit de la Prednisone, soit de la Beclomethasone (appellations commerciales : Beclovent, Vancéril). Douze des patients étaient traités à la Theophyline (sous les appellations de : Elixophylline, Marax, Quibron, Alo-Phylline, Tedral, Theobid, Theo-Dur).

D'après les résultats des autopsies pratiquées sur neuf des malades qui avaient succombé, huit d'entre eux avaient été traités aux hormones surrénales et, d'autre part, trois présentaient une destruction des cortico-surrénales. Les enquêteurs ont montré que le rapport entre l'utilisation accrue des aérosols et l'accroissement des décès avait déjà fait l'objet d'un rapport dans les revues médicales dès 1972 (voir à la page 19 de *Honte et échecs de la médecine*).

«Apparition de lésions cérébrales suite à l'absorption de médicaments» est le titre du compte rendu d'un communiqué de l'agence CP en provenance de Chilliwack (Colombie Britannique) dans le journal *Lethbridge Herald* du 20 décembre 1983. En voici un extrait :

> Un habitant de Chilliwack a déclaré que sa fille en bas âge a commencé à présenter des signes apparents de lésions cérébrales après avoir pris un médicament contenant de la méthadone.
>
> Garet Whorley a fait savoir que sa fille Shannon, âgée de 15 mois, présente des signes de modification du comportement qui inquiètent le médecin de famille.
>
> Shannon est l'une des victimes (sur les cinq officiellement confirmées, dont quatre enfants) de ce médicament contenant de la Méthadone, acheté dans les établissements Shopperrs Drug Mart à Chilliwack.
>
> Sortant de sa réserve au sujet de l'incident qui s'était produit au mois d'Octobre, Mr Whorley a déclaré «qu'il avait fallu trois heures d'efforts

aux médecins pour que Shannon retrouve sa respiration...»

Le Dr Madill a fait savoir que Shannon semblait avoir été soumise à une anesthésie chirurgicale, mais plus radicale que celles que l'on pratique ordinairement, suite à l'absorption de ce médicament ; que la petite fille présente «la curieuse manie de se gifler le visage», fait des chutes de plus en plus fréquentes et paraît ahurie. «Il s'agit soit d'une modification du psychisme, soit d'une possible lésion cérébrale.»

COMBIEN DE MÉDICAMENTS SONT-ILS RÉELLEMENT NÉCESSAIRES ? 205.000 ? 60.000 ? 240 ? 9 ?

En 1980, l'OMS (Organisation Mondiale de la Santé) dont le siège se trouve à Genève, a publié une liste de 240 médicaments considérés comme «essentiels», ou du moins suffisants, pour les besoins du Tiers Monde. Mais, du moment que l'on a crié partout et sur tous les toits que cette région du monde avait un cruel besoin de l'aide des nations occidentales en matière de santé, ces 240 médicaments devraient être plus que suffisants, eux aussi, pour les populations de ces mêmes nations occidentales.

En étudiant le rapport de l'OMS, des questions se posent : comment se fait-il que l'on ait fabriqué 205.000 médicaments ou dérivés de ceux-ci (la plupart d'ailleurs retirés du marché depuis longtemps) ? Comment se fait-il qu'il existe actuellement en Allemagne Fédérale plus de 60.000 médicaments autorisés dont la vente est encouragée ? Comment se fait-il également qu'il y en ait environ 10.500 en Suisse, produits pour la plupart dans les firmes pharmaceutiques de ce pays ?

Le 14 Octobre 1981 l'hebdomadaire suisse *Weltwoche* a rapporté que l'UNIDO (Organisation des Nations-Unies pour le Développement Industriel) avait dressé, en collaboration avec l'OMS, une liste comportant 26 médicaments considérés comme indispensables pour le Tiers Monde. Cela signifie bien sûr que, logiquement, les quelque 200.000 médicaments (et davantage) restants étaient considérés comme NON indispensables, si on peut parler de logique dans cette affaire. Ce qui n'est pas le cas !

Ce chiffre de 26 est pratiquement identique à celui du nombre de médicaments que la commission médicale nommée par l'ancien Président chilien Allende, lui-même médecin mais exempt de compromission avec l'industrie pharmaceutique, avait estimé être les seuls dont la vertu thérapeutique pouvait être démontrée. Ce qui est déjà un progrès.

Le rapport de l'UNIDO a insisté sur le fait que, sur ces 26 médicaments soi-disant indispensables, 9 devraient bénéficier d'une priorité absolue.

Et lequel de ces derniers venait en tête sur la liste de ces 9 médicaments jugés «encore plus indispensables», si l'on peut dire, que les 17 autres ? L'acide acétylsalicylique, autrement dit notre bonne vieille Aspirine ! Découverte il y a 100 ans, elle s'est révélée être moins nocive que la plupart des autres produits. Peut-être parce qu'elle est l'un des rares médicaments encore en usage aujourd'hui à avoir été élaboré sans recours à des tests sur animaux ?

Certains sont même d'avis que cette liste de 9 médicaments «plus indispensables» que les autres est encore trop longue.

On peut toujours rappeler ce qui précède à ceux qui ne cessent de réclamer de façon stupide la création de *nouveaux* médicaments. Nous n'avons aucun besoin de ces derniers, surtout si nous cessons de créer de nouvelles maladies. L'humanité se porterait beaucoup mieux avec bien moins, ou même pas de médicaments du tout, comme l'ont fait ressortir les docteurs Mendelsohn et Holmes (voir page 149). Quiconque continue à désirer la création de nouveaux remèdes et ne connaît d'autre moyen d'y parvenir que l'expérimentation animale, devrait tourner ses regards vers les grandes doctrines médicales de l'Inde, de la Chine et de la Perse. On a mis au point là-bas, il y a plusieurs millénaires de cela, une grande variété de médicaments élaborés sans aucun recours à l'expérimentation animale. C'est la raison pour laquelle leur efficacité s'est avérée aussi durable. A tel point que nos firmes pharmaceutiques occidentales ne cessent d'essayer de reconstituer artificiellement ces médicaments dans leurs officines en vue de leur exploitation massive, mais sans jamais parvenir, même de loin, à recréer les effets bénéfiques des originaux élaborés à partir de substances naturelles qu'elles essaient vainement d'imiter.

Le nombre de DIABÉTIQUES a DOUBLÉ

En affaiblissant toujours davantage les être humains et en faisant apparaître des souches de bactéries plus résistantes, le «mauvais» usage des antibiotiques a créé un problème de santé à l'échelle mondiale (voir la préface de *Honte et échecs de la médecine*). De même, l'administration massive d'insuline a eu pour effet d'accroître le nombre des gens atteints de diabète, maladie relativement rare au début des années 20, époque à laquelle la commercialisation massive de l'insuline par Banting, Best et Collip, commença à battre son plein, mais qui, depuis lors, est devenue l'une des plus fréquentes et l'une de celles qui se répandent le plus.

Ce phénomène s'explique aisément. Les multiples tests cliniques auxquels sont soumis les nouveaux nés dès leur naissance, et même avant, révèlent généralement une grande variété de déséquilibres biologiques pouvant avoir plusieurs causes :

1. Soit l'inexactitude des tests cliniques eux-mêmes qui, on le sait, peuvent être scandaleusement erronés.
2. Soit le véritable mauvais fonctionnement d'un organe quelconque, souvent consécutif à l'absorption par la mère de médicaments qui lui ont été prescrits pendant sa grossesse.
3. Soit un traumatisme lors de la naissance.
4. Soit encore, un léger défaut congénital qui, sans intervention aucune, aurait été peu à peu corrigé par la nature.

Mais, chaque fois qu'un test à la naissance révèle une insuffisance, réelle ou fictive, du taux d'insuline d'origine pancréatique dans le sang, la médecine moderne intervient immédiatement en administrant de l'Insuline d'origine animale, laquelle joue alors le rôle de la glande pancréatique au fonctionnement momentané ralenti. Résultat : au lieu de se développer peu à peu en étant obligé de remplir sa fonction naturelle, le pancréas se repose et entre en sommeil (du moment que quelqu'un d'autre s'est chargé de fournir à l'organisme l'insuline qui lui manque), puis finit par s'atrophier. Il diminue de volume jusqu'à devenir totalement inopérant, et ce qui n'était au départ qu'un simple déficit, se transforme à la fin en maladie chronique. Quant au sujet, lui, il se transforme de plus en plus en malade handicapé dépendant de son médecin-prêtre, le tout par la *grâce de l'insuline.*

L'affirmation selon laquelle le diabète serait une maladie héréditaire pour la raison qu'il existe chez tous les membres d'une même famille est encore une idée fausse. Du moment que le diabète, en particulier celui des adultes, a beaucoup à voir avec les habitudes alimentaires de ces derniers, les enfants acquièrent eux-mêmes très tôt ces mauvaises habitudes.

Beaucoup de fumeurs invétérés sont les enfants de fumeurs invétérés eux aussi. Le fait que les deux générations peuvent finir par développer un cancer du poumon provoqué par le tabac ne fait pas de ce cancer une maladie héréditaire. Pas plus que le diabète. Mais les mauvaises habitudes, elles, peuvent s'acquérir.

Un communiqué de presse du 13 Juin 1983 dans le *British Medical Journal* ayant pour titre : «Deux fois plus de cas de diabète».

L'article disait :

> Plusieurs médecins ont déclaré cette semaine que le nombre de jeunes enfants atteints de diabète en Grande Bretagne double tous les dix ans. Treize enfants environ sur 10.000 nés durant une même semaine de l'année 1970 sont devenus diabétiques dès l'âge de 10 ans, contre 6 sur 10.000 en 1958, et un sur 10.000 en 1946.

Encore une «bavure» de la médecine occidentale avec ses trop nombreux médicaments. Mais «bavure» qui permet au médecin traitant du diabétique de «faire son beurre» durant une vie entière... celle du médecin lui-même ou celle de son malade !

Du nouveau sur L'EXPLOITATION DES PAUVRES

Comme s'il reprenait à l'endroit même où notre chapitre intitulé «Plumer les déshérités» (page 125) s'était arrêté, le *Time* du 28 Juin 1982 a publié un article sur le même thème, qui a dû paraître tout à fait familier au lecteur. Cet article s'appuyait sur un rapport de Milton Silvermann dont nous avons d'ailleurs déjà parlé à la page 130. Voici quelques extraits de ce rapport :

> Aux Philippines, le Chloramphenicol, antibiotique très puissant, est prescrit dans les cas d'infections allant de la grippe à l'acné. Le guide des médicaments utilisé par les médecins de ce pays ne fait aucune mention d'un certain effet secondaire possible de cet antibiotique, à savoir une forme mortelle d'anémie.
>
> Au Kenya, les docteurs prescrivent des hormones stéroïdes dans les cas de vagues affections telles que le manque d'appétit, l'absence de tonus et l'apathie. Pris de façon continue et à fortes doses, elles provoquent une hypertrophie du clitoris chez les petites filles, la croissance de la barbe et la calvitie chez les femmes.
>
> En Indonésie, on vend dans des baraques au bord des routes du Clioquinol sous la dénomination commerciale d'Entero-Vioforme. Ce puissant médicament antidiarrhéique avait été interdit au Japon et retiré de la vente aux USA il y a dix ans de cela, après avoir été accusé de provoquer des

douleurs intestinales aiguës ainsi que, parfois, des lésions cérébrales et la cécité.

Ces exemples de prescriptions abusives, choisis parmi tant d'autres, sont cités dans une nouvelle étude de première importance sur la promotion, la vente, l'usage et l'abus des médicaments dans le Tiers Monde.

Ce rapport, qui couvre une période de huit ans, a été établi par le pharmacologue Milton Silverman, de l'Université de Californie à San Francisco ; par son épouse, Mia Lydecker, attachée de recherches à l'Université de Californie à San Francisco et par le Dr Philip Lee, ancien secrétaire adjoint du HEW. Sous le titre un peu mélodramatique d'*Ordonnances de Mort*, ce rapport de 172 pages diagnostique un «manque aigu de responsabilité sociale» de la part de l'industrie pharmaceutique internationale.

D'après Silverman et ses collaborateurs, les multinationales pharmaceutiques pratiquent, en vendant leurs produits aux pays du Tiers Monde, une politique basée sur le système «deux poids, deux mesures...».

Des médicaments interdits ou soumis à de sévères restrictions dans le monde occidental, tels le Clioquinol et l'Amidopyrine, fébrifuge et analgésique qui provoque une grave maladie du sang, inondent les marchés libres du Sud Est Asiatique. Beaucoup de ces produits font l'objet de campagnes promotionnelles intensives. On a vanté les mérites du Clioquinol à la T.V en Indonésie jusqu'à ce que les autorités de ce pays aient interdit toute publicité commerciale télévisée l'année dernière. Par ailleurs, d'autres produits pharmaceutiques, parmi eux les vitamines et les «toniques», bénéficient de campagnes promotionnelles qui les présentent comme des traitements contre la malnutrition, et cela dans des pays aussi pauvres que le Nigéria et les états de l'Amérique Centrale alors que, là-bas, «ce n'est pas de vitamines dont les gens ont besoin, mais de nourriture...», comme l'a fait remarquer Silverman au cours d'une interview.

Déjà auteur de trois livres condamnant les fabricants de produits pharmaceutiques, Silverman est leur véritable «bête noire», et «bête noire» très écoutée de surcroît. Ces cibles préférées sont les plus gros producteurs de ces produits, la firme suisse Ciba Geigy entre autres, qui vient au quatrième rang dans le monde et se voit accusée dans son rapport d'inonder les marchés de Clioquinol et d'Amidopyrine...

Un représentant de la Ciba-Geigy aux Philippines est même allé jusqu'à allécher ses clients avec des films pornographiques et des prostituées.

Ajoutons-y

LA PROPAGANDE et LA DÉSINFORMATION

Une autre affirmation prétendue dénuée de fondement lancée dans notre ouvrage *Honte et échecs de la médecine* en 1978, pages 17 et 18, a trouvé sa confirmation plusieurs années plus tard. Nous avancions alors que, durant les années 60 et 70, une suralimentation imposée de force par des soi-disant «experts médicaux», avait conduit des centaines de milliers de victimes innocentes à une mort cruelle. Les dits experts avaient été soudoyés pour fabriquer de fausses preuves destinées à aider les puissants trusts du sucre à faire interdire légalement, avec la complicité de l'Establishment médical et des Services de Santé des USA, tous les produits concurrents tels notamment les Cyclamates et la Saccharine.

En 1984 et 1985 est enfin venue la confirmation de ce que nous avancions. Nous pouvions lire dans le *New York Times* du 1er août 1984 :

> Au mois d'Avril de cette année, l'agence a pris une mesure très importante destinée à réhabiliter le succédané de sucre interdit lorsque son propre comité d'étude sur le cancer a rédigé un rapport faisant ressortir qu'il existait «très peu de données dignes de foi» montrant que les Cyclamates pouvaient provoquer le cancer chez les animaux soumis à des tests de laboratoire, à quelque espèce qu'ils appartiennent. Ce rapport équivalait à une réfutation des tests sur animaux qui avaient amené l'interdiction.

Nous pouvions lire dans le *Los Angeles Times* du 10 août 1985 : La consommation de saccharine, succédané de sucre que la FDA avait essayé de faire interdire pour la raison que, selon certaines études, il provoquerait l'apparition du cancer de la vessie chez les rats, se révèle sans danger pour les hommes, a déclaré l'American Medical Association.

De nombreuses études effectuées sur plusieurs espèces d'animaux et même sur des hommes ont montré qu'il n'existait aucun lien de cause à effet entre la Saccharine et le Cancer, de quelque type qu'il soit. Il est tout à fait logique que certains particuliers et groupements parmi les plus riches et par conséquent les plus puissants de notre monde occidental investissent massivement dans les secteurs qui rapportent le plus. Ces secteurs, pour la plupart, dépendent des trusts de la pétrochimie, dont l'industrie pharmaceutique n'est que l'une des branches, la plus lucrative d'ailleurs, grâce à la complicité des services officiels de «Santé» (entendez : grâce à l'argent des contribuables !). Cela peut suffire à expliquer la raison pour laquelle ladite industrie pharmaceutique n'émet jamais le moindre doute concernant l'immoralité de ses méthodes et le retard causé par celles-ci au progrès scientifique. Une dépêche, ayant Jeff Gerth pour auteur et publiée dans le *New York Times* : «Bush, détenteur d'actions dans une firme de produits pharmaceutiques, a essayé d'empêcher l'adoption d'une modification de la loi fiscale.» Il rapportait ce qui suit :

> Le Vice Président Bush, qui détenait plus de 145.000 dollars d'actions d'une firme de produits pharmaceutiques au moment de son entrée en fonction et avait siégé au Conseil d'Administration d'Eli Lilly de 1977 à 1979, est intervenu auprès du Département du Trésor en Mars dernier au sujet de certaines propositions de loi qui auraient eu pour effet d'obliger les firmes pharmaceutiques à payer considérablement plus d'impôts qu'elles ne le font à ce jour.
>
> Dans sa lettre du 14 Avril, qui annonçait son retrait du débat, Mr Bush réfutait tout réel conflit d'intérêts dans cette affaire en déclarant qu'il avait vendu son portefeuille de 1500 actions dans la firme d'Eli Lilly en 1978. Toutefois, en 1981, au vu de l'exposé public et d'une société fiduciaire privée de l'état de sa fortune personnelle, Mr Bush possédait encore un portefeuille d'actions chez Eli Lilly lorsqu'il est entré en fonction, ce qui représentait, de loin, son avoir en bourse le plus important...
>
> Un examen détaillé de l'état de sa fortune en 1981 révèle que les 12 portefeuilles d'actions de Mr Bush comprenaient aussi des parts pour une valeur de plus de 50.000 dollars chez Bristol Myers Co., autre firme de produits pharmaceutiques établie, elle, à Porto Rico...

Il est probable que le «prêtre-médecin» personnel de Mr Bush avait réussi à convaincre son illustre patient que plus l'on torturera à mort des animaux dans les laboratoires de recherche médicale, plus ses actions en bourse monteront. Et tant pis pour la détérioration de la santé de toute une population qui a voté massivement pour la plateforme Reagan-Bush.

Aujourd'hui, peu nombreux sont ceux qui exigent une véritable transparence de la part des hauts fonctionnaires de l'état. Mais le fait que certaines grandes sociétés de protection animale, qui elles-mêmes se permettent de posséder une participation financière dans des entreprises industrielles dont les profits sont basés sur la cruelle exploitation des animaux, risque d'être une surprise pour beaucoup.

C'est le cas de l'une des plus riches d'entre elles, la S.P.A du Massachussetts qui, en 1984, avait à son actif $44 millions et dont le président, David S. Claflin de Dedham touchait un salaire de $77.000 sans qu'il daigne même dénoncer la criante inutilité de l'expérimentation animale et l'énorme obstacle qu'elle oppose au progrès de la science. La lutte de cette société contre la cruauté envers les animaux s'arrête à la porte des officines de vivisection. Une fois par an, à l'époque de la collecte des fonds, elle soigne son image de marque en lançant des campagnes contre la livraison aux laboratoires des chiens de fourrière au cours desquelles elle préconise de remplacer ces derniers par des animaux élevés spécialement à des fins d'expériences. Il va de soi qu'en agissant ainsi cette société admet implicitement la nécessité de l'expérimentation animale.

La HSUS (Humane Society of the United States), la SPA la plus importante d'Amérique avec ses 140.000 membres, adopte la même politique. «La HSUS n'est pas, n'a jamais été et n'a aucune intention de devenir une société de lutte contre la vivisection» a écrit un jour son président, John Hoyt, répondant à une question de l'un de ses membres. Des documents montrent que son salaire annuel dépasse les $100.000.

Lorsqu'en 1985 on a révélé au grand jour le fait que la prestigieuse SPA de Grande Bretagne RSPCA (Royal Society for the Prevention of Cruelty to Animals) avait investi des sommes considérables dans des firmes faisant un usage massif d'animaux de laboratoire, ladite société, loin de réfuter l'accusation, a même annoncé qu'elle n'avait aucune intention de modifier sa ligne de conduite.

Voici un extrait du *Guardian* du 25 mai 1985, sous la plume de Penny Chorlton :

> La Royal Society for Prevention of Cruelty to Animals a déclaré qu'elle continuerait à investir dans des firmes de produits pharmaceutiques prospères telles que Glaxo et ICI.

Bien que tout cela ait été publié et soit connu de tous, Miss Janet Fookes, membre du Parlement où elle représente cette société, a déclaré à la radio en réponse à une question au sujet des «allégations» selon lesquelles la RSPCA compterait des vivisectionnistes parmi les membres de ses comités et aurait investi des sommes énormes dans des firmes comme Glaxo, ICI et autres : «Cela n'est que pure calomnie et diffamation.»

Suppression de l'Information

La suppression de l'information est encore plus importante que la propagation de fausses nouvelles dans le plan de domination du Cartel du Chi-Me-Vi, car une information véritable sonnerait, pour cette organisation, le glas définitif de son pouvoir de tromper le public. C'est également la manière d'opérer des sociétés de protection animale et des ligues antivivisectionnistes infiltrées : elles ignorent délibérément toutes les preuves tangibles de l'inutilité et des dangers de la recherche fondée sur l'expérimentation animale et limitent leur action à des protestations véhémentes mais futiles au sujet de la cruauté et de l'immoralité de «certaines expériences».

La communauté des chercheurs peut donc alors rétorquer que les anti vivisectionnistes se préoccupent de toute évidence davantage des animaux que des humains (l'un des slogans des vivisectionnistes ne dit-il pas d'ailleurs que «Les protecteurs des animaux ne sont en réalité au fond d'eux-mêmes que des misanthropes» ?) tandis qu'eux-mêmes, les vivisectionnistes, ont à cœur en tout premier lieu, malgré leur très grand amour des animaux, de guérir les hommes, et de prolonger leur vie. Toutefois, ajoutent-ils, ce but ne peut, hélas, être atteint qu'au prix du sacrifice de quelques animaux, principalement des rats.

Patricia Curtis, dont nous avons parlé à la page 174, a chargé un homme de loi new-yorkais de menacer l'auteur de ce livre d'un procès en diffamation s'il ne rétractait pas son affirmation selon laquelle elle, Patricia Curtis, aurait été «mandatée» par la NSMR (National Society for Medical Research) dont nous parlons aux pages 75 à 83, pour écrire cet article.

Une lecture de ce dernier montre, par exemple, qu'elle cite l'adhésion enthousiaste de la NSMR aux thèses de la vivisection : «La NSMR croit que toute réduction du nombre des expériences serait préjudiciable à la santé publique et au progrès scientifique», sans informer les lecteurs que la société en question n'est pas un groupe de chercheurs altruistes soucieux de ladite santé publique, comme son nom le laisse supposer, mais bien plutôt un lobby d'éleveurs et de trafiquants d'animaux de laboratoire craignant que leurs profits ne soient menacés par toute limitation de la vivisection. D'ailleurs, le fait que Patricia Curtis ait avoué plus tard à l'auteur que son article n'avait pas été censuré et qu'elle n'ignorait rien de tout ce qui concerne la vivisection, montre qu'elle avait délibérément caché des renseignements d'importance vitale en sa possession.

Aux USA, toutefois, les «infiltrés» font figure d'amateurs si on les compare à leurs homologues de Grande Bretagne. Dans ce dernier pays, en effet, les sociétés de protection animale et les ligues antivivisectionnistes ne sont pas infiltrées secrètement, non. Elles sont carrément dirigées par d'anciens vivisectionnistes ou des gens ayant travaillé dans des laboratoires. La plus jeune des grandes sociétés antivivisecionnistes, qui a pour nom Animal Aid, ne s'est maintenue dans sa «pureté originelle» que peu de temps et a tôt fait d'être dirigée par le Dr Gill Langley qui avait auparavant pratiqué la vivisection. L'activité principale de cette société consistait à persuader ses membres que, du moment que la vivisection demeure «momentanément» indispensable, la seule solution était de verser de l'argent au «Fond pour les méthodes alternatives» qu'elle dirigeait. C'est ainsi que des sommes considérables que les gogos de Grande Bretagne sacrifient régulièrement dans l'espoir qu'elles serviront à mettre un terme à l'expérimentation animale, se retrouvent dans les mains des vivisectionnistes qui sont en fait les véritables bénéficiaires de ce «Fond pour les méthodes alternatives» lequel leur permet, dans bien des cas, d'acheter davantage d'animaux de laboratoires. Notons au passage que le propre mari de Gill Langley est un employé de la firme CIBA de Londres.

La menace de procès onéreux en diffamation (ou prétendue telle) est la tactique habituelle des firmes pharmaceutiques pour empêcher la propagation de nouvelles compromettantes fournies par de sincères défenseurs des animaux et, le plus souvent, cette menace est efficace. Un article, qui aurait dû figurer à la une de tous les journaux des pays se flattant continuellement de posséder une presse libre, n'a pu, à ce jour, se faufiler que dans la modeste feuille de chou ayant pour nom *Charlestone Gazette of West Virginia*, qui a publié le 2 février 1986 ce qui suit, sous le titre : David contre Goliath.

> Une pauvre petite organisation de volontaires fait l'objet de brimades légales de la part d'une puissante société multinationale qui lui a intenté une procès en diffamation pour plusieurs millions de dollars afin d'étouffer les critiques que cette organisation avait osé formuler à son encontre.

L'International Primate Protection League (Ligue Internationale pour la Protection des Primates), qui a son siège à Summerville (Caroline du Sud), essaie de sauver les singes, grands et petits, dans le monde entier. En 1982 cette organisation avait appris que la firme Immuno AG, la branche autrichienne d'une multinationale pharmaceutique, se proposait d'installer un laboratoire en Afrique dans lequel des chimpanzés seraient utilisés à des fins d'expériences sur l'hépatite virale.

Le Dr Shirley Mc Greal, présidente de l'IPPL (International Primate Protection League), a lancé des avertissements visant à montrer que le projet risquait de mettre cette espèce animale en péril... Le Dr Mac Greal a exprimé les craintes du groupe dans une lettre au rédacteur d'une minuscule revue scientifique tirant à 250 exemplaires seulement. La firme Immuno lui intenta alors un procès en diffamation en sept points pour avoir osé s'exprimer ouvertement. Quelques autres personnes qui avaient, elles aussi, osé critiquer le projet furent poursuivies également.

Le procès de Shirley Mc Greal se déroula à New York, ce qui l'a obligée à effectuer un déplacement de ± 2.500 kilomètres pour se rendre dans cette ville depuis la Caroline du Sud afin d'assister aux nombreuses audiences. Les frais de voyage et de séjour, ainsi que ceux de justice et d'avocat, menacent de la ruiner complètement, ce qui est sans doute le but de la multinationale.

Une revue de Grande Bretagne, à laquelle également Immuno avait intenté un procès, s'est trouvée au bord de la ruine, elle aussi, à cause des frais entraînés par ce procès et a dû accepter de monnayer un arrangement à l'amiable afin de «limiter les dégâts». C'est de cette façon qu'elle a été muselée. Shirley Mc Greal, quant à elle, jure de poursuivre le combat jusqu'au bout...

Le droit de chacun d'exprimer sa propre opinion sur un sujet qui ne regarde que sa conscience ne devrait pas être bafoué par un procès en diffamation aux conséquences désastreuses pour lui-même. Nous souhaitons à Shirley Mc Greal ainsi qu'à la IPPL de tenir bon, de gagner en justice puis, par la suite, de contre-attaquer la société multinationale pour les pertes subies dans ce combat de David contre Goliath.

Nous sommes d'avis que, si les journaux, dans leur grande majorité, avaient le courage d'adopter la même attitude que la Charleston Gazette dans cette affaire, le petit David aurait une chance de battre le méchant Goliath. Mais Morris Bealle a démontré pourquoi, pour le moment, cela n'est pas près de se réaliser (voir page 133).

Au cours de l'été 1985 Hans Jürgen Weichert, Président de la World Society for the Protection of Animals dont le siège est à Londres, a chargé deux hommes de loi, l'un de Londres, l'autre de Munich, d'exiger le retrait du présent ouvrage, qui était paru dans sa version allemande sous le titre de *Die Pharma Story, der Grosse Schwindel* (L'histoire de la pharmacie, le grand baratin) à Munich vers le début de cette année-là. Au même moment, il a intenté un procès en diffamation où il exigeait 500.000 DM de dommages et intérêts à l'encontre de l'éditeur allemand Franz Hirthammer pour les «allégations» mensongères se trouvant aux pages 66 et 67 de la présente édition française. Jusqu'à présent l'honnête et courageux jeune éditeur d'ouvrages à caractère ésotérique, Franz Hirthammer a refusé de se laisser intimider et a déjà mis sous presse une seconde édition de *Die pharma Story*, sans aucune modification du texte et faisant totalement confiance à la documentation de l'auteur. L'affaire suit à présent son cours auprès d'un *tribunal* munichois.

Cet incident illustre une fois de plus les méthodes brutales mais hypocrites utilisées par le Cartel Chi-Me-Vi pour supprimer toute information véritable. Ces méthodes se sont montrées encore plus efficaces en Grande Bretagne où, en 1980, une menace de procès de la part de Christiaan Bernard, l'artiste des transplantations cardiaques qui prétendait avoir été diffamé, mais ne l'avait pas été en fait, avait suffi pour persuader Futura Publications, l'éditeur aux ordres de l'Establishment britannique qui avait fait paraître *Slaughter of the Innocent* (Honte et échecs de la médecine), de retirer des rayons des librairies tous les exemplaires de ce livre et de les détruire, sans même daigner examiner la documentation complète préparée par l'auteur. (Ceux qui lisent l'Anglais pourront trouver les détails de cette affaire dans la préface de *Slaughter of the Innocent*, Civitas Édition)

Mais le cas suivant, qui risque de surprendre la plupart des Américains, peut servir à illustrer de quelle manière a été pratiquée, et s'est développée avec une efficacité accrue jusqu'à ce jour, la censure secrète «préventive» exercée par le Trust de la Pharmacie depuis 1940 et démasquée pour la première fois par Morris Bealle (voir page 134).

Lettre ouverte de l'Organisation «AWARE»

AWARE sont les initiales de Americans Wanting Animal Research Exposed (Américains désireux de voir démasquée l'expérimentation animale). Il s'agit d'une jeune organisation dont le siège se trouve à Ventura (Californie). Au cours de l'été 1985, elle a fait parvenir la lettre ouverte suivante, en vue de sa publication, à tous les grands journaux et réseaux de diffusion américains, à toutes les sociétés de protection animale ainsi qu'à certains hauts fonctionnaires des USA, dont Margaret Heckler, Secrétaire d'État à la Santé et à l'Aide Sociale. Voici le texte de cette lettre ouverte :

L'ÉMISSION DE LA CHAÎNE CBS QUI A POUR TITRE «60 MINUTES», DÉNONCE-T-ELLE LA CORRUPTION À TOUS LES NIVEAUX OU SEULEMENT CELLE QUI NE LA COMPROMET EN RIEN ?

L'émission «60 minutes» a acquis la réputation d'être le programme télévisé qui dénonce la corruption à tous les niveaux. Chaque semaine, on peut voir comment ses animateurs embarrassent et placent sur la défensive les hommes d'affaires véreux et les politiciens avec leurs questions directes.

Toutes les personnes avec lesquelles nous nous sommes entretenus ont de la peine à croire qu'il puisse exister un seul scandale auquel «60 minutes» ait peur de s'attaquer. Pourtant, nous avons la preuve qu'il y en a au moins un.

En 1982 nous avons découvert que deux ouvrages faisaient l'objet d'une sévère interdiction de fait dans ce pays. Nous avons appris, en effet, que Hans Ruesch, rédacteur de plusieurs ouvrages sur l'histoire et la science médicales avait réuni une très importante documentation (puisée dans diverses revues médicales et scientifiques ainsi que dans les déclarations de médecins et de savants) capable de prouver que la vivisection (recherche fondée sur l'expérimentation animale) est non seulement cruelle pour les animaux de laboratoire, qui sont des êtres sensibles, mais également que ladite «recherche fondée sur l'expérimentation animale» n'avait entraîné aucune amélioration de la santé humaine mais provoqué, au contraire, un très fort accroissement des anomalies à la naissance, l'apparition de nouvelles formes de cancer et de maladies inconnues à ce jour.

En 1983 nous avons écrit à Hans Ruesch pour lui demander s'il ne désirait pas passer dans l'émission «60 minutes». Il nous a fait savoir qu'il avait déjà essayé de la faire plusieurs années auparavant et que «60 minutes» était en possession d'un exemplaire de son dernier livre ainsi que d'un compte-rendu détaillé concernant l'interdiction de fait de celui-ci aux USA. Bien que les ouvrages de Mr Ruesch ne soient pas les seuls existants à dénoncer la supercherie de l'expérimentation animale et la légèreté avec laquelle les vivisectionnistes mettent en péril la santé de la population pour s'assurer des profits matériels et faire une brillante carrière, les siens sont les seuls, à ce jour, à avoir une telle portée et à posséder une documentation aussi complète.

En conséquence, nous avons lancé une campagne de signatures «60 minutes» dans le but de faire savoir aux responsables de cette émission que le public commençait à y voir clair et exigeait que la vérité soit révélée. A ce moment-là nous étions au courant du fait que 80 % au moins des groupes qui subventionnent les chaînes de télévision possèdent des intérêts financiers dans la richissime industrie de la «recherche fondée sur l'expérimentation animale» (en plus des parts qu'ils détiennent dans les revues et les journaux).

En février 1984 nous savions que Hans Ruesch devait venir à Los Angeles pour prendre la parole à une réunion d'étudiants à l'Université d'UCLA en Avril. Nous avons alors écrit à «60 minutes» pour les informer de notre campagne en cours. Un certain M. Holyoak nous a répondu qu'on ne «prévoyait aucune émission sur le thème de la vivisection dans un avenir proche». Peu après, nous avons appris que cette même émission «60 minutes», et cela CONTRAIREMENT À CE QUI NOUS AVAIT ÉTÉ DIT, se préparait à en mettre au point une semblable.

En avril 1984, juste avant l'arrivée de Hans Ruesch à Los Angeles, nous avons téléphoné au siège de «60 minutes» à New York pour leur annoncer que nous avions déjà recueilli 20.000 signatures et que nous pouvions leur en fournir autant qu'ils en désireraient afin que Mr Ruesch soit interviewé. Un certain Mr Victor Neufeld nous a déclaré qu'on se moquait éperdument à «60 minutes» du nombre de signatures que nous pourrions bien recueillir, et qu'on «n'était pas intéressé». Peu après, une équipe de «60 minutes» s'est présentée à la réunion où parlait Mr Ruesch et a enregistré tout ce qui s'est dit à cette occasion.

En octobre 1984, «60 minutes» a réalisé une émission ayant pour titre «Le Roi de la Jungle» sur le thème de la recherche fondée sur l'expérimentation animale, qu'on a présenté comme le type même du faux débat de «la santé de l'homme contre la souffrance des animaux.» On avait éliminé tous les arguments médicaux et scientifiques condamnant la vivisection et laissé entièrement de côté le fait qu'il existe d'autres moyens de recherche bien moins dangereux et infiniment plus efficaces en vue de l 'amélioration de la santé humaine. On avait également omis de signaler que des actionnaires nombreux et puissants (les Rockefellers, l'American Cancer Society et des firmes de produits pharmaceutiques pour ne citer que ceux-là) ont investi dans cette gigantesque industrie qu'est la vivisection.

Nous devons à présent poser la question suivante : «Est-ce que les gens qui possèdent des intérêts financiers dans l'industrie de la vivisection — et ils représentent les 80 % de ceux qui patronnent les medias — ont quelque chose à voir dans le fait que l'émission «60 minutes» ait failli à sa réputation dans l'affaire qui nous occupe ?» Il nous a été impossible d'obtenir la moindre réponse à cette question.

La Corruption

L'exposé d'une partie seulement des nouvelles charges contre la corruption que nous avons pu recueillir suffirait à remplir des volumes entiers. Corruption ne reculant ni devant la violence, ni devant des actions relevant du terrorisme quand le besoin s'en fait sentir, et qui ne répugne pas non plus à utiliser l'influence des hautes sphères des Services Officiels de Santé pour maintenir sur les rails une médecine routinière et lucrative basée sur l'expérimentation animale. Nous nous bornerons à deux exemples seulement.

1. L'hebdomadaire Ouest allemand *Der Spiegel* ressemble comme un frère, quant à la présentation, à ses équivalents américains *Time* et *Newsweek*, et jouit d'un prestige égal. Sur la couverture de son numéro du 24 Juin 1985, on pouvait lire, en caractères énormes : COMMENT L'INDUSTRIE PHARMACEUTIQUE A ACHETÉ BONN, et, en sous-titre : «Nouveau cas de corruption». Comme il y a peu de chances dans un proche avenir de lire sur la couverture de quelque hebdomadaire anglais ou américain, prestigieux ou pas, un titre qui pourrait — et devrait d'ailleurs — être le suivant : «COMMENT L'INDUSTRIE PHARMACEUTIQUE A ACHETÉ WASHINGTON» ou « DOWNING STREET», nous donnons ici un court extrait de l'article du *Spiegel* long de plusieurs pages. Son contenu, soit dit en passant, s'appliquerait tout aussi bien aux USA ou à la Grande Bretagne. Extrait de l'article du *Spiegel* :

> Généralement, les firmes de produits pharmaceutiques ne versaient pas des millions dans les caisses des partis, mais graissaient la patte de certains hommes politiques choisis parmi ceux qui déterminent les parlementaires en fonction. Elles pouvaient ainsi obtenir des facilités de marché permettant de faire des profits durables. L' immensément riche industrie pharmaceutique a, pour ainsi dire, acheté le pouvoir législatif, comme le révèlent certains documents...
>
> La mise en vente des médicaments devrait dépendre, désormais, de deux conditions : de la preuve de leur «efficacité» d'une part, et de l'autre, de celle de leur «innocuité» basées, dans chaque cas, à la fois sur des tests physico-chimiques, des **expériences sur les animaux,** et des essais cliniques, ainsi que sur les avis des personnalités compétentes. (c'est nous qui soulignons)

L'article donnait le nom de nombreux hommes politiques et de hauts fonctionnaires, de même qu'il indiquait le montant des pots-de-vin empochés par ces derniers. (Comparez ces chiffres avec les sommes versées officiellement à des membres du Congrès américains pour de soi-disant campagnes électorales par des organismes dont l'intérêt est la spéculation de l'actuel et frauduleux système médical, tel qu'il est décrit dans *Honte et échecs de la médecine* à la page 224).

2. En 1979, lorsque Tina Anselmi était Ministre de la Santé en Italie, elle avait proposé le retrait de milliers de médicaments qualifiés par la commission de médecins d'inutiles et dangereux.

A la suite de cela, elle a été contactée par un représentant de l'Industrie Pharmaceutique qui lui a offert 35 milliards de lires — somme énorme, en quelque devise que ce soit (116 millions de FF) — payables en Suisse, dans une banque de son choix, si elle retirait sa proposition. Elle a répondu le matin suivant en rendant publique cette tentative de corruption.

Quelques jours plus tard, sa voiture explosait, et ce n'est que par un pur hasard que Tina Anselmi s'en est tirée sans une égratignure.

Elle a perdu son portefeuille de ministre peu après et, à ce jour, n'a jamais été nommée à nouveau à ce poste.

Bien sûr, ce n'est pas en lançant des bombes que l'on maintient les gens dans la croyance aux soi-disant bienfaits d'une médecine absurde basée sur l'expérimentation animale, mais en ayant recours au lavage de cerveau et à la persuasion en douceur, dont l'efficacité n'est plus à démontrer. La séduction agit plus fortement et plus longtemps que la violence. Cette dernière n'est utilisée qu'occasionnellement et en dernier ressort, comme le cas de Tina Anselmi ou celui de Salvator Allende. Mais de tels cas sont rares, grâce à nos gouvernants à la solde des industriels et aux medias qui orientent l'opinion publique dans la «bonne» direction.

Il est superflu de mentionner l'inefficacité — intentionnelle — des sociétés de protection animale et des ligues antivivisectionnistes, les unes et les autres coupables par omission... délibérée. Il suffira de dire la chose suivante : alors qu'un grand nombre d'autorités dans le domaine médical se sont ralliées à la conception nouvelle selon laquelle l'expérimentation animale est préjudiciable à la véritable science médicale, elle fait obstacle au progrès et doit, par conséquent, être abolie, ces mêmes sociétés et ligues établies de longue date continuent régulièrement à ignorer leur opinion. L'une des raisons en est, vraisemblablement, que beaucoup d'entre elles, principalement celles de Grande Bretagne, ont des vivisectionnistes, ou d'anciens vivisectionnistes, au sein de leur comité directeur. Et ces derniers n'oublient jamais les instructions reçues d'en haut : «Dans votre argumentation, tenez-vous en uniquement à des considérations morales et, surtout, n'abordez jamais les aspects d'ordre médical.»

SUPPLÉMENT
A L'ÉDITION DE 1991

Comme Néron qui promettait à son peuple «du pain et des jeux», et depuis que les hommes politiques existent, le talent des êtres humains pour la tromperie l'a toujours largement emporté sur la vertu et la morale.

Avant d'aborder des exemples plus actuels, le lecteur est invité à revoir le préambule de "Kaléidoscope" à la page 179 car ces quelques lignes semblent être encore plus d'actualité pour introduire ce complément.

UNE EXPLOSION DE BON SENS

Il y a quelques années, nous dénoncions l'échec prévisible du cœur artificiel que les bureaucrates de l'American Food et du Drug Administration (administration des médicaments) — qui pourraient être comparés à des borgnes qui conduisent des aveugles — qui avaient stupidement autorisé l'opération sur des humains sans méfiance et ignorant tous nos avertissements.

Pourquoi l'ont-ils autorisée ? Parce qu'ils prétendaient croire en l'expérience des vivisectionnistes qui prétendaient après trente ans d'expérimentation animale (principalement sur des quadrupèdes !), que ce dernier «jeu" de laboratoires est une «nouvelle percée" dans le rêve de l'humanité d'accéder à une vie éternelle, ou de toute façon, la promesse d'un nouveau filon pour le Cartel CHI-ME-VI qui était alarmé par les revenus décroissants de ce qui était jusqu'ici la poule aux œufs d'or : la recherche sur le cancer. En fait, ils présentaient le cœur artificiel comme étant la plus grande invention américaine depuis le fil à couper le beurre.

Pour vous rappeler le rôle que la FDA (Food & Drug Administration) et l'AMA (American Medical Association) jouent dans l'organisation de la santé en Amérique, nous vous invitons à vous reporter à la page 140. Quelques années auparavant, une confirmation embarrassante de notre part, et les plaintes de Morris Bealle, glissèrent à travers les mailles de la censure du magazine *Time*. Cette dernière a dû être sévèrement rappelée à ses devoirs après avoir permis à cet article d'apparaître dans l'édition du 29 août 1983 : "... Actuellement, quelques critiques dénoncent la FDA de devenir un outil de l'industrie du médicament". Aussi loin que nous remontions, nous n'avons pas connaissance qu'une telle bévue ait pu se produire.

Mais revenons maintenant au cœur artificiel. Il est probable que seuls des animaux de laboratoire et des bébés sans défense, comme Baby Fae, aient dû subir de semblables épreuves. Ces tourments ont été "vantés avec prestige" par d'importants éditorialistes américains comme Charles Krauthammer de la Drug Trust Publication, comme un nouveau fleuron du génie humain, avant que l'échec ne soit admis officiellement. Nous ne parlons pas de "bon sens après coup" car six ans plus tôt (voir page 196), nous expliquions pourquoi le cœur artificiel ne pouvait profiter qu'aux affamés de subsides ainsi qu'aux expérimentateurs puérils, mais certainement pas au rétablissement des malades. Notre prédiction se révélait juste, hélas une fois de plus, mais inévitablement parce qu'elle reposait sur le simple bon sens, une denrée plus rare que la Religion de la Médecine Moderne.

Une dépêche de l'Associated Press du *Science News* de Daytona Beach du 4 janvier 1986 citait le Professeur Georges Annas de l'Université de Boston, professeur de loi sur la santé et conseiller au comité de la FDA, qui fit la déclaration que "le cœur artificiel ne peut sauver la vie, il peut seulement modifier la façon de mourir".

Nous n'étions pas les seuls à abonder dans ce sens car, à la fin des années 80, même les autorités de la santé américaine furent obligées — dans une incroyable explosion de bon sens — de renverser leur décision précédente et d'interdire toute nouvelle expérimentation du cœur artificiel. Mais, peu de temps après l'interdiction, il y eut une rechute dans la folie, dans l'aliénation mentale qu'est l'expérimentation du cœur artificiel, car elle fut soudain autorisée sur des victimes du règne animal... Ceci parce que le clan avait découvert qu'il y avait encore quelques millions de dollars non utilisés pour l'expérimentation sur le cœur artificiel !

“DES SINGES PROUVENT L’ERREUR DES SCIENTIFIQUES”

C’était le titre d’un rapport du Washington, D.C. par Richard Beeston, publié dans le *Daily Mail* de Londres du 17 mai 1989, qui confirmait finalement l’allusion qui avait été faite peu de temps avant par les nouveaux services d’informations américains en août 1983, et que nous avions signalée à la page 253. Avec la démonstration de l’erreur des scientifiques, les singes prouvèrent aussi que *Honte et échecs de la médecine* avait une fois de plus, déjà en 1978, montré le ridicule de ce que la presse mondiale avait accepté les yeux fermés et annoncé comme une vérité issue de l’Evangile, comme chaque annonce issue du Drug Trust.

Richard Beeston expliquait dans le *Daily Mail,* le 17 mai 1989, que : “Les officiels de la santé qui interdisaient il y a vingt ans les cyclamates des sucres artificiels par peur de répercussion sur la santé, admettaient qu’ils avaient eu tort.” Et il y a un groupe de singes en parfaite santé qui le prouve.

On se pose la question : comment est-il possible qu’un écrivain suisse solitaire en sache plus au sujet des questions sur la santé que tous les bureaucrates du NIH, de la FDA, que toutes les autorités officielles de la santé et que les médias de la terre, tous rassemblés ? C’est simplement parce qu’il n’a aucun lien de dépendance, aussi bien financier que professionnel à un journal, ce qui lui donne les moyens de révéler la fraude gouvernementale, laquelle implique chaque année des milliards de dollars au détriment d’un grand nombre de citoyens crédules, mais pas tout à fait innocents.

LE MASSACRE ENCORE LÉGALISÉ

Après la réimpression de ce livre il y a plus de cinq ans, nous avons continué durant un certain temps d’amasser de nouveaux articles pertinents qui continuaient d’affluer de la part de nos lecteurs de tous les continents. Ces coupures de presse nous renseignaient sur les effets désastreux des produits chimiques, pharmaceutiques et des thérapies allopathiques qui avaient obtenu des résultats positifs pour la santé à la suite de tests trompeurs sur les animaux. Mais nous avons dû arrêter.

Pas seulement à cause du manque de boîtes de rangement, mais surtout du fait qu'il semblait absurde de garder des rapports répétitifs qui étaient tous essentiellement les mêmes — une étude dans la monotonie — et néanmoins, chacun d'eux restait un cri dans le désert rapidement oublié.

Quelques exemples :

— Titre du *Guardian* du 24 mars 1985 : "Philip Jones était un volontaire en bonne santé pour l'essai d'un nouveau médicament. Maintenant, il est mort."

Pour l'histoire, Philip Jones est mort à l'âge de 21 ans. Il était grand, joyeux Gallois étudiant en médecine, un joueur de rugby dans l'équipe universitaire, un jeune homme qui a toujours voulu être médecin... Il mourut six mois après avoir contracté une anémie aplasique. Le début de sa maladie se déclara après sa participation à des essais de médicaments pour Roche International. Le Midazolam lui a été administré deux fois...

— Le *Guardian* du 29 mars 1985 : "La pilule contraceptive peut provoquer le cancer cervical." Suivant les résultats de la plus grande enquête internationale publiée jusqu'à présent, on observe un lien entre le cancer et le contraceptif oral.

— Le *Guardian* du 2 août 1985. «Hier, des docteurs ont annoncé que cinq cents personnes ayant pris des hormones de croissance étant enfant, risquent d'être atteints d'un virus mortel qui, agissant lentement, attaque les cellules du cerveau. Il est rapporté aujourd'hui que la première victime anglaise, une femme de 23 ans de Southampton, a été traitée il y a 13 ans avec des hormones de croissance humaines. Les effets de cette infection dans les années 70 ne commencent que maintenant à se révéler. Cela prend des années pour se répandre dans les cellules. L'hormone était extraite des glandes pituitaires de cadavres. Le virus provoque la maladie de Creutzfeldt-Jakob qui rend les victimes endormies et maladroites. La vue et le langage se détériorent. Comme le virus se répand, tuant les cellules du système nerveux central, les victimes deviennent démentes et la mort s'ensuit...".

QUE DEVIENT LA PROMESSE DE SANTÉ UNIVERSELLE ?

Extrait du *Los Angeles Times*, du *Washington Post Service*, deux ans plus tard dans le *News Journal* : “Suivant un rapport de l’Organisation Mondiale de la Santé, environ 1,3 milliards de personnes, ou plus de 20 % de la population mondiale, sont sérieusement malades.”

Dans le *News Journal* du 30 juin 1989, Cox News Service publie : “Trente millions d’Américains sont infectés par le virus de l’herpès — une maladie sexuellement transmissible — et la plupart semblent l’ignorer, selon la première enquête nationale représentative d’évaluation de la propagation du virus.”

1990 : RECORD DE SYPHILIS DEPUIS 1950

MONTÉE EN FLÈCHE DES CAS DE SYPHILIS DE 82 % EN 1987, c’est ce que titre le *Daytona Beach News Journal* du 11 janvier 1988, se basant sur une dépêche de l’AP (Associated Press) qui avait entraîné les mêmes titres dans tous les U.S.A. Presque trois ans plus tard, le 19 septembre 1990, un autre grand titre américain provenant comme beaucoup d’autres des mêmes dépêches de l’AP révèlent : “Le taux de syphilis monte en flèche et atteint un sommet jamais atteint depuis quarante ans”. Cette nouvelle ne sembla pas causer la plus petite surprise parmi le public complètement blasé, quand bien même tous les historiens médicaux les plus connus avaient présenté le problème de cette maladie comme résolue depuis longtemps. Mais qui se souvenait que la syphilis était supposée avoir été complètement erradiquée par l’allemand Paul Ehrlich ? En 1908 il a remporté le prix Nobel pour avoir développé (à travers des tests sur des chiens, alors que les chiens ne contractent pas cette maladie !) son fameux salvarsan, ce composant d’arsenic mortel combiné avec du mercure, lui aussi mortel, qui avait été dénommé “606” (parce que ses 605 premiers essais présumés avaient été des échecs) et qui fut mondialement glorifié comme la «balle magique» capable de guérir en une nuit la maladie mortelle... La syphilis était aussi connue et crainte à cette époque que le sida de nos jours. Naturellement, personne n’était assez grossier, ou rustre, pour demander à l’honnête Paul (en Allemand, Ehrlich veut dire honorable) de restituer son prix Nobel lorsque l’on découvrit que son Salvarsan tuait en effet l’infection, mais seulement par l’ingénieux moyen de tuer les patients avec elle, les gens étant évidemment moins résistants à la médication que les chiens qui avaient donné à monsieur Ehrlich une patente nette de santé pour sa victorieuse, mais mortelle, balle.

Aussi, après de nombreux accidents, monsieur Honorable se sentit obligé de lancer sur le marché une balle moins mortelle qu'il appelait neosalvarsan. Mais le taux de mortalité resta inchangé.

Comme tous les autres "miracles" de la Médecine Moderne, ils sont approuvés par les autorités de la santé dont l'industrie est redevable et régulièrement ovationnées par les médias complaisants. Aussi, en fin de compte, la Balle Magique de Ehrlich fit une sortie sur la pointe des pieds glissant dans l'oubli et sortant discrètement des pharmacopées une autorisation française pour faire encore et toujours de la place à de nouveaux remèdes «miracles" ; mais — juste comme les théories de Pasteur, les postulats de Koch, les glandes de singes de Voronoff et autres inventions historiques — la balle magique survit dans les livres et encyclopédies qui ne peuvent pas contenir toutes les corrections nécessaires et qui continuent à présenter toutes les débâcles les plus chagrinantes comme des victoires marquantes. (Essayez de demander du salvarsan ou du neosalvarsan à votre pharmacien, il y a beaucoup de chances qu'il ne sache même pas de quoi vous parlez).

Parmi tous les animaux, les humains sont notoirement les plus lents à apprendre et les plus rapides à oublier et particulièrement sur les sujets vitaux. Encore en 1982, dans l'article de novembre du FUNDAMENTAL AND APPLIED TOXICOLOGY, un flambeau de la science américaine, le docteur Irwin D. J. Bross, ancien directeur du Sloan-Kettering et à cette époque de l'Institut Roswell Park Memorial pour la recherche sur le cancer, et auteur de plus de trois cents travaux médicaux écrivait :

«A la fin du 19ème siècle, les animaux ont joué un rôle important dans le développement de nouveaux médicaments comme le fameux '606' développé par Paul Ehrlich pour traiter la syphilis» ...

Suprême finesse : En 1917, la balle magique de Paul Ehrlich, encore à cette époque sur toutes les lèvres, tuait, parmi d'autres patients non répertoriés, le propre frère de l'auteur, alors âgé de onze mois, très vivant et en bonne santé, a qui ce traitement avait été administré par le top des pédiatres zurichois pour soigner l'enfant d'une éruption sans danger de la peau, affection très commune chez les bébés.

VA VERS L'OUEST, JEUNE HOMME

La côte Est des Etats-Unis a toujours été influencée par les vents venant de Grande Bretagne, ainsi, il n'est pas surprenant que là, les pratiques et idéologies sont les plus solidement retranchées, défendues par les figures de proue tels que l'Université de Harvard, la Clinique Mayo, le *New England Journal of Medicine* et par les rapports de grands éditoriaux incluant le papelard cargo *Reader's Digest* pour ne citer que quelques uns parmi les propagandistes de la pratique. Réciproquement, la côte Ouest est plus ouverte aux innovations comprenant les réformes médicales et morales, peut-être grâce aux vents plus chauds et sages soufflant de l'Asie qui touchent toute la côte jusqu'au Middle West et les Etats du Sud.

Comme une réaction à la censure invisible exercée par les autorités constituées, une éruption de nouvelles entreprises de publications ont surgi dans l'Ouest des Etats-Unis au cours des dernières décennies, avec comme unique but d'introduire dans la presse quelques livres souvent uniques, mais vitaux, que les puissants complexes éditoriaux ne toucheront pas, parce que, comme nos propres travaux, ils révèlent impitoyablement la grande fraude médicale et politique qui domine notre époque. Il y a : *World without cancer* de G. Edward Griffin (1974) ; *The Survival of Civilization* de John D. Hamaker et Donald A. Weaver (1982) ; *The Unseen Hand* de A. Ralph Epperson (1985) ; *Murder by Injection* par Eustace Mullin (1988) ; et beaucoup d'autres de même valeur. De ce dernier ouvrage, nous extrayons un passage des plus pertinents qui corrobore au mieux le thème de ce chapitre :

«Ciba-Geigy» de Suisse a trouvé un marché en croissance dans le système scolaire public aux Etats-Unis pour son médicament ritalin qui, à travers quelque alchimie, est devenu actuellement le principal moyen pour contrôler les écoliers "hyperactifs" (en pleine santé). Des travailleurs sociaux avaient inventé un nouveau terme : ADD (attention defect disorder), qui pouvait être contrôlé par des tablettes de 20 mg de ritalin. Aidé par le Ministère de l'Education qui a une propension pour tout médicament ou apport chimique au système d'éducation, il a été observé une croissance de 97 % de l'utilisation de ritalin depuis 1985. Des étudiants sont forcés de prendre ce produit, ou d'affronter une expulsion immédiate de l'école. Le *Wall Street Journal* du 15 janvier 1988 relatait que des procès ont été enregistrés contre des écoles par des parents inquiets de l'utilisation forcée de ritalin. De plus, un étudiant jugé pour meurtre a introduit dans sa défense le fait qu'il était sous ritalin.

LES COBAYES HUMAINS

Comme déjà relaté aux pages 265 et suivantes de *Honte et échecs de la médecine*, nous dénoncions l'expérimentation irresponsable, nettement criminelle, tolérée ou exécutée par les pouvoirs en place sur les humains. Comme il a été prédit à plusieurs reprises par de vrais connaisseurs du système médical, mais non inféodés, la diffusion libre de la vivisection soutenue par la plupart des gouvernements démocratiques du monde et prônés par les communautés scientifiques, n'a eu qu'un seul résultat : le déploiement logique de l'expérimentation humaine et des holocaustes humains qui, en fait, ont augmenté d'une manière continue parallèlement aux tests sur les animaux.

A la page 245, nous écrivions l'histoire des enfants égyptiens expérimentalement mis en contact par Ciba-Geigy avec un pesticide connu pour être cancerigène. C'était en 1982. Nous lisons :

Grand titre du journal *Observer* de Londres du 1er janvier 1989 : "PROTESTATIONS ! UN MÉDICAMENT PROHIBÉ EST TESTÉ SUR DES ENFANTS." L'article commençait ainsi : "En Thaïlande, des enfants sont utilisés comme cobayes pour les essais d'un médicament qui a été interdit dans dix pays à cause de son peu de fiabilité enregistré. Hoechst, l'industrie du médicament de l'Allemagne de l'Ouest, sponsorise les essais du dipyrone — ce médicament qui tue dans la souffrance — sur 60 enfants âgés de 4 à 7 ans et sur 130 adultes, tous ayant subi une opération de l'appendice. Mais le dipyrone a été interdit dans dix pays et son usage a été sévèrement limité dans dix autres car il peut entraîner deux risques graves, même pouvant être fatals : l'agranulocytosis (destruction des globules blancs) et un état de choc (collapsus de la circulation) ...".

Explication complémentaire : l'agranulocytosis est souvent le prélude à la leucémie, un cancer du sang, qui n'a fait qu'augmenter dramatiquement ces dernières décennies, et aucune diminution n'a été constatée malgré les fausses affirmations des groupes de pression de l'industrie chimique et des expérimentateurs sur animaux.

Et maintenant, juste quelques grands titres choisis parmi les centaines de coupures de journaux de la presse mondiale que nous avons décidé de jeter par la suite pour faire place à des lectures moins monotones :

"'Killer' drug pulled off shelves." (*Toronto Star*)

"Swiss falsified drug test data." (*Guardian*)

"Scientists rush to prove anti-cancer drug." (*Los Angeles Herald*

Examiner, 1982 !)

"Tests on brain of fœtus provoke uproar in Japan." (*Guardian*)

"Doctors warn of growth hormone risk." (*Guardian*)

"Heart risk seen in acne drug." (*New York Times*)

"Acne drug is a danger to pregnancy." (*Los Angeles Times*)

"Science at work : New study on how frogs zap dinner." (*Los Angeles Herald Examiner*)

"This drug can deform babies." (*London's Daily Mail,* 1984 !)

"Eli Lilly suffering unpleasant side-effects from new antiarthritic drug with nearly 40 deaths." (*Economist*)

"Deformed children's mum may seek compensation." (*PA dispatch from Christchurch,* New Zealand)

"Giving up on the mice." (*Time Magazine*)

"Three members of drugs body paid by firms." (*Guardian*)

"1.3 billion suffer from disease." (*L.A. Times / Washington Post Service*)

"Drug under suspicion as death rate rises." (*Daily Telegraph*)

"New type gonorrhea found." (*de l'"AP" dispatch*)

"5 die taking painkiller." (*New York Post)*

"Bendectin production being halted." (*de l'"AP" dispatch*)

"Opren patients sue health ministers." (*Guardian*)

"Liver transplants given £ 2.3 million national priority." (*Guardian*)

"Transplant on baby called 'mistake'." (*International Herald Tribune*)

"Drugs firm settles claims in cloak." (*Guardian*)

"Depo-Provera : a drug on trial." (*Sunday Times*)

"Chemical linked to cancer." (*New York Daily News*)

"The human body can heal itself." (*Sunday Mail*)

"Many Canadian deaths linked to pain-killers." (*Kalouna Daily Courier.*)

"Halcion, Sweet Dreams Or Nightmare ?" (Cover story in *Newsweek*, 19 août 1991)

Titre dans le *New York Times* du 7 janvier 1986 : "Aux Etats-Unis des milliers de personnes reçoivent des traitements d'expérimentation."

Aussi intéressant que cet article soit, nous renonçons à en citer des passages car dans le contexte de notre publication — quoique considéré "bon à tirer" par l'éditeur / censeur du *New York Times* ou d'autres porte-paroles du trust chimique — il est sans importance pour nos objectifs de révéler la vérité complète sur l'instauration du pseudomédical de nos jours. Jusqu'à présent, il y a beaucoup plus d'intérêts dans ce qui n'est pas avoué par les autorités. Donc, nous préférons révéler dans quel système les gouvernements démocratiques se sont empêtrés ces dernières années sous le manteau du secret avec, comme prétexte, la sécurité nationale. Une partie seulement de ces turpitudes ne sera rendue publique qu'après une longue période, ce qui donne la garantie que le temps ayant favorisé l'oubli, il n'y aura plus aucun risque de réclamation de dommages et intérêts. Ou, tout simplement, parce que cela répond à une urgence de changements et que les principaux responsables auront été déplacés du service, ou de préférence, qu'ils ne seront plus de ce monde (exemples : les présidents Roosevelt, Johnson, etc.). Mais que le lecteur se rassure, tout ce qui a été fait à cette époque a son équivalent de nos jours, et pire encore à l'heure actuelle.

Nous prendrons comme simple exemple celui de l'Indoklon que nous relatons ci-après.

L'HISTOIRE DE L'INDOKLON

Elle commence en mai 1957 lorsque le professeur de pharmacologie de l'école médicale universitaire de Maryland écrivit au chef du bureau de la FBI, J. Edgar Hoover, lui proposant l'Indoklon comme étant la possibilité d'un intérêt opérationnel. Dans sa lettre, seulement révélée après plusieurs dizaines d'années, avec toujours le même alibi traditionnel de la “Sécurité Nationale”, il relatait quelques renseignements intéressants en provenance du Centre Chimique de l'Armée.

Dans le but de se prémunir d'embarras avec des collaborateurs ou amis, certains noms sont communément effacés de tels documents avant l'autorisation de publication sous le “Freedom of Information Act” (le décret de la liberté de l'information : appréciez l'humour). Il n'y a pas de limite à la crédulité des gens qui restent résignés, indifférents aux révélations du passé se disant “de nos jours cela n'arrive pas”. Ces derniers se déchargent de toute responsabilité et de tout sentiment de culpabilité car ils se retranchent derrière une probable tromperie des hauts responsables.

En juin 1957 J. Edgar Hoover répondait en exprimant un réel intérêt pour l'Indoklon et donnait instruction à son staff de Baltimore “Vous êtes chargés de mettre en contact un agent expérimenté avec le Professeur (le nom est effacé sur les documents mis en circulation) pour obtenir toute information intéressante en rapport avec ce nouveau composé. Lettre aussi destinée à l'attention du laboratoire du FBI. Note : Aucune information dérogatoire sur le Professeur (le nom est toujours effacé) dans les fichiers du Bureau Fédéral d'Investigation. Il a coopéré avec le Bureau dans le passé...". Dans les semaines qui suivirent, l'agent du FBI remit un dossier classé avec les détails des propriétés de l'Indoklon : une vapeur chimique produisant instantanément des convulsions qui durent une à trois minutes suivies d'une perte de conscience de plus de quarante minutes. L'agent se base sur des tests effectués sur 450 malades mentaux, mais jusqu'à maintenant, "aucune expérience n'a été effectuée sur des patients normaux."

SUR DES "PATIENTS NORMAUX"

L'agent du FBI notait aussi que le Centre Chimique de l'Armée à l'Arsenal d'Edgewood avait exprimé son intérêt dans l'Indoklon comme un moyen de tester des masques à gaz au cours de manœuvres. L'agent suggérait que des grenades ou des sphères en verre pourraient être utilisées pour provoquer des convulsions et l'inconscience de groupes de personnes.

Suivant Michael Garside et Edward Hirsch (de véritables requins de l'information) dont on trouvait souvent des articles au sujet de l'Indoklon dans le journal *Freedom*, qui est le genre de nouvelles que les éditeurs du Trust Pharmaceutique évitent, une macabre lumière sur les expérimentations fut fournie par le *Herald Argus* de Catonsville dans le Maryland quand son édition de juillet 1957 rapporta que quatre patients étaient morts au Spring Grove Hospital (d'où les tests sur l'Indoklon avaient été sortis). Dans l'édition du journal du 18 avril, deux autres décès sont signalés au Spring Grove. Les causes de ces six morts étaient : deux consécutives à des chutes (la perte de contrôle du corps, qui est un des effets connus de l'Indoklon), deux consécutives à une insuffisance cardiaque et une, suite à un état de choc. La dernière n'est pas spécifiée...

Des psychiatres spécialisés dans l'expérimentation de substances chimiques divulgaient leurs premières découvertes dans la publication de *Science,* l'outil traditionnel de l'idéologie vivisectionniste. L'expérimentation de l'anesthésiant Fluoromar de 1953 à 1957 avait conduit à la découverte de l'Ether Hexafluorodiethyl (Indoklon). Le journal rapportait des expérimentations utilisant l'Indoklon sur des malades mentaux à l'école universitaire de médecine du Maryland, observant ses qualités convulsionnistes. Les résultats étaient fort satisfaisants : "deux des patients qui étaient agressifs avaient par la suite une attitude plus coopérative." Ce qui veut dire que l'Indoklon semble bien agir pour mater des patients récalcitrants — ou des citoyens en rébellion ? — pour qu'ils deviennent des "moutons".

LES THÉRAPIES CONVULSIVES

Comme rapporté dans le *Journal of Nervous Disorders and Mental disease,* l'année suivante 60 patients ont reçu un total de 720 traitements à base d'Indoklon. Aucune explication n'a été fournie pour la fracture multiple subie par un patient (Convulsions ? Chute ? Mauvais traitements ?). En fait, la bonne volonté des patients à subir des tests est douteuse comme il est noté dans le rapport que "Le thérapeute avait des difficultés à maintenir manuellement le patient et, en même temps, de lui garder fermé la bouche et une narine". Il expliquait plus loin : "Certains patients étaient craintifs durant l'inhalation".

Le rapport statue aussi que "Le degré d'amnésie post-convulsif résultant de ce type de traitement a été comparé à celui qui est consécutif à un ECT (thérapie électro-convulsive aussi appelée électrochoc). En 1959, le même journal rapportait d'autres expérimentations plus poussées dans le Maryland où 90 patients subirent chacun une moyenne supérieure à dix traitements d'Indoklon, et 90 autres eurent des ECT. Les résultats montrèrent un même changement clinique. Il y eut trois décès dans le groupe victime d'ECT. Les deux groupes souffraient de perte de mémoire, ce qui est considéré comme normal avec l'ECT. Les accidents mortels semblent considérés comme normaux dans ce domaine de la "Recherche" médicale puisque aucune tentative n'a été faite pour donner une explication à ces décès.

Après des expérimentations sur des malades mentaux, le règne animal venait en second sur la liste des sujets à tester, un tournant qui peut présenter une nouveauté pour ceux qui croient que c'est habituellement dans l'autre sens que cela se fait ! Au Veterans Administration Hospital en Californie, l'éducation de 1 318 poissons rouges (sic) avec des chocs électriques consistait à étudier le temps nécessaire pour que les victimes retrouvent leur mémoire. De plus, ils ont observé que, si on provoquait des convulsions avec l'Indoklon aux poissons qui avaient été trois minutes plus tôt choqués par l'ECT, la mémoire était beaucoup plus vive et qu'ils se souvenaient beaucoup plus longtemps de l'entraînement aux chocs électriques. Les sadiques ne manquent pas d'imagination dans le choix de leurs méthodes et de leurs victimes. S'ils ne peuvent disposer pour leurs jeux de suffisamment d'humains, ou d'autres mammifères, alors, ils utilisent des poissons.

Mais derrière chaque idiot, il y a un village, et ainsi, en 1981, le Temple de l'Ecole Universitaire de Médecine de Philadelphie, pour ne pas être surpassé par d'autres Centres d'Etudes, trouva que les rats, sous l'effet de la drogue hallucinogène PCP, avaient une plus grande résistance aux convulsions provoquées par l'Indoklon, pendant que le Veterans Administration Hospital à Sepulveda en Californie soumettait 2 800 poulets aux vapeurs de l'Indoklon et concluait qu'"une amnésie rétrograde était provoquée par un traitement aux vapeurs de Fluorothyl (Indoklon)".

CONTRÔLE DE L'ESPRIT HUMAIN ?

Ne vous inquiétez pas pour les poulets. L'histoire de l'Indoklon est complète avec les références des premiers mobiles : les tentatives psychiatriques pour trouver les moyens de contrôler l'esprit humain.

Comme *Freedom* le relate, le docteur William Sargant — considéré comme un fournisseur de patients pour les expériences de Welwyn Garden City — était un membre fondateur du World Federation of Mental Health, de qui Scot Ewen Cameron était président. Cameron fut plus tard connu comme ayant conduit de vastes et horribles expérimentations sur le contrôle mental, expérimentations sponsorisées par la CIA à l'Université Mc Gill de Montréal. Il fut responsable de diverses morts et devint un sujet d'actions au Canada.

Sargant lui-même était surtout responsable de la vulgarisation de traitements de chocs électriques en Angleterre et, plus tard, le Largactil, la puissante drogue psychiatrique avec de funestes effets secondaires à long terme. Sa propre spécialité était de droguer les patients dans un long sommeil de plus de quatre mois durant lequel ils auraient subi des chocs électriques. Plusieurs de ces malades moururent comme leurs fonctions vitales se détérioraient par le manque de mouvement.

Le psychiatre Desmond Kelly, un membre de l'équipe conduisant les expériences en Angleterre, devint le directeur médical de l'unique et privé Priory Hospital de Londres. *Freedom* le décrit comme "un fervent disciple de William Sargant offrant dans son livre de 1980 'Anxiety and Emotions' une écœurante reconnaissance au gourou."

LES TESTS DE LA CIA

Pourquoi la Central Intelligence Agency était-elle aussi intéressée par ce que l'on appelle les "expériences sur le contrôle de l'esprit" ? Ce qui fascinait la CIA était la destruction de la mémoire. Les deux traitements, Indoklon et électrochocs, produisent de sévères pertes de mémoire. C'est pourquoi la CIA sponsorisait une grande quantité de recherches dans ces deux types de traitements et était manifestement satisfaite des résultats, au grand embarras des psychiatres américains qui abandonnaient l'ECT détruisant la capacité mémorielle. C'était plus connu en Italie où l'ECT était pratiquée par un certain docteur Cerletti qui l'avait initialement expérimenté sur des chats ; mais les chats n'ont montré aucune capacité de destruction de la mémoire, ce qui n'a été, comme d'habitude, révélé que par ses victimes humaines qui suivirent.

PROGRÈS

Dans l'Egypte ancienne, après que la momie du Pharaon fut enseve-lie avec ses trésors dans la crypte de la pyramide, tous les participants de l'inhumation, ainsi que l'architecte qui avait dessiné l'accès secret, furent exécutés par mesure de sécurité.

Pourquoi rappelons-nous cette anecdote à cet instant ? Un petit article du *Freedom* peut nous aider à l'expliquer :

"Apparemment la CIA souhaitait éviter des révélations embarrassantes par des agents en assurant que toute connaissance compromettante qu'ils détenaient étaient électroniquement effacée. Leur intérêt fournissait l'excuse nécessaire pour l'expérimentation des masses humaines par des psychiatres."

Ce qui veut dire que l'obturation du compartiment de la mémoire d'anciens agents subalternes semblent une plus élégante procédure de protection des secrets d'Etat que les exécutions religieuses de l'ancienne Egypte. N'est-ce pas ?

CONCLUSIONS

La Médecine Moderne, fondée sur une absurde conception mécaniste de la santé et sur une non moins absurde recherche basée sur l'expérimentation animale, n'a cessé d'être dénoncée par des sommités médicales comme la principale cause de maladies à l'heure actuelle.

Toutefois, la plupart des gens restent attachés aux notions qui leur ont été inculquées durant leurs années de formation, entendez par là celles héritées des premières personnes faisant autorité pour eux, c'est-à-dire leurs parents, puis leurs enseignants, tous formés à la même école. Ils ont ainsi appris à croire aux pouvoirs miraculeux d'une recherche scientifique basée sur l'expérimentation animale, tout comme l'homme du Moyen Âge à qui l'on avait appris à croire en ceux de l'Église, c'est-à-dire, dans l'un et l'autre cas, aveuglément et sans réfléchir.

Il est aussi facile de démontrer l'absence de valeur scientifique de la recherche médicale que 2 + 2 ne font pas 5. Mais comme les théories de la Médecine Moderne n'ont pas été transmises selon la méthode scientifique, c'est-à-dire au moyen de démonstrations faisant appel à l'intelligence et au sens critique, le tout appuyé sur des faits, mais comme le sont les dogmes religieux, c'est-à-dire par le biais d'affirmations sans preuves inlassablement répétées à de jeunes esprits, il n'existe aucun raisonnement ni aucune preuve au monde susceptibles de détourner un croyant de sa foi.

Quiconque a été amené à croire aveuglément en une chose ne peut en être dissuadé par la raison. Cette croyance, en effet, une fois enracinée, est généralement imperméable à toute logique. C'est la raison pour laquelle on doit donner à la Médecine Moderne le nom de Religion et non celui de Science. Beaucoup de «prêtres-médecins» qui perpétuent le mythe selon lequel l'animal est un outil de recherche valable, le font en toute bonne foi car c'est cela même qu'on leur a enseigné. Loin d'être des complices dans cette conjuration, ils en sont les victimes. Ils croient en ce qu'ils prêchent, tout comme les prêtres du Moyen Âge croyaient au pouvoir curatif de l'eau bénite... pour l'excellente raison qu'elle guérissait souvent et, ce qui est sûr, se révélait moins dangereuse que nos modernes thérapeutiques.

Le très lucratif système actuel se perpétue de lui-même. Les étudiants en médecine qui ont l'intelligence et la franchise de s'opposer aux pratiques révoltantes des laboratoires n'ont pas plus de chances d'obtenir leurs diplômes que n'en a un séminariste raisonneur d'être ordonné prêtre. De même, les médecins dont les yeux se sont enfin dessillés au bout d'un certain temps de pratique et qui osent le crier sur les toits, risquent non seulement d'être frappés de discrédit et radiés par leur ordre, mais encore d'être mis au ban de la société pour cause d'hérésie. Et cela s'est déjà produit réellement, à maintes et maintes reprises.

Lorsque le Cartel Chi-Me-Vi, ajoutant l'insulte au préjudice causé, annonce quelques désastres thérapeutiques que lui-même a occasionnés, ce n'est que dans le but d'informer le public qu'il a besoin de «davantage de fonds pour la recherche». Et cela, bien entendu, pour conduire celle-ci selon les mêmes vieilles méthodes qui ont fait faillite.

Pour illustrer ce qui précède, citons l'exemple frappant de l'annonce officielle faite par Robert W. Miller, du National Cancer Institute de Bethesda (Maryland), des ravages causés par le DES. Il a escamoté l'erreur commise initialement en affirmant qu'il fallait pratiquer davantage d'expériences sur des «modèles» animaux (voir *Honte et échecs de la médecine*).

Tout le monde peut trouver dans la presse des informations du genre de celles que nous avons présentées. Mais isolées, sans interprétation et non reliées les unes aux autres, elles n'ont pas plus de signification que les pièces séparées d'un jeu de puzzle. Pour ceux qui ont le désir, ou les possibilités d'assembler correctement ces pièces, le tableau reconstitué n'a qu'une seule signification, à savoir que la méthodologie de la pseudorecherche médicale, telle qu'elle est pratiquée, doit être mise hors la loi dans l'intérêt de la santé publique.

Toutefois, les intérêts de cette dernière et ceux de la hiérarchie du Syndicat de la Médecine ou d'autres membres du Cartel Chi-Me-Vi ne coïncident pas du tout. Ces gens-là s'efforcent de maintenir bien séparées les pièces éparses révélatrices du puzzle, de façon à pouvoir faire passer leurs échecs les plus retentissants pour des succès historiques, lesquels, on ne sait trop pourquoi, nécessitent toujours «davantage de fonds pour la poursuite de la recherche» avant de devenir définitifs.

Si, en gardant bien présent à l'esprit ce qui précède, on feuillette les vieux journaux et les revues médicales des années passées, on pourra découvrir une multitude incroyable de «découvertes sensationnelles» annoncées à grand effort de publicité et dont l'application pratique était «imminente»... mais n'a jamais vu le jour. Et combien de promesses du type «c'est pour dans moins de cinq ans» ont-elles été effacées par d'autres en tout point pareilles pour aller finir, les unes et les autres, dans l'oubli auquel dès le début elles étaient destinées ?

Les dirigeants du Cartel Chi-Me-Vi, les Instituts de Santé de tous les pays industrialisés de la planète guidés par l'idée de profit, les medias à la solde des trusts de la pétrochimie ainsi que les anciennes et vénérables sociétés de protection animale font tous partie de cette monstrueuse conspiration qui s'est fixée comme objectif de cacher soigneusement au public les désastres engendrés par une médecine de vétérinaires.

Tant que nous n'aurons pas fait comprendre au plus grand nombre ce que nous avons pu démontrer maintes et maintes fois à certains seulement, à savoir qu'aucun chien n'a jamais sauvé la vie d'un seul enfant... à moins que ce dernier ne soit en train de se noyer, le problème reste entier que l'expérimentation animale demeurera éternellement circonscrit au vieux et faux dilemme auquel on n'échappera jamais et qui peut se résumer à ceci :

«Il faut faire un choix : le chien ou le bébé.»

Mais quel bébé ? Un Baby Fae ?

Ce ne sont pas ceux qui font le mal qui rendent le monde insupportable,
mais bien ceux qui regardent et laissent faire. A. Einstein

Different editions of *Slaughter of the Innocent* and its offsprings in various countries and languages.

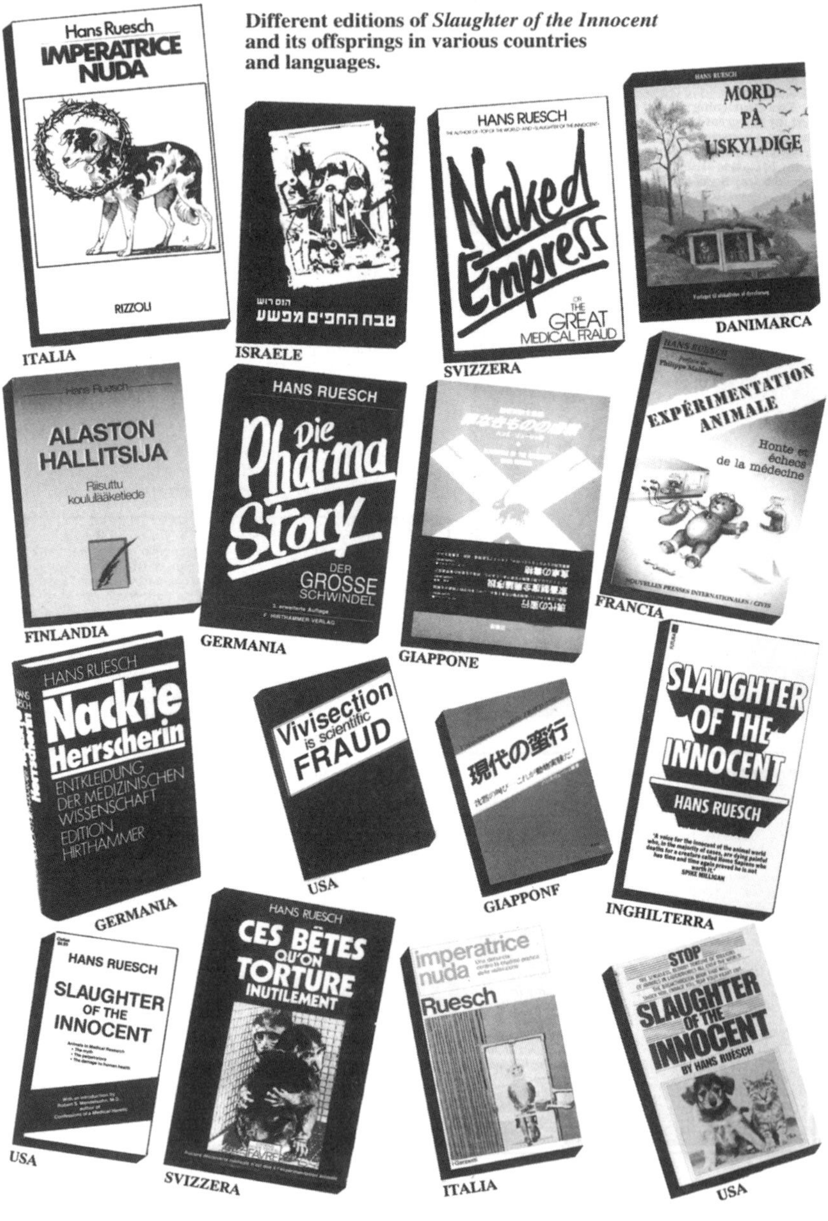

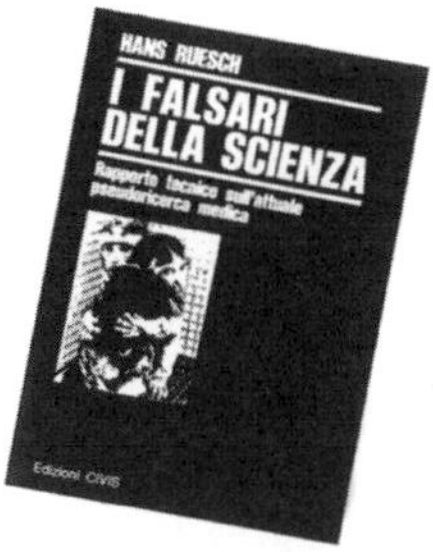

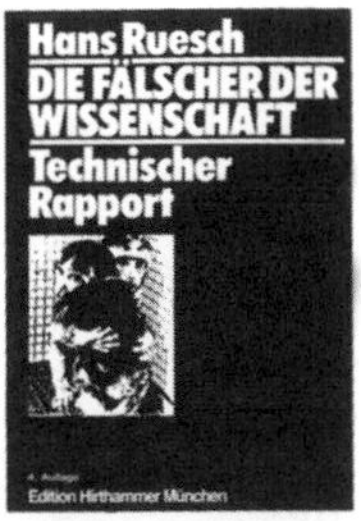

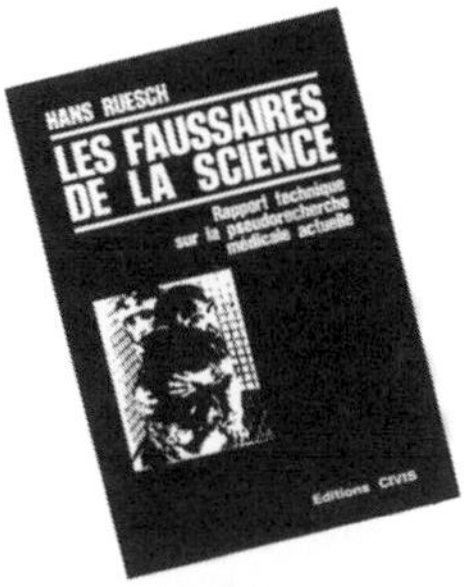

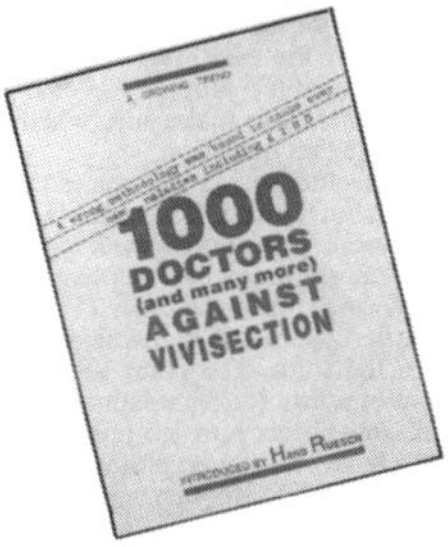

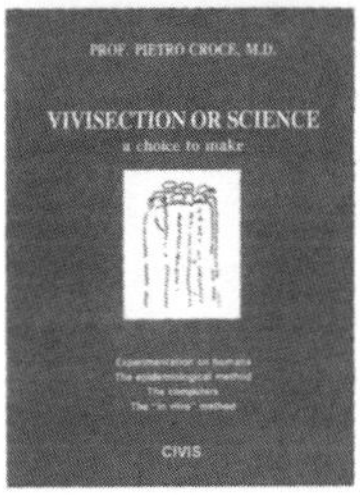

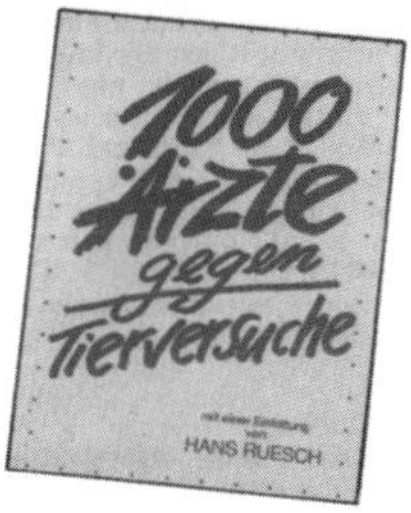

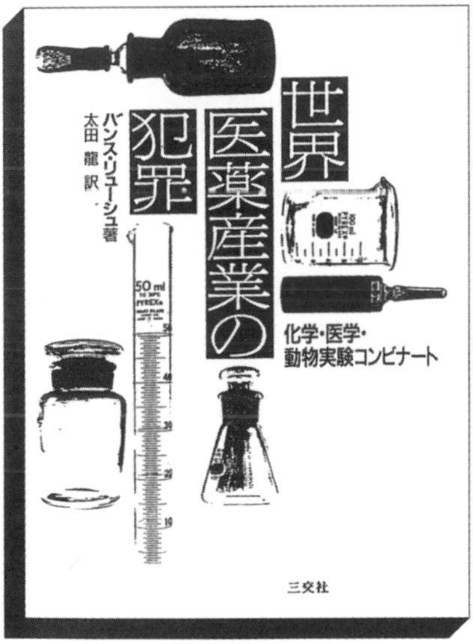

Naked Empress is now out also in Japan

After the illustrated booklet *Vivisection is Scientific Fraud* and *Slaughter of the Innocent*, now *Naked Empress* also came out in Japan, in a hardcover edition that goes to public libraries and universities. Small wonder CIVIS is the target of attacks from many sides, foremost in its own homeland: Switzerland.

Disponibles aux Éditions du MONT SION/*CIVIS*

Daillac
F 19200 Saint-Bonnet-Près-Bort

---

de Hans RUESCH

Expérimentation Animale :
Honte et échecs de la médecine

Les témoignages de l'auteur portent sur les expérimentations non seulement animales, mais aussi humaines...De réputation mondiale, il a été harcelé honteusement depuis la révélation de dossiers brûlants dans le monde d'une pseudorecherche médicale.

Ce livre, boycotté depuis un quart de siècle, met en lumière cette pseudorecherche médicale où il est fait usage d'expériences effectuées sur des animaux vivants ; une pratique condamnée par de plus en plus de médecins conscients de son inutilité et du manque de rigueur scientifique dont elle fait preuve.

L'auteur fait la démonstration que l'application des résultats de ces expériences sur l'homme engendre de graves maladies !

Un livre qui bouscule les idées reçues et dont il est temps de prendre connaissance. Il ne devrait échapper à personne. Il est plus que jamais d'actualité !

ISBN 2-906956-03-1   316 pages   14,94 €

*   *   *

Les faussaires de la science

Hans RUESCH explique pourquoi autant de nouvelles maladies apparaissent de par le monde à l'heure où la recherche médicale prétend s'investir à fond.

Pourquoi le public est-il soumis continuellement à de la désinformation sur la santé. Il révèle le massacre qui est orchestré sous couvert de l'absorption de substances chimiques qui portent le nom de "médicaments" !!!

Il expose l'opinion de médecins et de chercheurs réellement conscients des problèmes causés par la vivisection, des exemples d'homicides impunis, mais également un point de vue sur le cancer et sur la fraude des mass médias...

140 photos inédites très éloquentes

ISBN 2-9511465-8-2   92 pages   9,15 €

de GODEFROID

Guérissons l'Âme et le Corps

Le rétablissement du corps physique ne peut se concevoir que par la compréhension des énergies subtiles qui l'animent. Godefroid explique comment accéder à ces "plans subtils". Il propose une "clef" qui permet la prise de conscience du souffle de Vie qui anime.

L'application des cristaux de roche dans la déprogrammation psychosomatique et le rôle de l'onto-étiologue (science de l'Être et la prise de conscience des causes de perturbations) qui est d'enseigner à son consultant la notion de "soi".

ISBN 2-9511465-0-7 232 pages 16,92 €

* * *

Au-delà du temple de pierre

Le souffle de Vie ne peut être altéré que par des erreurs commises dans un passé proche ou ...lointain. Parmi ces erreurs, il y a, chez l'homme moderne, la méconnaissance des lois liées à l'environnement. Comme référence, nous y trouvons les caractéristiques principales des édifices religieux qu'il serait souvent bon de transposer dans nos habitations, ce qui conduit à la biologie de l'habitat.

ISBN 2 9511465 2 3 278 pages 16,92 €

* * *

de CATHERINE

Vous qui avez le cœur pur, vous êtes beaux et je vous aime

Douce, mais toujours rigoureuse et déterminée, la voix de Catherine secoue et réveille les consciences endormies.

Elle n'hésite pas à évoquer l'Amour du Créateur et le devoir de l'homme qui a reçu un cadeau précieux : la conscience. Elle invite le lecteur à utiliser au mieux cette qualité que le monde matérialiste a essayé d'évincer.

ISBN 2-9511465-1-5 82 pages 7,32 €

Achevé d'Imprimer le 7 mai 2004
sur les presses de
l'Imprimerie Maugein - 19000 Tulle

Dépôt légal : n° 218 - 2e trimestre 2004
ISBN : 2-9511465-9-0
EAN 9782951146594

Imprimé en France